臨床歯内療法学

◀ JHエンドシステムを用いて ▶

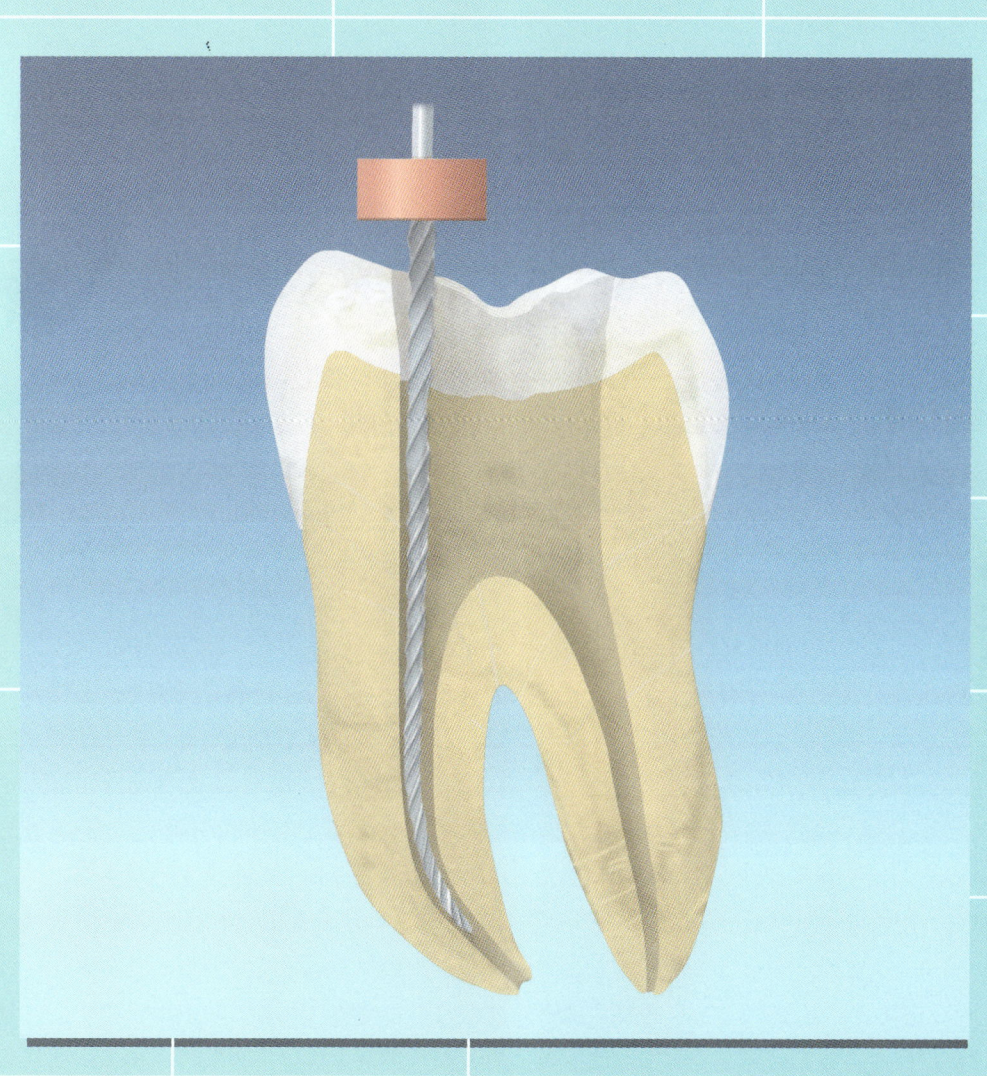

クインテッセンス出版株式会社　2005

Tokyo, Berlin, Chicago, London, Paris, Barcelona, Istanbul, Milano, São Paulo, Moscow, Prague, Warsaw, New Delhi, and Beijing

序

　「歯内療法は難しい」，「わからない」という話をよく聞く．米国では歯周治療と同様に歯内療法の専門医制度があり専門的な知識と技術の習得には相応の研鑽が必要である．歯内療法の基本概念は「宿主—細菌相互作用」に基づいた「感染源の除去」と「根管の緊密な充填」であり，それを知らない歯科医師はおそらくいないであろう．では，なぜ歯内療法が難しいかというと，「治療概念」はわかっていても「実践」が技術的に困難だからである．そして，実践を困難にしている理由は，狭い根管を治療対象にしていることに加えて治療している部位が目に見えないからであろう．つまり患部を直視して治療できないために見えない部分を知識と経験を頼りに「考えながら」治療することが歯内療法を難しいと位置づけさせているのではないだろうか．

　数年前に，「見えないものを見る ― 絵描きの眼　作家の眼 ―」（伊勢英子，柳田邦男 共著　理論社）という本を読んだ．この本にある「目に見えないもの」とは，人間の心にまつわる精神的なもの，時間と空間といった抽象的なもの，さらに実体があってもその中に秘められた真実についてのことであり，それら「見えないもの」をどう見るか，どう表現するかを語っていた．歯科医療を行う場合にも目に見えないものを扱う機会は多い．例えば，肉眼では見えない生体応答の特徴や薬の作用，さらに患者の精神面をも理解することが重要である．歯内療法に限らず医療人として肉眼的には見えないところが「見える」ための理論武装とイマジネーションが要求される．

　医療はサイエンス（科学）とアート（術）だといわれる．医療行為のすべてが科学的に証明されるわけではないし，人が人を治療する限り，純粋科学だけでは医療は成り立たないので，医療におけるサイエンスとアートの両方を習得する必要がある．では「科学」とはどのように解釈できるだろうか．「科」には「細かく分ける」という意味がある．つまり，科学は「物事を細かく分ける学問」と言い換えることができる．現代科学のほとんどは，この「還元主義的手法」によって物質を基本構成要素に分解し，それらの性質を構成要素の性質に還元して説明しようと試みた．生命科学の分野において疾患を対象にした場合，臨床症状に加えて細胞および分子レベルから研究が進められている．これら現代科学によって示された知見により歯科医師が疾患をより良く理解することで自信を持って治療を行い，また患者の啓蒙活動に利用できれば，現在の歯科医療において非常に有意義である．

　最近，「Evidence-based medicine」と言う言葉がよく使われるようになった．この場合のエビデンスとは「事実」と解釈できるので，科学的根拠に加えて長期にわたる成功症例に基づいた事実（経験）と，そして考察も示唆に富む重要な情報になる．臨床の現場では，個々の患者は異なる生活習慣を有しており明確にできない事柄も多い．そして，歯内療法に限らず歯科治療は外科的治療であるので，実際の臨床ではエビデンスに基づいたアートが不可欠である．われわれ臨床家は，利用可能な治療法に習熟する必要がある．

　松尾芭蕉が「奥の細道」に「不易流行」を記したことは有名である．「不易流行」とは「変化を求めて『流行』を追うが，本質的部分については『不変性』が肝要である」とする説で，俳諧だけでなく芸術・武芸・人生一般についても応用できる考え方である．「不易」は「永遠性」を表し，「流行」は「その時々の新風」といった意味であろうか．しかし，この2つ

は決して相容れないものではなく「真に流行を求むれば不易を生じ，真に不易に徹すれば，そのまま流行を生ずる」もので，その根本は1つであると説いている．人は「流行」の中から長い時間をかけて「不変の真理」という「不易」を抽出してきた．俳諧の特質は「新しみ」にあり，その新しみを求めて変化を重ねていく「流行」性こそ「不易」の本質であるということであろう．

芭蕉の「不易流行」説からすれば歯内療法学の分野では，「Evidence-based endodontics」の概念に基づいて「歯髄生物学」，「バイオフィルム感染症」，「歯髄－象牙質複合体」，「歯内疾患と全身とのかかわり」，「歯内疾患と咬合の関連」，「組織再生を考慮した外科的歯内療法」，「マイクロスコープ」，「Ni-Tiロータリーファイル」，「JHエンドシステム」などの「流行」がある．これらに関する研究と臨床を通して，歯内療法学の「不易」が構築されてゆくのであろう．

本書は歯内療法を学ぶ，あるいは実践している歯科医師のために書かれた．「目に見えないものを見る」ための科学的かつ事実に基づいた専門的な知識の習得と歯内療法学の基本的な概念に基づく術式をいかに適切に行うかを詳細に解説した．少しでも歯内療法学の「サイエンスとアート」の向上に貢献できたとすれば，これ以上の喜びはない．

2005年11月
平井　順
高橋慶壮

著者略歴

平井 順（ひらい　じゅん）

1949年	福岡県に生まれる
1977年	日本大学歯学部卒業
1980年	第12回大谷歯内療法研究会学術大会において「湾曲プラガー法の考案」を発表
1981年	第4回日本歯内療法協会学術大会において「JHエンドバーによる根管形成法」を発表 Dr.W. T. WAKAI賞受賞
1985年	第42回米国歯内療法学会サンディエゴ大会において「JHエンドバーを用いた根管形成法」を講演
1988年	第9回日本歯内療法協会学術大会において「JHアピキャリアの考案」「JHエンドシステム」を発表
1990年	大谷歯内療法研究会第20回記念総会・学術大会において「湾曲根管のナチュラルキャナルプレパレーション法の考案」「JHスクレイパーの考案」を発表
1994年	東京医科歯科大学同窓会において「JHエンドシステム」を講演
1996年	「オブチュレーションヒーター」の考案
1997年	東京医科歯科大学同窓会において「JHエンドシステム」の実習コースを開催
1998年	第19回日本臨床歯内療法学会学術大会において「ナチュラルガッタJH（♯40，50，60）」の完成発表 第28回大谷歯内療法研究会において「JHエンド実習入門コース」を開催
1999年	JHエンドエキスプローラの考案
2002年	JHエンドマイクロキュレッドの考案
2003年	東京医科歯科大学歯科同窓会Dr臨床セミナーにおいて「成功するエンドドンティクス」のセミナー開催 日本歯科医師会平成14年度生涯研修ライブラリーNO.243における「歯内療法にクオリティを求めて（JHエンドシステム）」の製作を完成
2004年	JHエンドマイクロキュレットの考案
現在	神奈川県川崎市開業（歯学博士）

所属学会など

国際歯科学士会日本部会会員，日本顎咬合学会専務理事，日本顎咬合学会指導医・認定医，日本歯内療法学会理事，日本歯内療法学会認定指導医，大谷歯内療法研究会理事，米国歯内療法学会正会員，米国歯周病学会会員

高橋　慶壯（たかはし　けいそう）

1963 年	広島県に生まれる
1988 年	岡山大学歯学部歯学科卒業
1992 年	岡山大学大学院歯学研究科修了　博士（歯学）
1992 年	岡山大学歯学部附属病院助手
1993 年	英国グラスゴー大学歯学部（post-doctoral research fellow）
1993 年	英国グラスゴー大学歯学部附属病院（honorary senior house officer）
1996 年	岡山大学歯学部助手
1997 年	日本歯周病学会奨励賞受賞
1999 年	明海大学歯学部歯周病学講座講師
2001 年	日本歯科保存学会奨励賞受賞
2003 年	明海大学歯学部機能保存回復学講座歯内療法学分野講師
2006 年	明海大学歯学部機能保存回復学講座歯内療法学分野助教授
2007 年	松本歯科大学総合歯科医学研究所硬組織疾患制御再建学部門教授
現在	奥羽大学歯学部歯科保存学講座歯周病学分野教授

所属学会など

日本歯周病学会・理事，日本歯科保存学会・理事，日本歯内療法学会会員，日本顎咬合学会・指導医，日本口腔インプラント学会会員，国際歯科研究学会会員，米国歯周病学会会員．

製作協力

小原　俊彦（茨城県・おばら歯科クリニック）	岸本　英之（東京都・岸本歯科クリニック）
金沢　紘史（東京都・金沢歯科）	鬼頭　康之（北海道・きとう歯科診療室）

推薦の辞

　先日，平井　順先生から直接電話をいただき，本書の推薦文を依頼された．私にはとてもそんな資格はないと辞退したのだが，長年のお付き合いでもあり書かせていただくことになった．私が歯内療法の書籍の推薦文を書くほど歯内療法に精通しているとは思われない．また何も知らずに大学を辞したため，大谷歯内療法研究会にて歯内療法の基本の講習を受けた．当時は歯内療法学会も発足前で個人にて研鑽を積むほかなかった．そのような状況の中，平井先生とは大谷歯内療法研究会にて近づきになる機会を得た．大谷歯内療法研究会は村岡　博先生を会長にいただき，大谷　満主任講師を中心に，大津晴弘先生，戸村二郎先生，田中貞二先生，中久木一乗先生をはじめ多数の高名な先生方が理事，会員として，参加されていた研究会である．

　平井先生は，大津晴弘先生の理論を基に，その改善を図り彼なりの手法を確立していた．大津先生のオピアンキャリアーの本の出版についても多くの協力をした実績がある．また，先生の意思を継ぎ，長年にわたり改良した手法についての講習会を開催し，若い先生方の指導に情熱を注ぎ，歯内療法の普及に努力している．その講習を受けた先生方や知人の中には，彼の誠実な人格を知る人は多い．

　今回出版される「臨床歯内療法学-JHエンドシステムを用いて-」は，日頃の研究成果と臨床家としての豊富な経験を生かした必読の書となっており，歯内療法に対する基本的な考え方，テクニックを中心に，基礎から臨床に関する事項を網羅したものである．歯内療法と言えども咬合を無視した治療はありえないし，口腔，咀嚼機能の健全な回復を獲得するには，全身との調和を無視するわけにはいかない．

　特にもう一人の著者である高橋慶壮先生との見事なコンビネーションによって細菌学，免疫学を考慮して根尖病巣ばかりでなくカリエス，歯周病，咬合などの診断治療にも言及し，歯内療法のみならず，関連歯学の解説にも成功している内容の豊富さには驚かされる．本書は歯内療法と言えども歯科診療の一部であり，独立して存在しうるものではないことを改めて認識させられる，欠かすことのできない一冊となっている．歯内療法に興味を持つ臨床家諸氏には，ぜひに読んでいただきたいと思う．

2005年11月
日本歯内療法学会　副会長
市村　賢二

目　次

序 ……………………………………………………………………………………………… 2

著者略歴 ……………………………………………………………………………………… 4

推薦の辞 ……………………………………………………………………………………… 6

序章　歯内疾患における咬合の関与 ……………………………………………… 11
はじめに ……………………………………………………………………………………… 11
Ⅰ．歯内療法学におけるドグマ …………………………………………………………… 11
Ⅱ．歯内疾患と咬合の関係─「水平思考」を導入する必要性─ ……………………… 12
Ⅲ．顎関節症（咬合病，顎機能不全症） ………………………………………………… 12
Ⅳ．歯ぎしり ………………………………………………………………………………… 13
Ⅴ．歯内疾患の認識を変える ……………………………………………………………… 15
Ⅵ．実際の症例 ……………………………………………………………………………… 19
まとめ ………………………………………………………………………………………… 22

第1章　歯内療法学総論 ……………………………………………………………… 25
はじめに ……………………………………………………………………………………… 25
Ⅰ．歯内療法学のサイエンス ……………………………………………………………… 25
Ⅱ．歯内療法学のアート …………………………………………………………………… 27
Ⅲ．歯内療法と他分野の境界領域 ………………………………………………………… 29
まとめ ………………………………………………………………………………………… 32

第2章　歯内疾患の細菌検査 ………………………………………………………… 35
はじめに ……………………………………………………………………………………… 35
Ⅰ．歯内疾患関連細菌 ……………………………………………………………………… 35
Ⅱ．細菌検査 ………………………………………………………………………………… 36
Ⅲ．細菌の特定方法 ………………………………………………………………………… 37
Ⅳ．バイオフィルム感染症 ………………………………………………………………… 39
まとめ ………………………………………………………………………………………… 41

第3章　齲蝕と歯髄炎 ………………………………………………………………… 43
はじめに ……………………………………………………………………………………… 43

Ⅰ．歯髄疾患の病因論 …………………………………………………………………………43
Ⅱ．象牙質―歯髄複合体 ………………………………………………………………………43
Ⅲ．齲蝕活動性 …………………………………………………………………………………44
Ⅳ．齲蝕の治療 …………………………………………………………………………………45
Ⅴ．歯髄の診査・診断 …………………………………………………………………………46
Ⅵ．歯髄炎の治療法 ……………………………………………………………………………49
まとめ ……………………………………………………………………………………………51

第4章　根尖病変の病態―病理学，炎症学，免疫学および分子生物学的側面― …………53

はじめに …………………………………………………………………………………………53
Ⅰ．根尖病変 ……………………………………………………………………………………53
Ⅱ．生体防御細胞 ………………………………………………………………………………54
Ⅲ．細胞性免疫応答 ……………………………………………………………………………54
Ⅳ．体液性免疫応答 ……………………………………………………………………………56
Ⅴ．免疫グロブリン産生細胞 …………………………………………………………………56
Ⅵ．多クローン性B細胞活性化 ………………………………………………………………57
Ⅶ．細胞機能の解析 ……………………………………………………………………………58
Ⅷ．炎症性分子 …………………………………………………………………………………59
Ⅸ．動物実験モデル ……………………………………………………………………………60
まとめ ……………………………………………………………………………………………61

第5章　根尖性歯周炎の診断と感染根管治療の予後 …………………………………………65

はじめに …………………………………………………………………………………………65
Ⅰ．感染根管 ……………………………………………………………………………………65
Ⅱ．根尖性歯周炎 ………………………………………………………………………………66
Ⅲ．原因因子 ……………………………………………………………………………………66
Ⅳ．根尖性歯周炎の診査および診断（リスク評価）…………………………………………68
Ⅴ．感染根管治療 ………………………………………………………………………………69
Ⅵ．根管貼薬 ……………………………………………………………………………………70
Ⅶ．難治性根尖性歯周炎 ………………………………………………………………………71
Ⅷ．感染根管治療の失敗 ………………………………………………………………………73
Ⅸ．エックス線写真の評価 ……………………………………………………………………73
Ⅹ．急発 …………………………………………………………………………………………74
Ⅺ．根管治療の予後評価 ………………………………………………………………………74
Ⅻ．再治療の判断 ………………………………………………………………………………75
まとめ ……………………………………………………………………………………………75

第6章　JHエンドシステムによる根管形成法　79
　はじめに　79
　Ⅰ．根管形成の目的　79
　Ⅱ．根管形成法　79
　Ⅲ．日本におけるバーティカルコンデンセーション法の変遷
　　　―大谷歯内療法研究会のあゆみ―　90
　Ⅳ．JHエンドシステム　91
　Ⅴ．JHエンドシステムによる根管形成の実際　94
　まとめ　106

第7章　JHエンドシステムによる根管充填法　109
　はじめに　109
　Ⅰ．根管充填の目的　109
　Ⅱ．根管充填法　109
　Ⅲ．根管充填の時期　116
　Ⅳ．根管の乾燥　118
　Ⅴ．仮封　119
　Ⅵ．JHエンドシステムによる根管充填法　120
　Ⅶ．実際の臨床例　125
　まとめ　131

第8章　外科的歯内療法　133
　はじめに　133
　Ⅰ．外科的歯内療法の目的　133
　Ⅱ．適応症と非適応症　133
　Ⅲ．診査　134
　Ⅳ．外科的歯内療法の分類　135
　Ⅴ．組織再生を考慮した外科的歯内療法　137
　Ⅵ．術式　139
　Ⅶ．意図的再植　147
　Ⅷ．外科的歯内療法の予後　147
　Ⅸ．実際の症例　147
　まとめ　154

第9章　歯内―歯周複合疾患　157
　はじめに　157

Ⅰ．歯周疾患の臨床症状 …………………………………………………………………… 157
Ⅱ．歯内疾患が歯周組織に及ぼす影響 …………………………………………………… 157
Ⅲ．歯周疾患が歯髄に及ぼす影響 ………………………………………………………… 158
Ⅳ．歯周疾患と歯内疾患の鑑別 …………………………………………………………… 158
Ⅴ．歯髄および歯周膿瘍の鑑別 …………………………………………………………… 159
Ⅵ．歯内―歯周複合疾患の治療法 ………………………………………………………… 160
Ⅶ．歯内―歯周複合疾患の予後 …………………………………………………………… 166
まとめ ………………………………………………………………………………………… 166

第10章　歯内疾患と全身とのかかわり …………………………………………………… 167
はじめに ……………………………………………………………………………………… 167
Ⅰ．菌血症 …………………………………………………………………………………… 167
Ⅱ．口腔疾患と全身疾患の関係 …………………………………………………………… 168
Ⅲ．Focal infection theory（病巣感染説） ………………………………………………… 168
まとめ ………………………………………………………………………………………… 169

付表 …………………………………………………………………………………………… 171

索引 …………………………………………………………………………………………… 176

装丁・イラスト：飛田　敏

序章

歯内疾患における咬合の関与

はじめに

　根管治療を行っても咬合痛などの炎症症状が消失せずに，長期にわたり根管治療が繰り返されて顎咬合機能を損なっている症例をみることがある．これら長期治療例では，「咬合病」の関与が見逃されていることが多い．歯内疾患は歯周病と同様に，細菌感染によって発症する炎症性疾患であるが，口腔という環境を考えると，絶えず「咬合」という「力」の問題を考慮して，歯科疾患を包括的に捉える診断および治療体系の確立が望まれる．そして，歯科治療は最終的には「顎機能」を整えることが目的なので，つねに患者の下顎運動に注意を払う必要がある．

　齲蝕，歯内疾患および歯周病のような感染症および顎関節症に代表される非感染性の歯科疾患のいずれにも，硬組織（骨，歯）および軟組織（歯肉，血管，歯根膜，筋肉）が高次的に織り成す「顎機能」が共通してかかわっている．しかし，これまで歯内疾患における咬合のかかわりについて論じられることはほとんどなかった．本章では，歯内疾患における「咬合」のかかわりを論じ，歯内疾患の認識を変えるためのヒントを提示したい．

I．歯内療法学におけるドグマ

　「ドグマ」とはドイツ語で，（宗教）教義，教理，独断，科学的根拠のないもっともらしい逸話などを意味する．歯科学あるいは歯科医療においては，物理学や数学にあるような不変の定理や法則が存在する訳ではない．それぞれの時代になされた研究や議論に基づいて疾病概念や治療法が構築されては否定され，改良が繰り返されながら何度かのパラダイムシフトを経て現在に至っている．今後も，新知見に基づいて新しい治療概念が構築されていくであろう．

　歯内療法学におけるドグマとしては，「リーマーだこができないうちは根管治療に習熟しているとはいえない」，「1/4回転のリーミング運動で根管拡大を行う」，「作業長は拡大号数が上がるにつれて短くなるので，根管長を毎回測定する」，「根管貼薬を行って根管を消毒する」，「打診痛および冷温水痛を認めたら抜髄する」，「根管治療時には咬頭を削合する」，「次亜塩素酸ナトリウム（以下：NaClO）および過酸化水素（以下：H_2O_2）を用いた交互洗浄では，最後にNaClOで終わる．交互洗浄により，根管内の切削片を浮き上がらせ，さらに嫌気性細菌を殺菌する」，など多くのものがある．いずれも科学的根拠に乏しく，経験的に語り継がれている治療概念である．

　現在，上述した方法でなくとも，良質な歯内療法が行えることは明らかであり，これらの概念はそれぞれ，「リーマーだこができるほどファイルをねじると，オリジナルの根管から逸脱してレッジを作ったり，器具破折を起こす」，「トルクコントロールを

意識した根管の拡大形成を行う」,「ファイリング操作を多用すると湾曲した根管が直線形成され,根管長が短くなるばかりでなく,余分な歯質を削除するため補綴治療後に破折するリスクが高まるので,ねじれとかき上げ運動でオリジナルの根管形態を保持した根管形成を行う」,「根管壁の全周を器械的にファイリングできれば,根管貼薬は必要ないが,微少漏洩による根管の再感染を防止および環境を維持するためにマイルドな抗菌剤である水酸化カルシウムを使用する」,「顎関節症の患者では,特定の患歯の齲蝕が進行したり,外傷性咬合による歯根膜炎,歯髄炎症状を呈することがあるので,咬合の診査を必ず行う」,「咬頭を削合すると,挺出による垂直および水平的歯牙移動を起こし,顎位がますます変位するだけでなく,作業長が短くなりファイルのしなりを利用できなくなり,オリジナルの根管形態を保持した根管形成をしにくく根管の直線化を生じるので,咬頭を落とさない」,「超音波や可音波スケーラーで水流とともに根管内に浮遊する異物や切削片を根管外へ洗い流す.H_2O_2は発がん性を有するので,使用するならNaClOのみを使用し,最後は生理食塩水で根管洗浄を行い,NaClOの残留による根尖周囲の組織傷害を防止する」,に変わっている.

II. 歯内疾患と咬合の関係 ―「水平思考」を導入する必要性―

歯周病の病態における「外傷性咬合」の危険性は広く認識されている[1].一方,歯内疾患における顎運動のかかわりについて触れられることはほとんどないが,咬合異常は歯内疾患を増悪させるリスク因子になる.

歯列不正,臼歯部の低位咬合,前歯の開咬あるいはアングルII級1類でアンテリアカップリングに不正のある場合および矯正中の患者では顎関節症の症状を呈していることが多い[2].これらの患者では,咬合の不調和が原因と考えられる特定歯の破折,エナメルクラック,顕著な咬耗,齲蝕あるいは歯周炎の進行が認められ,咬合治療を行わないで根管治療やルート・プレーニングによる感染源の除去を行っても良好な予後を得にくい.さらに,自発痛,冷温水痛,咬合痛,咀嚼筋群の痛み,広範囲にわたる放散性の痛みを訴えたり,根尖性歯周炎の炎症反応が増悪されたりする.悪習癖(子供の頃からの歯ぎしりや食いしばり,爪嚙み,舌突出癖,嚙み癖,頰づえ),普段の姿勢,仕事中の姿勢,体幹のねじれ,精神的ストレスによっても顎関節の顆頭の位置異常や咀嚼筋群の過緊張が生じるので,医療面接を通して患者の背景をなるべく詳細に把握しておく必要がある[3].歯科疾患が「生活習慣病」と言われるのは,単にブラッシングの習慣だけを言うのではないことを再認識しなければならない.

歯科学は,欧米を中心に発展し,各治療分野における縦割りの研究と臨床が行われ,細分化されたがゆえに専門化しすぎたため各分野間の連携が十分ではなかった.例えば,歯内療法学における歯髄炎や根尖性歯周炎の研究は,患歯の「痛み」の診断,細菌学的および病理学的研究が盛んに行われた反面,咬合の関与がまったく考慮されてこなかった.おそらく,歯学は医学の影響を多大に受けて発展したため,歯科疾患の特殊性ともいえる「顎運動」という「力」の問題についてはあまり注意が払われなかったため,さらに咬合の関係を科学的に証明することが容易でないためであろう.

しかし,日常臨床において,歯科治療は最終的に顎機能を整えることであり,患者の顎運動を考えることなく歯周治療や歯内療法を行うことはできない.したがって,これまで「垂直思考」のもとに狭い領域に埋没する傾向のあった各分野間に「水平思考」を導入する必要がある[4].例えば,歯内療法を行う前に,患者の顔貌,リップライン,体幹のねじれ,姿勢などを観察し,医療面接から悪習癖を見つけ出すことが重要になる.そして結果(齲蝕,歯髄炎)に対する原因除去としては,感染部分の除去だけでなく咬合治療を必要とする症例が予想以上に多いことを認識しておく必要がある.

III. 顎関節症(咬合病,顎機能不全症)

顎関節症は,顎関節部の痛みや開口障害があり,

口を開閉する時に，雑音がするなどの症状を伴う慢性疾患と定義されている．しかし，この定義に適合しなくとも，顎関節症と診断される患者は実に多い．そして，顎関節症が慢性化するとさまざまな全身状態の異常を現す．

　過度の咬合力が加わると，歯，歯周組織，歯根膜，骨，顎関節および筋肉に負担がかかる．口腔内診査から，咬耗，楔状欠損が観察された患者では，歯髄炎様の疼痛，知覚過敏の症状を訴えることがある．一方，重度の歯周炎に罹患したケースでは，楔状欠損やエナメル質の破損を観察することは少ない．過度の咬合力が歯よりも歯周組織に加わり，歯周組織の破壊が進行したと解釈できる．骨と歯にはさまれた歯根膜に恒常的に過剰な咬合力が加われば，歯根膜の血流阻害や物理的な傷害力が加わることで，歯周病に罹患しやすくなるであろうし，加齢に伴い歯根膜の弾力性が低下すれば，組織破壊が進行しやすくなる．

　顎関節症の症状の中でも，「痛み」の症状は千差万別であるが，「群発性偏頭痛」様の激しい疼痛を訴えるケースもある(症例1参照)．また，顎関節症による広範囲に及ぶ疼痛の原因として，解剖学的特徴も関与していると考えられる．遺体の解剖研究から，十数％の症例で，三叉神経が咀嚼筋を貫通していたことから，咀嚼筋を神経と血管が貫通している場合，咀嚼筋群の異常な収縮により三叉神経痛様の激痛を生じる可能性が指摘されている[5]．

　「咬合病」という概念が1990年に報告され[6]，小児から成人まで広い範囲で異常咬合機能が問題視されるようになってきている[7,8]．咬み合わせは，乳歯から永久歯に歯列が変換する数年間および，その後19，20歳までの成長期における生活習慣，悪習癖，歯科疾患，医原性疾患および遺伝などの影響を受ける．顎骨は数年でリモデリングすることを考えれば，顎関節，下顎の形態や歯列も数年単位で変化するので，「咬合はつねに変化する」と考えて診断と治療に望む必要がある．実際，顎関節症患者では，理想的な歯列を有する患者はいない．

　「歯を磨きなさい」と言われても，具体的なブラッシング方法を教えてもらうことはまれであるように，子供の頃から，「よく噛んで食べなさい」，あるいは「50回噛んで食べなさい」と言われても，具体的に「正しい噛み方」を指導されることは皆無であろう．どのような咀嚼が正しいかが明確にされていないので当然といえる．混合歯列期には，欠損歯や動揺する乳歯を避けるように咀嚼するので，おのずと不正な咀嚼を行うようになりやすい．また，その時の顆頭の位置などはまったく考慮されていない．

　咬み合わせ時の咬合面積が最大になる接触位を「咬頭嵌合位」と呼ぶが，混合歯列期の不正な咀嚼運動が習慣化すると，顎関節の顆頭の位置にも問題を生じ，顎関節症の症状を呈することになる．

Ⅳ．歯ぎしり

　歯ぎしりには，「昼間の食いしばり」と「睡眠時の歯ぎしり」とがあり，両者は異なる病態と考えられている．昼間の食いしばりは，悪習癖になっている場合が多い．一方，睡眠時の歯ぎしりは，ほとんどの人が多かれ少なかれやっている生理的運動といえる．睡眠時の歯ぎしりには，異常咬合および顎顔面の顎骨の形態が主にかかわるとされてきた．

　しかし，最近では，これら末端の因子よりも，むしろ，脳神経系の支配を受けていることが明らかになってきた．睡眠時の歯ぎしりは，生理的な運動あるいは睡眠中の覚醒，性的な興奮あるいは感情の高ぶりによる反応の一種と捉えることもできる．喫煙，アルコール，薬物，精神身体的ストレス，パーソナリティー(性格，人格)および疾患が睡眠時の歯ぎしりに関連しているとされる[9]．

　パーキンソン病患者の治療にドーパミンの前駆物質を投与すると，歯ぎしりが誘発されたことから，大脳基底膜の活動と歯ぎしりが発現することの関連性が示唆されている[10]．そして，最近では，歯ぎしりには，大脳基底核の線条体におけるドーパミン受容体の発現量の左右差がかかわることが報告され[11,12]一方，咬合の不調和は中枢のカテコラミン活性に影響を及ぼし，カテコラミン関連試薬は歯ぎしりを緩和する[13]．

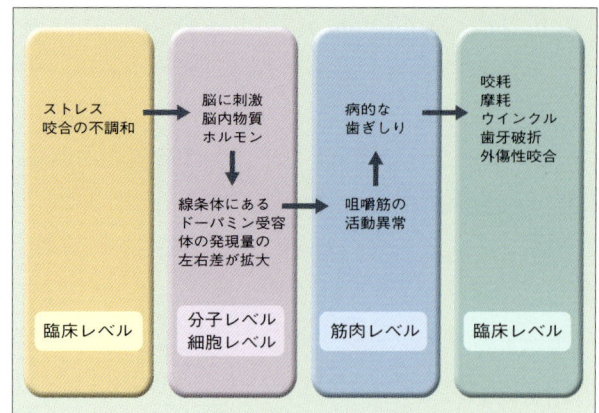
図1 ストレスによる歯科臨床症状の発現プロセス．

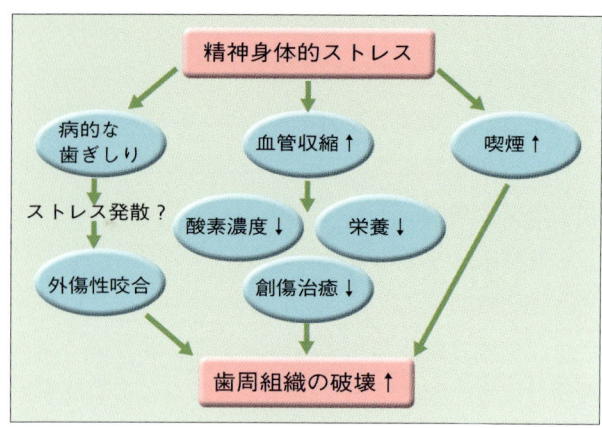
図2 ストレスによる歯周組織破壊のプロセス．

一方，精神的ストレスは歯ぎしりに影響し難いとする報告もある[14]．医科の分野では，麻薬常習者において顕著な歯ぎしりが観察され，脳と歯ぎしりの研究が行われている[15]．

歯科の分野における歯ぎしりの研究は，歯の咬耗度，歯の動揺度，咀嚼筋の理学的研究(筋電図)を中心に行われてきたが(図1)，今後，歯ぎしりに及ぼす脳の役割が明らかにされれば，歯ぎしりを緩和する薬物が開発される可能性がある．しかし，脳に作用する薬物ゆえに強い副作用が懸念されるため，現時点では，有効な薬物療法を期待できない[16,17]．脳に対する適切な制御ができない状況なので，歯科治療としては，後述するように，スプリント(バイトプレート)の使用と「自己暗示療法」を行っており，臨床的には良好な成績を得ている．

「歯ぎしり」や「食いしばり」の原因としては，小児期からの悪習癖あるいはストレス性によるものが多いと考えられる．そのため，憂うつや不安など，潜在的心理的なものがあり，歯ぎしりや食いしばりをすることによってストレスを発散させていると考えることもできる．ラットを使った実験でストレス下においては，噛むことがストレス発散に作用する可能性が報告されている[18]．さらに，夜間の歯ぎしりや食いしばりは，「いびき」や「睡眠時無呼吸症候群」と関連するとの報告もある．

21世紀の科学は脳の研究に向かうといわれているので，歯科領域では，歯ぎしりと脳の関連性が研究されることで，「咬合と脳」あるいは「歯科と睡眠」の関係に研究が発展される可能性がある．これは，「咀嚼と認知症」の関係を抗加齢学(アンチエージング)と関連させた研究としても大変興味深い分野である．

歯ぎしり，その他の異常機能，歯の摩耗についての20年間にわたる追跡調査から，小児期の口腔異常機能が，その後も悪習癖として残ること，小児期の歯ぎしり，くいしばり，爪嚙み，他の異常機能は20年後の同様な異常機能の予測因子になることが報告された[19]．多くの個体において口腔の異常運動は悪習癖になりやすいのであろう．「ストレス社会」といわれる現代社会では，特に深刻な問題になりそうである(図2)．

最近の研究からは，小児，若年者および成人それぞれにおいて，さまざまな口腔異常機能習慣と顎関節症症状や兆候の因果関係が示唆されている．これらの報告は，今後の歯科医療が患者の生涯を通した顎顔面の発達や正常な顎運動の誘導を踏まえ，さらに患者のライフスタイルの改善も視野に入れた予防活動へ取り組む必要性を示している．

1. 歯ぎしりの治療法

「炎症のコントロール」に加えて，「力のコントロール」と言うもうひとつの原因除去が積極的に行われるようになっている．患者の歯ぎしりに対する治療は，個々の患者に合わせた対症療法的なもの，すなわち，スプリントのような歯科用装置の使用，生活習慣の是正および薬物療法が考えられる．顎関

表1 歯周疾患と歯内疾患の診査項目の比較

	歯周病	歯髄炎	根尖性歯周炎
細菌	プラークコントロールレコード	軟化象牙質	根管内内容物の色，臭い
炎症	歯肉炎指数 bleeding on probing	痛み，冷温痛，拍動痛，打診痛	痛み 拍動痛，打診痛
組織破壊	歯周ポケット長 アタッチメント・ロス 骨吸収指数（Schei）	実質欠損（齲窩） エックス線診査	根尖病変（エックス線透過像） *PAI

歯周診査が目で見え，数値化できるのに比べて，歯内疾患の診査における「痛み」の分析は目に見えないばかりでなく，客観的指標として利用しにくい．
※PAI：Periapical Index.

節症の患者についても，他の疾患と同様に，「すべての患者は同じではない」という認識に基づいて，患者ごとの個体差を考慮した診断および治療を行う必要がある．

睡眠時に歯ぎしりをする患者は朝起きた際に頬や顎が疲れた感じがしたり，痛みを覚えたりするが，患者本人は睡眠中の歯ぎしりを認識しにくいので，指摘しても半信半疑の患者が多い．一方，昼間の歯ぎしりは，まばたきや呼吸と同じように無意識に行う人が多いが，自分の生活習慣を注意深く観察してもらうことで自分自身の悪習癖を認知して改善できる．昼間のブラキシズムが自覚できるようになれば，昼間のブラキシズムは意識的にコントロールできるようになる．

顎関節症が「生活習慣病」と言われる側面を持つことから，高血圧，糖尿病，肥満などの生活習慣病と同様に，歯ぎしりや顎関節症の治療には，必要に応じて患者の生活習慣（ライフスタイル）を改善させることが重要である．例えば，仕事中の姿勢，寝る姿勢，嚙み癖や舌突出癖の矯正など，生活習慣の中で改善できることは行ったほうが良い．

バイトプレート（ナイトガード）は，歯ぎしりの弊害を防止するとともに夜間の歯ぎしりの診断にも有効である．すなわち，ナイトガードの効果としては，①咬合力の分散による患歯の保護，②中心位への誘導，③顎関節の保護（対症的療法），④咀嚼筋の過緊張，⑤雑音の防止が挙げられる．治療用のバイトプレートには，咬合力に耐えられるだけの厚み（2〜3mm）があり，咬合面をできるだけ平らにする．そして，経過観察し，問診，診査およびバイトプレートの調整をする．

睡眠時の歯ぎしりの診断については，患者の自覚がないことが多いため，ナイトガードを使用させ，その擦り減り具合から歯ぎしりの程度を診断する．さらに，ファセットを患者に見せ，患者自身が意識していない睡眠時の歯ぎしりについて説明し，患者自身に歯ぎしりが有害であることを自覚させることが大切である．また，投薬や睡眠前の自己暗示療法なども有効である．

ナイトガードをしても歯ぎしりが緩和しない場合には，「自己暗示療法」を併用して行う．もっとも，患者への問診から，仕事，家庭の問題で悩んでいる場合には，精神科医との連絡を取る必要があるかもしれない．一方，顎関節症患者は「中心位」の顆頭の位置が正常でないという前提に立ち，患者ごとに顆頭の位置をリラックスできる位置に誘導することを目的とした「スプリント療法」が行われている．

2．自己暗示療法

夜間の歯ぎしりが脳の活性化状態と関連していることから，歯ぎしりの緩和には，脳に何らかの指令を送る必要がある．そのためには，患者自身に歯ぎしりが有害であることをよく自覚させることが大切である．人間は無意識の動きや睡眠をある程度コントロールできる．自己暗示療法の詳細は他書を参考にされたい[20〜22]．

Ⅴ．歯内疾患の認識を変える

これまでの歯科医療は患者の主訴を解消することに多大な関心が注がれ，原因の追求が十分に行われ

てこなかった．これまでの歯内療法学における診断は，「痛み」の診断に重きがおかれてきた．しかし，患者の訴える「痛み」は主観的であるばかりでなく時間の経過に伴い変動するので，客観的な基準にならないことがある（表1）．

例えば，「冷温水痛」および「咬合痛」を訴え，「齲蝕」を認める患歯は，「全部性歯髄炎」と診断され，治療として「抜髄」が選択されることが多かった．しかし，なぜ患歯の齲蝕のみが進行したかの考察が不十分であった．そして，患者の主訴である症状(痛み)を消すことが治療を行ううえで最重要であるとする考えのため，「症状(痛み)を訴える患歯には抜髄」といった一律的な治療を行うことが多かった．

そのため，齲蝕や歯髄炎に対して，咬合の関与を勘案して長期的視野に立った治療や管理は，ほとんど行われてこなかった．しかし，過度の咬合力による患歯の咬耗やエナメルクラックが存在する場合，外傷性咬合により，患歯は歯槽骨に押し付けられ，歯根膜は歯槽骨と歯の間にはさまれる血流不全を起こしたり，歯根膜炎を生じ，温度変化に敏感な状態になれば，冷温水痛を訴えることになる．したがって，エナメル質が傷つき，齲蝕が形成されている場合には，結果として生じた齲蝕を除去して仮封し，スプリントかバイトプレートを装着させることが治療方針になる．

1．齲蝕と歯髄炎における咬合の関与

齲蝕は歯周病と同様に「多因子性疾患」と解釈されている．歯，酸を産生する細菌(病原因子)，環境因子(唾液の流量や緩衝能，食事)および悪習癖が複雑にかかわる．細菌量が少ないかあるいはフッ素による予防処置を受けていれば，齲蝕の罹患率は低下する．

一方，齲蝕の「局在」あるいは「部位特異性」に対する明確な解答はない．特定歯の咬合面あるいは隣接面齲蝕の部位特異性，あるいは左右非対称性は何によって説明されるであろうか．ブラッシングの不良というなら，一般的に右利きの人々が多いので，右側に齲蝕が多発すると予測されるが，そういう左右差は存在しない．臨床的には，臼歯部のエナメル質が剥離していたり，強い咬合力がかかわるケースでは，特定歯の齲蝕の進行を認める．

若年者における重度の齲蝕症例では，特定歯，多くは臼歯の咬合面および隣接面に齲蝕を認める．これまでは，不良なプラークコントロールと糖分摂取，口腔内pHなどが指摘されてきたが，筆者らは顎関節症(咬合病)，嚙み癖，歯ぎしりなどの「咬合病」が特定歯の齲蝕の進行にかかわっていると考えている(症例2参照)．

例えば，嚙み癖があり，平衡側にバランシングコンタクトが存在すると，平衡側の歯に側方圧が加わり，歯根膜炎を生じるため，咬合痛や冷水痛を訴えることがある．長年の咀嚼習慣により，顔貌の左右差が見られる患者は多い．このようなケースでは，齲蝕を除去して修復するだけでは，ほんとうの意味での「原因除去」とは言えないのである．

2．知覚過敏症における咬合の関与

齲蝕がないにもかかわらず，「歯がしみる」，「歯ブラシを当てると痛い」などの症状を訴える場合，「知覚過敏症」と診断される．また，これらの原因は，磨きすぎや歯周病と説明されて治療をされることがあるが，歯ぎしりや食いしばりなどの異常顎運動の関与を慎重に調べる必要がある．さらに，多数歯の歯頸部に楔状欠損が認められる場合，咬合病がかかわっている可能性が高いと考えて良く，欠損部を充填するだけでは不十分である．

歯は非常に硬い組織で，「モース硬度」という硬さを表す指標ではエナメル質が7前後，象牙質が6前後で水晶と同程度に硬いことから，ブラッシングのみで歯が摩り減るとは考えられない．また犬歯の先端が平らになっていたり，えぐれるように削れているのも不適切なブラッシングが原因ではない．まず疑うべきは歯ぎしりや食いしばりによるエナメル質の崩壊である．歯の硬度は高いものの，曲げると割れるガラスのような性質を有しているため，金属のように伸縮したり曲げたりする力に対しては脆い．

症例1

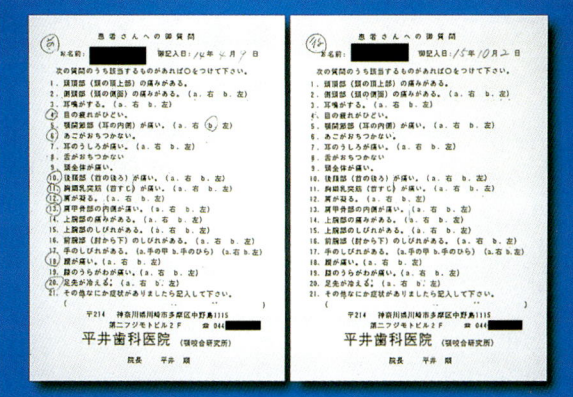
図3a 顎関節症の問診表(症例とは別の患者のもの).

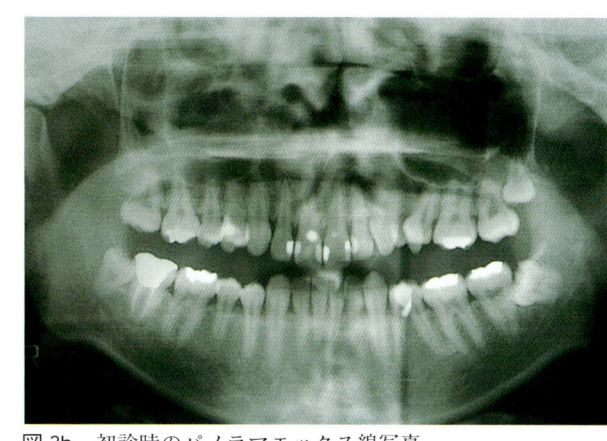
図3b 初診時のパノラマエックス線写真

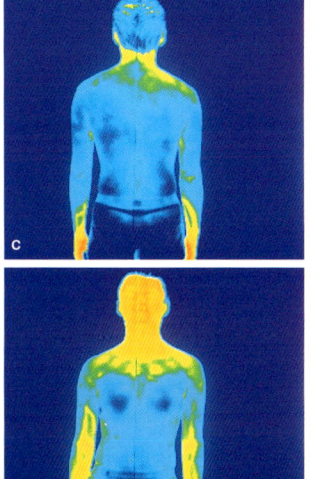

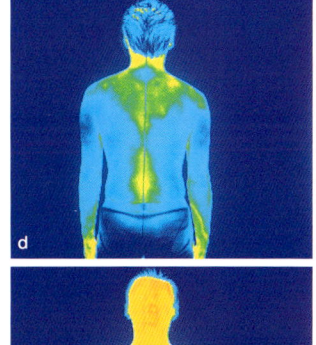

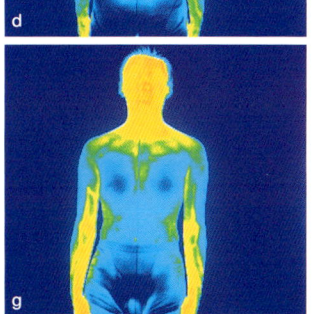

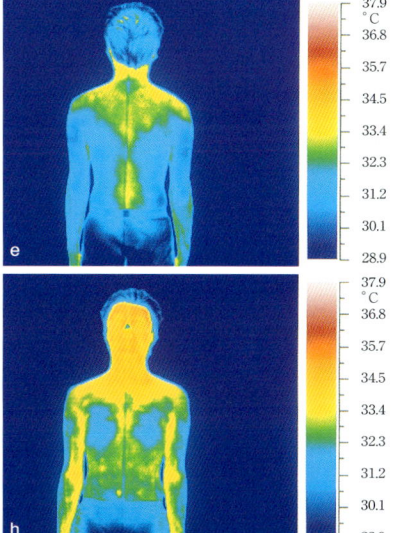

図3c〜h サーモグラフィーを用いて全身との関係を調べた．スプリントを装着して30分(d, g)，1時間後(e, h)に調べると体温が上昇しているのがわかる(平井 順．21回，22回日本顎咬合学会テーブルクリニックより[23])．

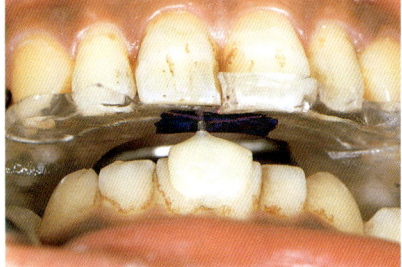

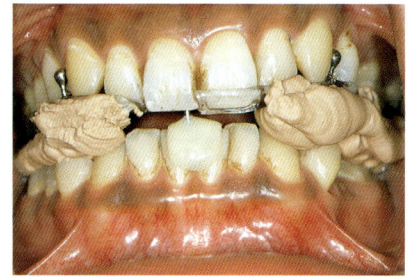

図3i ゴシックアーチを描き，患者の中心位を決定する．術者による誘導ではなく，患者自身の中心位でなければならない．

図3j 中心位を決めたら咬合採得し，スプリントを製作する．

　この特性があるため外部からの衝撃や圧力が加わるとそれを吸収できずに歯にゆがみが生じ，破折あるいは，崩壊することになる．長期にわたり夜間の歯ぎしりや昼間の食いしばりによって歯にゆがみが生じると歯頸部の弱い部分から崩壊が起こり(楔状欠損)，やがて知覚過敏へと移行する．そうするといくら知覚過敏薬を使用しても，元の原因となる咬合病を予防しない限り何度でも再発する(症例3，4参照)．

3．根尖性歯周炎における咬合の関与

　根管治療を受けた歯が痛むことを主訴に来院した患者について，デンタルエックス線写真を撮っても根尖部の透過像や根管内の死腔が明瞭でない場合に

序章

症例 2

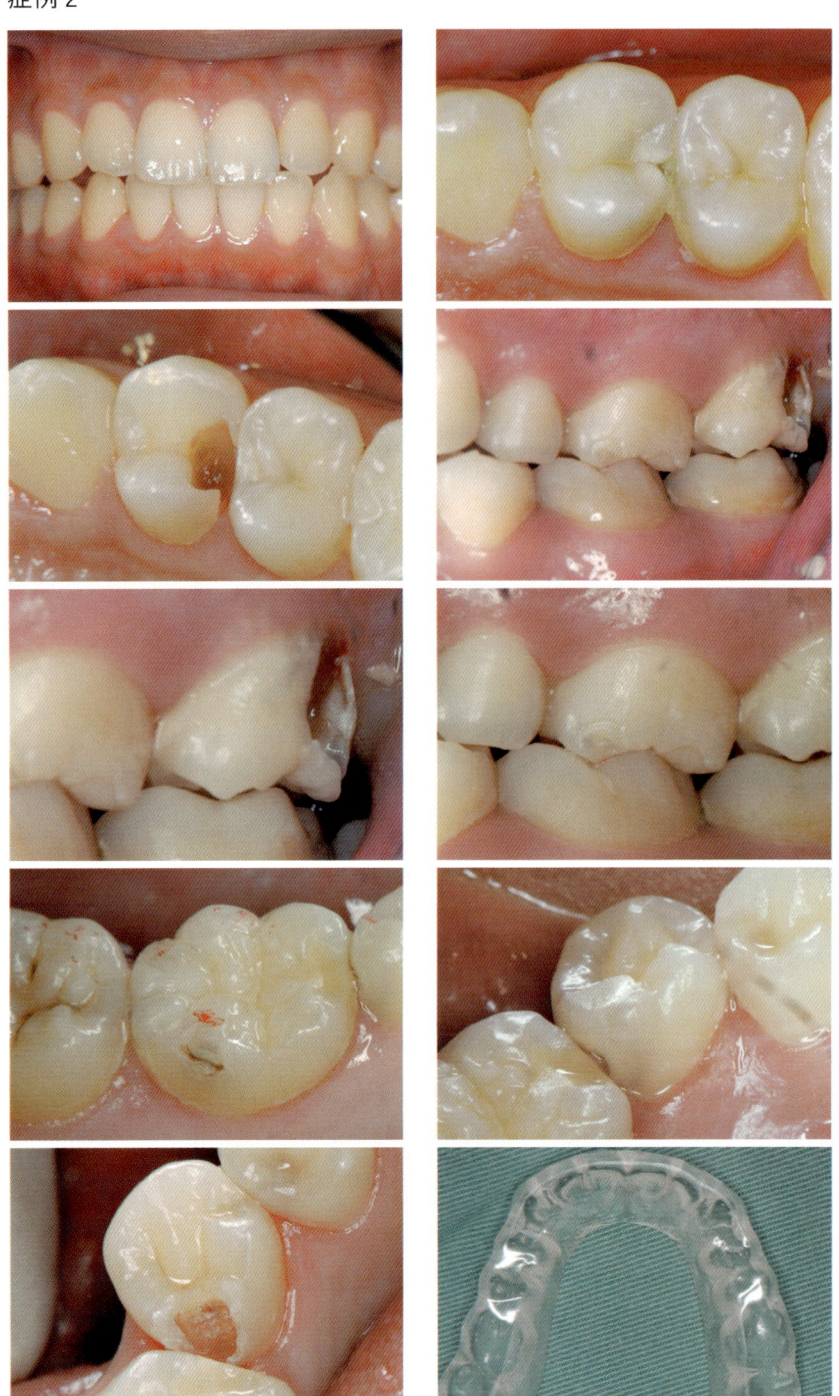

| a | b |

図 4a　患者は 20 歳の男性．初診時の正面観．左側臼歯の冷水痛を主訴に来院．
図 4b　$\underline{4|5}$ 咬合面観．$\underline{4|}$ 遠心に齲蝕を認める．嚙み癖は左側である．

| c | d |

図 4c　軟化象牙質を除去した時の所見．点状露髄したので，NaClO と H_2O_2 で洗浄し，出血が止まったので直接覆髄を行った．なお，処置は無麻酔下で行った．
図 4d　左側臼歯部頰側面観．

| e | f |

図 4e　$\underline{|7}$ 頰側遠心に齲蝕を認める．エナメル質が広範囲に欠損しているが，近心面のエナメル質は正常に見える．
図 4f　$\underline{|6}$ 頰側咬頭のエナメル質が一部剥離している．強い咬合力によって生じたと考えられる．

| g | h |

図 4g　$\underline{|6}$ 舌側面観．遠心面のエナメル質が一部剥離し齲蝕を認める．$\underline{|5}$ 遠心面に齲蝕を認める．
図 4h　$\underline{|5}$ 遠心面観．遠心面に縦にエナメルクラックを認める．嚙み癖のある患者やブラキサーには同様のエナメルクラックを認めることが多く，ここから象牙質内へ齲蝕が進行していくと考えられる．

| i | j |

図 4i　軟化象牙質を除去した時の所見．図 4c と同様に処置を行った．
図 4j　バイトプレートを使用させて 1 週間後．$\underline{43|34}$ に線状の傷．$\underline{7|7}$ に点状の傷が観察される．左右の側方滑走およびクレンチングをしていると考えられるので，自己暗示療法を勧めた．

は，明らかな細菌感染による炎症反応というよりは，まず咬合病の関与を疑う必要がある（症例 5 参照）．

　修復物の咬合面にウインクルや摩耗（症例 6 参照）が見られる場合には，まず間違いなく，咬合病が原因で生じている．この場合には，再根管治療を行っても，症状の改善がみられないことが多い．

　抜髄あるいは感染根管治療後に，根尖孔外への器具や根管内容物の押し出しなど，手技的な問題がなくとも，咬合痛あるいは打診痛が消失しないケースがある．これらは患歯に加わる異常咬合によって歯根膜に加わるメカニカルストレスにより炎症反応が増悪していると解釈できる．特に，歯髄炎や失活歯

症例3

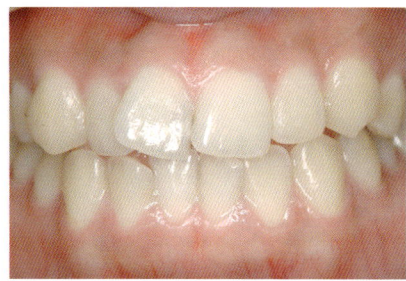
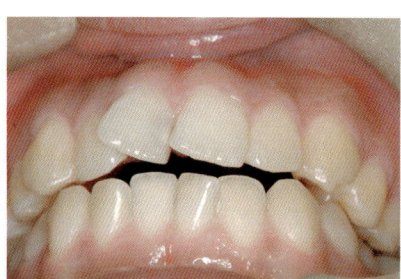

図5a 患者は19歳，女性．初診時正面観．右側の歯が痛いという主訴で来院．プラークコントロールは良好である．
図5b 前歯部のアンテリアカップリングがないためポステリアガイドになっている．このため臼歯部に過剰な側方力がかかったと考えられる．

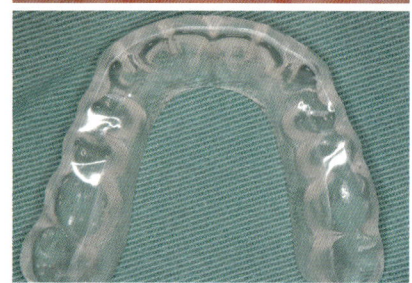
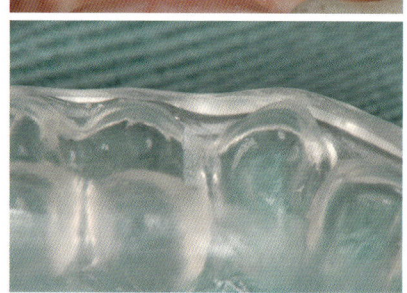

図5c バイトプレートを製作して，1週間使用させた時の所見．
図5d 右側部の拡大．線状の傷が認められる．

症例4

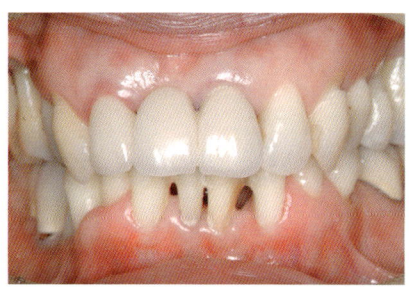
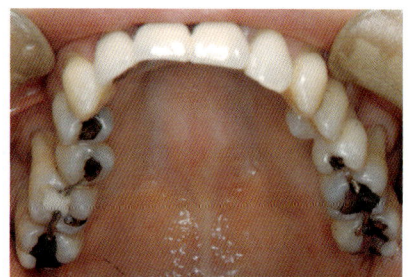

図6a 重度歯周炎患者のメインテナンス時の正面観（治療後4年）．歯根露出および楔状欠損が多数歯に認められるが，知覚過敏症は認められない．
図6b 上顎の咬合面観．

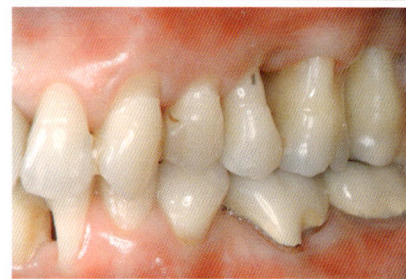
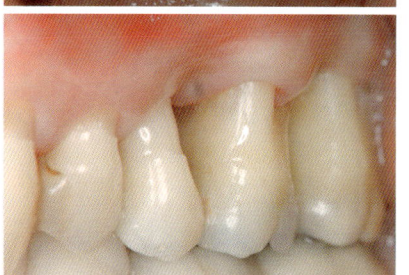

図6c 左側臼歯部頬側面観のプラークコントロールはおおむね良好．
図6d |34に楔状欠損，|567 の歯根露出が顕著である．

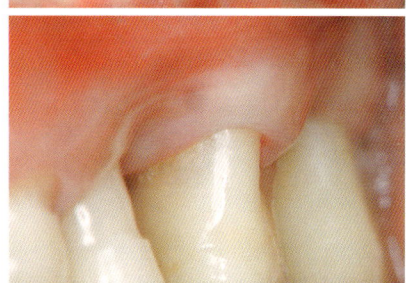
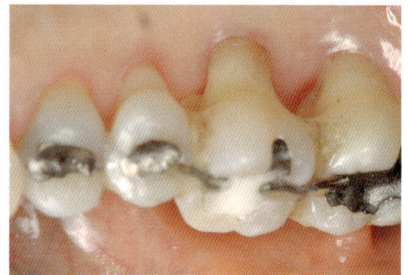

図6e |6の強拡大図．根面が露出していても知覚過敏症はまったく認められない．
図6f 上顎臼歯口蓋面観．|67は分岐部が露出するほど骨欠損が進行している．

の場合，もともと咬合異常が存在したため特定の患歯の齲蝕が進行したと考えれば，当然であろう．

Ⅵ．実際の症例

症例1　夜間の頭痛（図3a〜3j）

患者（男性・24歳）は夜間に顔面右側部の目の上から頬にかけての激痛のため飛び起きるほどの痛みを覚え，内科を受診すると，「群発性偏頭痛」と診断された症例である．スプリント療法により頭痛は消失した．筆者の医院にて顎関節症の問診表に記入してもらい，サーモグラフィーを用い咬合と全身の関係について調べた．

症例5

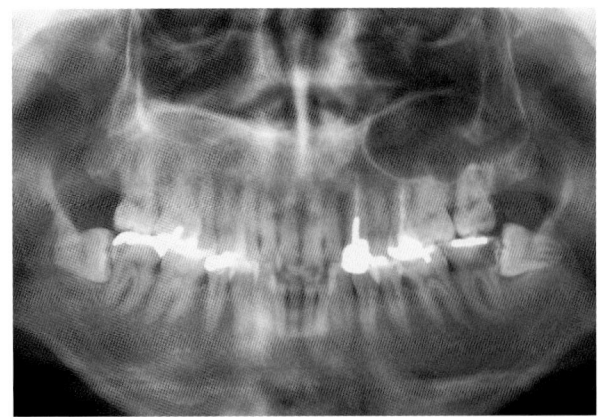

図7a　3年前のパノラマエックス線写真．左右臼歯部の痛みを主訴に来院した．8|8抜歯，7|7抜髄処置を受け，症状は消失した．

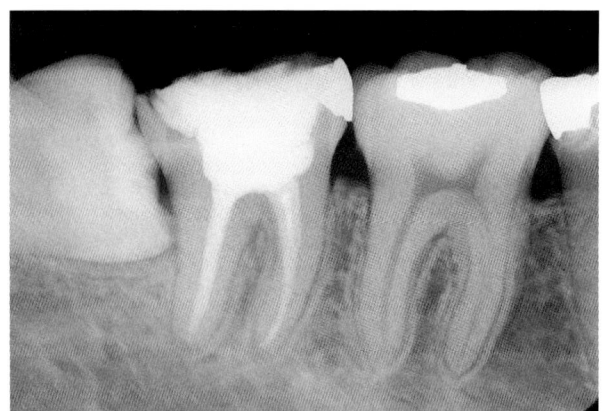

図7b　当時の担当医によって7|根管充填が行われた．

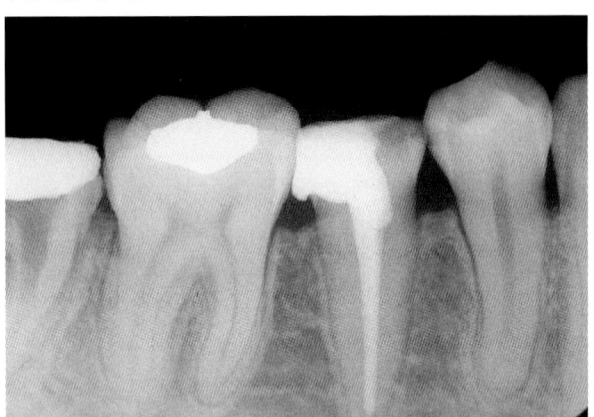

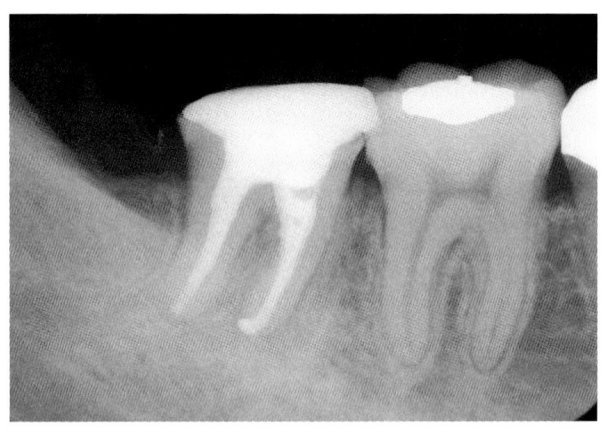

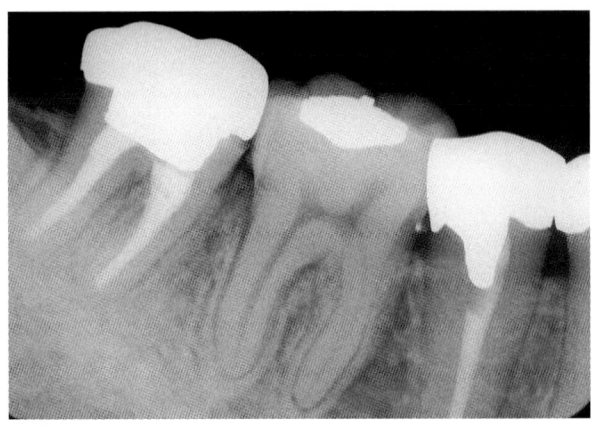

c	d
e	

図7c　約1年後，右側臼歯部の鈍痛を主訴に来院したため，当時の担当医が7|ガッタパーチャポイントを除去し，根管治療を行った．
図7d　7|根管治療時のエックス線写真．
図7e　さらに1年後，再度右側臼歯部の鈍痛および側頭部の放散痛を主訴に3度目の来院をした．明らかなエックス線透過像は認めない．

症例2　特定歯の齲蝕の多発（図4a～4j）

噛み癖の関与が考えられる．隣接面齲蝕を認める患者の口腔内を診査すると，エナメル質が剝離していたり，エナメルクラックからの象牙質の齲蝕が進行していた．

症例3，4　知覚過敏症（図5a～6f）

大臼歯の歯頸部に楔状欠損が生じた場合，歯頸部付近に咬合力による応力が集中し，歯肉退縮を起こす．歯根が露出すると，象牙細管が露出するので，知覚過敏症の症状を訴える．患者は，頭頂部にまで鋭い痛みを感じるため，脳神経外科を来院することもある．

　この患者にはがんで死亡した家族がおり，自分も脳腫瘍を患ったかと心配し，MRI検査を受け，異常がないことを告げられ，歯科的診査を受けるよう

症例5

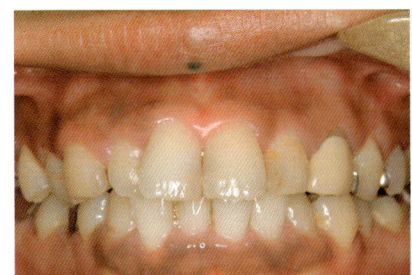
図7f 3度目の来院時の正面観．

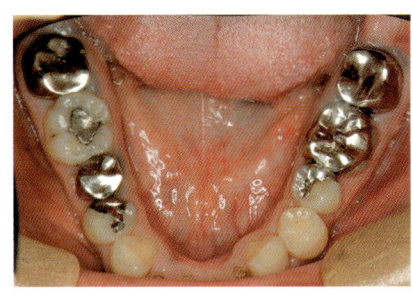
図7g 下顎咬合面観．金属の咬耗が認められる．

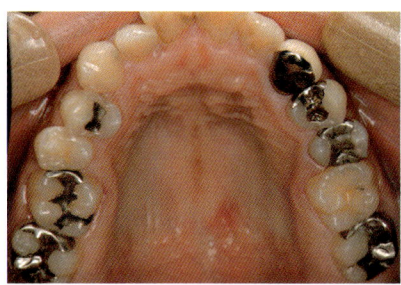
図7h 上顎咬合面観．3|中央の咬耗が著しい．

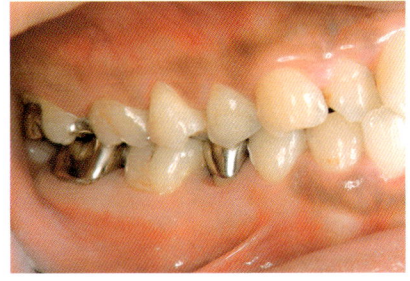
図7i 右側面観．2|口蓋側傾斜，3|咬頭の咬耗を認める．

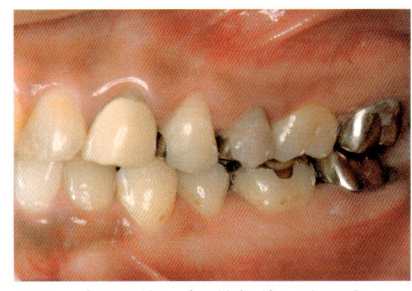
図7j 左側面観．|3数年前に歯の痛みのため，抜髄処置を受けたとのこと．

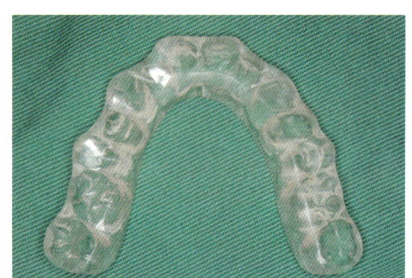
図7k 1週間装着されたバイトプレート．

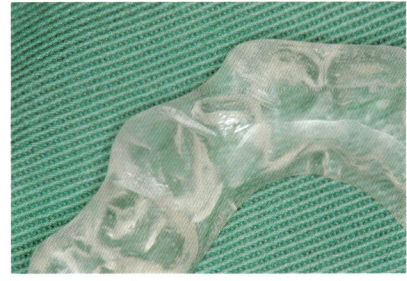

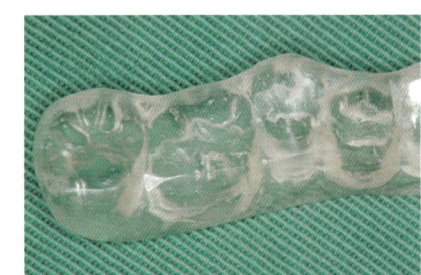

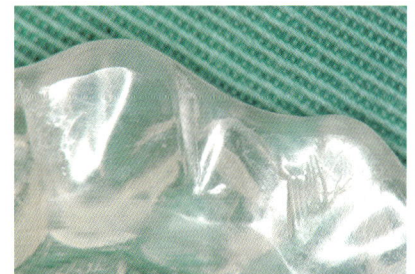

図7l～n 3|3，その他の部位に傷ができている．患者に睡眠時の「歯ぎしり」について説明し，自己暗示療法を指導した．

| l | m | n |

にアドバイスを受けた．バイトプレートを装着し，自己暗示療法の説明をしたところ，1週間で症状は完全に消失した．修復治療は特に行っていない．一方，重度歯周炎患者で歯根露出や楔状欠損を認めても，症状がまったくないケースもある（図6a～f参照）．

症例5 両側下顎第二大臼歯の痛み（図7a～7n）

患者は25歳，男性．3年前に両側下顎第二大臼歯の冷水痛を主訴に来院し，抜髄処置後，補綴処置を受けた．1年後に右側下顎第二大臼歯に咬合痛を訴え再来院した．エックス線写真からは明らかな死腔および根尖周囲のエックス線透過像は認めない．当時の担当医がガッタパーチャを除去し，再根管治療を行っている．その後1年して，右側側頭部から頭頂部にかけて激しい痛みを主訴に再々来院した．

今回の診査より，両側下顎第二大臼歯に装着されたFCKの咬合面には顕著な咬耗を認めた（図7g）．また，犬歯の切端の咬耗が顕著であった（図7h）．さらに，右側側切歯が交差咬合であった（図7f，i）．アンテリアガイダンスの不良により，臼歯の咬合干渉とりわけ，後上方への過度の食いしばりによる，咀嚼筋の過緊張と診断した．

咬合調整は一切行わず，バイトプレートを装着して1週間後に来院させると，バイトプレートは臼歯部では点状に，犬歯あたりで線上に削れていた．右側上顎側切歯が交差咬合であり，このように前歯の

症例6

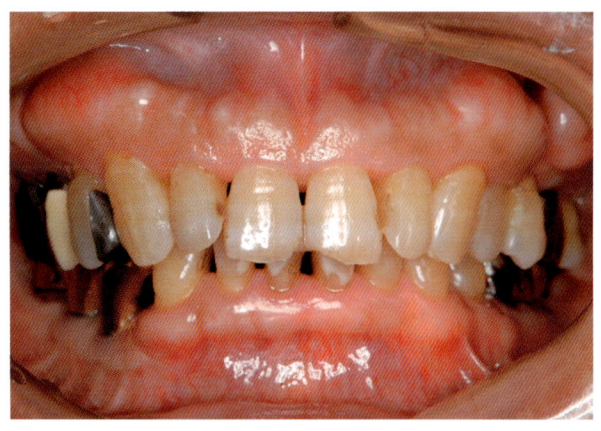

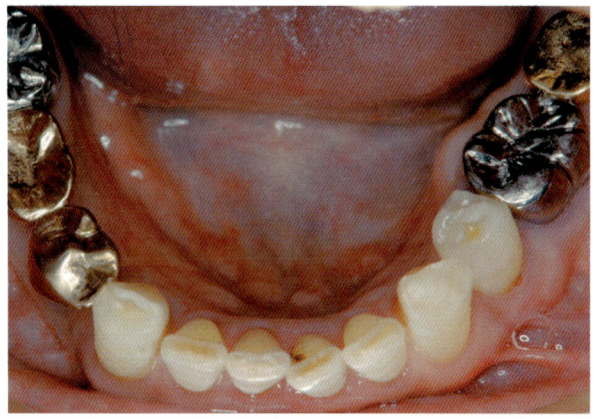

図8b　下顎咬合面観．6⏌5⏐7 にインプラント治療を行った．

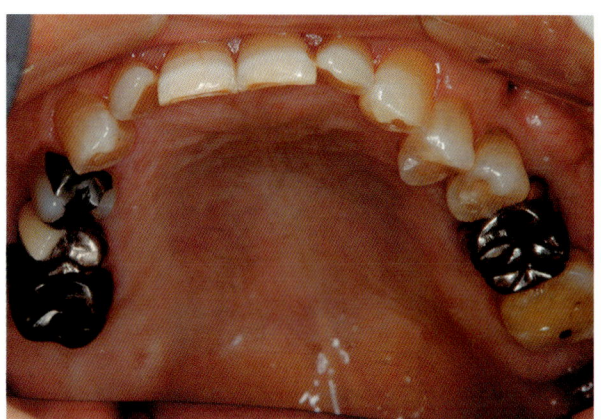

図8c　上顎咬合面観．

図8a　ブラキサーの下顎臼歯にインプラント埋入した症例．患者は71歳，男性．骨隆起が顕著である．

滑走が自由にできない場合，臼歯に干渉があり，下顎は咀嚼筋の過緊張により後上方に引き上げられ，大臼歯に齲蝕あるいは歯周炎に罹患するリスクが増大すると考えられる．患者は就寝時以外の，昼間もバイトプレートを装着したところ，症状は軽減し，約10日後には側頭部の激痛は完全に消失した．患者の訴える「痛み」の原因を追求しないで，やみくもに根管治療を繰り返してはならないことを示唆している．

症例6　咬合面のウインクル（wrinkle）（図8a〜8h）

患者は71歳，ブラキサーの男性．1年前に下顎臼歯を歯牙破折により喪失した．骨隆起が顕著である（図8a〜e）．両側下顎臼歯にインプラント治療を行った．バイトプレートを製作し，使用を指導した．

約半年後に，右側上顎第二大臼歯の歯牙破折を生じた．問診の結果，口が開いて口腔内が乾くという理由で，バイトプレートを使用しなかったとのこと．

インプラントの上部構造の咬合面を観察すると，ジグリングを予想させる傷が観察された（図8f, g）．あらためて，バイトプレートの使用と自己暗示療法を行うように患者に指導をした．

このようなブラキサーの患者では，咬合面に咬耗やウインクル（図8h）をよく認める．

まとめ

歯内疾患における咬合のかかわりについて解説した．咬合は根管と同様に，「直接目に見えない」ため，見逃されていることが多い．しかし，歯科疾患は「生活習慣病」と言われるように，「異常咬合」が齲蝕，歯周病および根尖性歯周炎のすべてにかか

歯内疾患における咬合の関与

症例6

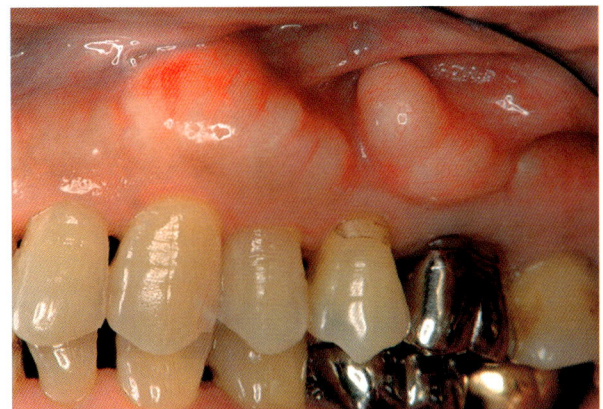
図8d　上顎左側頬側面観．骨隆起を顕著に認める．

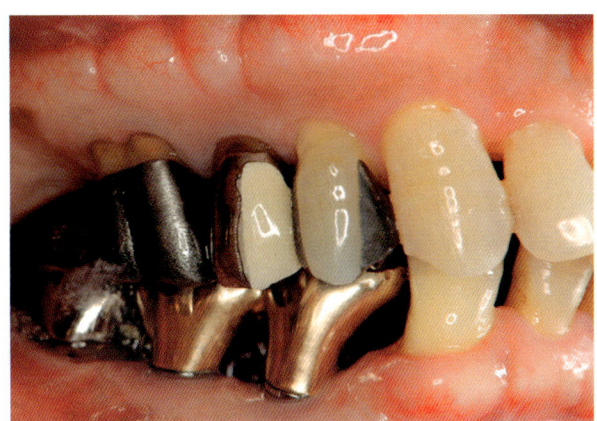
図8e　右側頬側面観．上顎の骨隆起が顕著である．

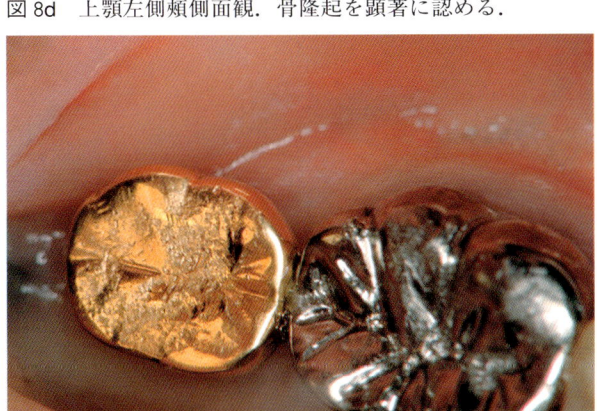

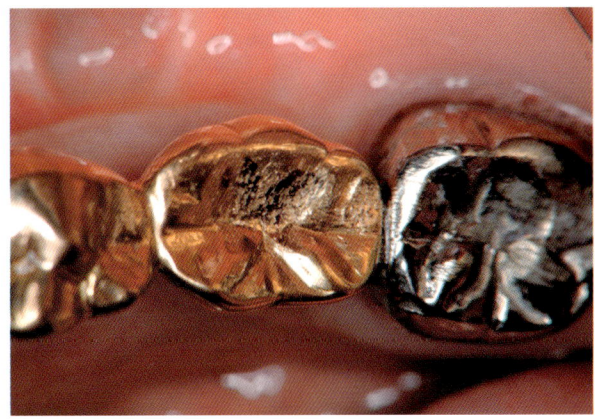

図8f，g　インプラント上部構造の咬合面観．患者にバイトプレートを使用するように指示したが，使用しなかったとのこと．約1ヵ月でメタルに傷ができている．写真を見せ，バイトプレートを使用するように説明した．

| f | g |

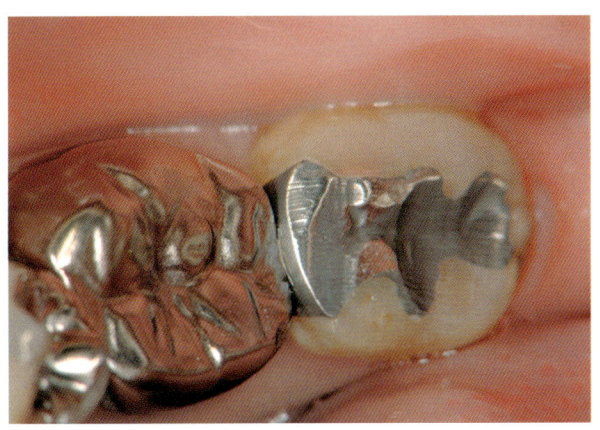

図8h　ブラキサーによく認められる金属の皺(wrinkle)．

わっていることはもはや明らかである．歯内療法学の診断は，主観的でかつ時間の経過によって変動する患者の訴える「痛み」と病理組織像との相関から構築され，「時間」の概念や「咬合」のような動的因子が配慮されないまま現在に至っている．「垂直思考」の結果生じた問題といえよう．今後は，垂直思考によってこれまでに構築された知識と術式に固執して臨床を行うだけでなく，「水平思考」を導入し，新しい診断および治療体系の確立を図る必要がある．すなわち，歯内疾患は感染症であっても絶え

ず咬合という力の問題を勘案した観点から病態を把握する姿勢が要求されている．

口腔疾患と全身の健康との関連性が明らかにされようとしている昨今において，歯科医療は新たな転換期を迎えつつある．歯科医院を訪れる患者が，齲蝕や歯周病に代表される口腔感染症の治療と予防に加えて，顎関節症に代表される咬合病の治療を含めた，「口腔全体の健康」と言う，より広い視点に立った歯科医療を求める時代が到来したといえる．さらに，口腔から全身を考慮した「口腔医学」と言った考えが必要であろう．

参考文献

1. 高橋慶壮．歯周病のリスク因子―特に遺伝因子および環境因子―．歯周病と骨の科学 骨代謝からインプラントまで(第5章)．宮田 隆，辰巳順一編集．東京，医歯薬出版，2002；41-64．．
2. 岩田健男．日常臨床のためのオクルージョン．東京，クインテッセンス出版，2002．
3. 筒井昌秀，筒井照子．包括歯科治療．東京，クインテッセンス出版，2003．
4. 高橋慶壮，平井 順．歯内療法学のかかわる領域．日本顎咬合学会会誌 2004；24：第2・3合併号，291-297．
5. Maeda S, Miyawaki T, Kuboki T, Shimada M. A trigeminal neuralgia-like paroxysmal pain condition presumably due to buccal nerve compression in the temporalis muscle. Cranio. 2001 ; 19(1) : 56-60.
6. Lytle JD. Clinician's index of occlusal disease : definition, recognition, and management. Int J Periodontics Restorative Dent. 1990 ; 10(2) : 102-123.
7. Lytle JD. Occlusal disease revisited : Part I--Function and parafunction. Int J Periodontics Restorative Dent. 2001 ; 21(3) : 264-271
8. Lytle JD. Occlusal disease revisited : Part II. Int J Periodontics Restorative Dent. 2001 ; 21(3) : 272-279.
9. Lavigne GL, Lobbezoo F, Rompre PH, Nielsen TA, Montplaisir J. Cigarette smoking as a risk factor or an exacerbating factor for restless legs syndrome and sleep bruxism. Sleep. 1997 ; 20(4) : 290-293.
10. Magee KR. Bruxisma related to levodopa therapy. JAMA. 1970 ; 5 : 214(1) : 147.
11. Lobbezoo F, et al. Striatal D2 receptor binding in sleep bruxism : a controlled study with iodine-123-iodobenzamide and single-photon-emission computed tomography. J Dent Res. 1996 ; 75 : 1804-1810.
12. Lobbezoo F, et al. Effects of the D2 receptor agonist bromocriptine on sleep bruxism : report of two single-patient clinical trials. J Dent Res. 1997 ; 76 : 1610-1614.
13. Areso MP, et al. Occlusal disharmonies modulate central catecholaminergic activity in the rat. J Dent Res. 1999 ; 78 : 1204-1213.
14. Gomez FM, et al. Effects of dopaminergic drugs, occlusal disharmonies, and chronic stress on non-functional masticatory activity in the rat, assessed by incisal attrition. J Dent Res. 1998 ; 77 : 1454-1464.
15. Lobbezoo F, Naeije M. Bruxism is mainly regulated centrally, not peripherally. J Oral Rehabil. 2001 ; 28(12) : 1085-91.
16. Lavigne GJ, Soucy JP, Lobbezoo F, Manzini C, Blanchet PJ, Montplaisir JY. Double-blind, crossover, placebo-controlled trial of bromocriptine in patients with sleep bruxism. Clin Neuropharmacol. 2001 ; 24(3) : 145-149.
17. Lavigne GJ, Goulet JP, Zuconni M, Morrison F, Lobbezoo F. Sleep disorders and the dental patient : an overview. Oral Surg Oral Med Oral Pathol Oral Radiol Endod. 1999 ; 88(3) : 257-72.
18. Hori N, Yuyama N, Tamura K. Biting suppresses stress-induced expression of corticotropin-releasing factor(CRF)in the rat hypothalamus. J Dent Res. 2004 ; 83 : 124-128.
19. Carlsson GE, Egermark I, Magnusson T. Predictors of bruxism, other oral parafunctions, and tooth wear over a 20-year follow-up period. J Orofac Pain. 2003 ; 17(1) : 50-7.
20. 池田雅彦．ブラキシズムの治療－特に自己暗示療法について(上)日本歯科評論．2002；62(6)：113-121．
21. 池田雅彦．ブラキシズムの治療－特に自己暗示療法について(中)日本歯科評論．2002；62(7)：135-142．
22. 池田雅彦．ブラキシズムの治療－特に自己暗示療法について(下)日本歯科評論．2002；62(8)：147-157．
23. 平井 順．21回，22回，日本顎咬合学会テーブルクリニック．

第1章
歯内療法学総論

はじめに

「歯内療法学」は英語では「Endodontology」と「Endodontics」の2通りに表現される．Endodontology は，endon（内部の）＋odous（歯）＋logy（学），一方，Endodontics は，endon（内部の）＋odous（歯）＋ics（治療術）から構成されている．前者は科学（サイエンス）に，後者は治療学（アート）に重点をおいていると解釈できる．

同様に，歯周病を扱う学問として「Periodontology」（歯周病学）と「Periodontics」（歯周治療学）がある．「歯周病学」は，病気を対象にして名前が付けられた学問といえる．一方，「歯内療法学」や「保存修復学」は，治療術（アート）に重点を置いた学問として出発したのであろう．

しかし，「Endodontology」と「Endodontics」の言葉が示すように，サイエンスとアートを大切にする考えは同じであろう．たとえ以前の歯科学および歯科医療がアート中心であったとしても，「evidence-based dentistry」の重要性が強調される昨今においては，歯内療法学にかかわるサイエンスとアート両方の習得が要求されている．

I．歯内療法学のサイエンス

歯内療法は1930年代頃から行われるようになった（表1-1）．歯内療法では，硬組織である歯を治療対象にしたため，器械的拡大と細菌の可及的な殺菌を行うための消毒剤の使用が治療概念の中心に存在した．

しかし近年，歯内疾患は歯周病や齲蝕と同様に複数の細菌による複合感染症であり，歯内疾患にも生体応答がかかわっていることが明らかとなり，「宿主─細菌相互作用」の概念に基づき，感染源の除去により炎症の制御を行うという姿勢が基本になった．そのため，歯内疾患の病態を理解するためには，細菌感染に対する生体応答，とりわけ炎症反応を理解する必要がある．

英国の有名な炎症研究者であり病理学者でもある Sir Howard W. Florey は，炎症反応を「Inflamma-

表1-1 歯内療法学の歴史

1910年代	「病巣感染説」により抜歯が推奨される
1930年代	「死腔論」が発表される
1930年	Hall　根管充填法を報告
1930年代	生活歯髄切断法
1950年頃	Grossman と Auerbach の論争
1958年	Kuttler　側方加圧根管充填法を発表
1960年頃	歯髄の生物学的処置が推奨される
1961年	Ingle　規格化した器具を用いた根管処置法
1967年	Schilder　垂直加圧根管充填法を考案
1979年	大津晴弘　オピアンキャリア法を考案
1985年	平井順　JHエンドシステムを考案
1990年代	Ni-Ti ファイル，実体顕微鏡
2000年代	生物学に基づいた歯内療法学

第1章

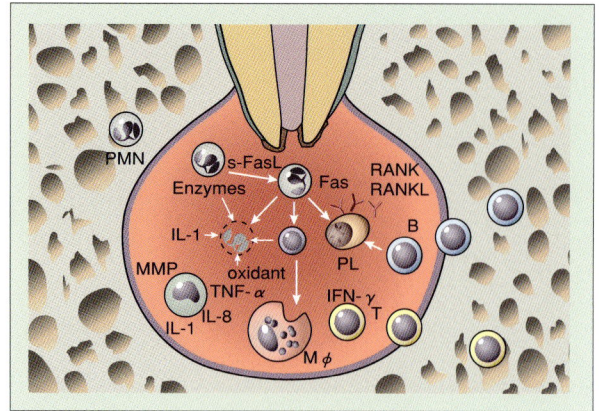

図1-1　根尖病変に浸潤する免疫担当細胞群と炎症反応．B＝B細胞，IFN-γ＝インターフェロンガンマ，IL＝インターロイキン，Mφ＝マクロファージ，T＝T細胞，PMN＝多型核白血球，PL＝形質細胞，MMP＝マトリックスメタロプロテアーゼ，FasL＝Fas ligands，TNF-α＝腫瘍壊死因子 RANK＝receptor activator of NF-κB，RANKL＝RANK ligand.

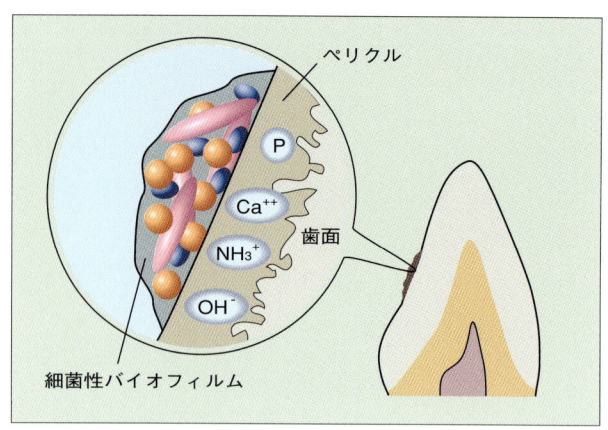

図1-2　細菌性バイオフィルム．

tion is a process, not a state.」と表現した．つまり，炎症とは「静的」な状態ではなく，「動的」な流れにおけるホメオスターシスを含んだ生体反応と解釈できる．その過程において，「生体防御」，「組織破壊」および「組織修復」の3つが同時に，しかもお互いに関連しながら進行する．したがって，炎症の研究および臨床においては，「時間の概念」を導入し，炎症反応の期間や程度を細菌感染と患者の生体応答から理解する必要がある．

　生体は約60兆個の細胞から構成されているが，その約10倍の細菌が体内には存在するといわれる．これらの微生物は宿主に「寄生」しており，多くの場合「感染」を起こさない．一方，根管内細菌の「寄生」と「感染」の概念は明らかではないが，「宿主―細菌相互作用」の概念からすれば，根管内を「無菌」にすることは必ずしも必要ではないであろうし，またおそらく不可能であろう．根管内あるいは象牙細管に残った細菌がわずかであれば，生体にとっては許容されるように思われる．つまり，細菌の量がわずかであれば，根尖周囲の炎症の程度もわずかであろうし，臨床レベルおいてほとんど問題は生じないであろう．

　歯内疾患（歯髄炎および根尖性歯周炎）における炎症反応には，複数の生体防御細胞および多数の分子

がかかわっている[1,2]（第4章）．細胞レベルでは，自然免疫の担い手である多形核白血球（好中球）とマクロファージ，免疫応答の中心的存在であるリンパ球の役割が詳細に研究されている．

　リンパ球は，好中球やマクロファージが行う原始的な防衛反応を効率良く働かせる細胞で，好中球やマクロファージ機能を制御する細胞である（図1-1）．

　これらの細胞は，細胞表面の接着分子を介して細胞間で連絡を取りながらサイトカインを産生して，炎症反応を制御している．現代科学の進歩は日進月歩であり，歯内療法学においても，解剖学，細菌学，免疫学，炎症学，病理学，分子生物学，歯髄生物学，放射線学，生理学，材料学，薬理学および生化学といった他領域の学問との学際的研究が進められているので，それらにかかわるサイエンスは膨大である．

　歯科学の発展を背景に，歯周病や齲蝕の検査に「細菌検査」が導入されたことは，口腔疾患を「感染症」と位置づけたエビデンスに基づいて科学的検査が導入されたという点で意義がある（第2章）．しかし，歯周ポケット，齲窩，感染根管や根尖病変からは必ずしも「疾患特異的」と考えられる細菌が検出されておらず，「コッホの3原則」を満たしていない．

　また，病変部からは多数の細菌が検出されること

から，「特異性細菌による単一感染症」ではなく，むしろ「非特異的な複数の細菌による混合感染」という概念[3]から説明される．歯内疾患の理解には，結核やライ病のような単一の細菌による感染症とは異なる概念が必要であるし，感染の場が血管の存在しない根管内(死腔)で，しかも歯という硬組織に囲まれているという部位特殊性，および「咬合力」という機械的刺激をつねに受けていることも歯内疾患の病態を特異なものにしている．

歯科学の発展は「歯科治療概念」を変えてきた．例えば，以前は「根尖病変は無菌状態」と考えられていたが[4~6]，嫌気培養法，分子生物学的手法および走査型電子顕微鏡を応用することで，根尖外の歯周組織にも細菌が「バイオフィルム」(図1-2)の形態で存在することが明らかにされた[7,8]．現在では，口腔疾患は「バイオフィルム感染症」として捉え直されており，根管治療によって感染源が除去できない場合，根管系の複雑性に加えて根尖病変における持続的なバイオフィルム感染が原因と考えられている．

バイオフィルムを形成している細菌群は，試験管で培養する浮遊状態の細菌とはかなり異なった性質を有していることもわかってきた[9]．このバイオフィルムの研究によって，歯内疾患における細菌感染の概念も変化するであろう．例えば，宿主の生体応答やバイオフィルムの薬剤耐性を考慮しないやみくもな根管貼薬の乱用は避けなければならない．

Ⅱ．歯内療法学のアート

疾患を対象にした医療とは，疾病の予防，診断および治療を行うことである．歯内療法学においては，齲蝕予防，歯髄および象牙質の保存と再石灰化の促進，根管治療と外科的歯内療法が該当する．歯内療法の原則は「感染源の除去」であるが，最近のMinimal Intervention(最小限の介入)の考え方からも，可及的に低侵襲的に治療を行うことが要求されている(第3章)．

これまでの医療では，誰に対しても同じ医療が提供されてきたため，「マスの医療」と表現されてきた．しかし，ヒトの病気には遺伝的素因，年齢および患者ごとの生活習慣がかかわるので物理学や数学のような不変の定理や法則があるわけではない．個々の患者ごとの診断に基づいた医療を提供する姿勢が要求される．最近では「すべての患者は同じではない」という前提に立ち，個体ごとの生体防御能や希望する治療法を考慮した「個体医療」あるいは「オーダーメード医療」へと変遷することの必要性が強調されている．

歯内療法においても同じように，個々の患者あるいは患歯ごとに「リスク評価」を行い，患者の希望を考慮した「オーダーメード医療」を行う必要がある(第5章)．症例によっては，感染源を除去すると，咀嚼に耐えられるだけの歯質が残らず，治療の永続性を期待できないために抜歯を行うこともある．その際の治療方針に関する判断は相対的であり，予知性(predictability)と永続性(longevity)を考慮して治療のゴールを想定したtop-down treatment planningにより決定しなければならない．

治療の予知性が悪く治療のゴールを設定しにくい根尖性歯周炎の症例に対して，長期にわたって同じ根管治療を繰り返したり，非外科的治療で十分に対応できるのに安易に外科療法が行われることがある．「過ぎたるは及ばざるが如し」であって，エビデンスに基づいた適切な治療の選択が要求される．そのためには，適切な診断に基づく病態の把握，とりわけ，医療面接，エックス線写真の読影および咬合診査が重要である(第5章)．

最近よく言われる「問題解決型思考能力」を身につけるには，医療面接における患者の病歴に基づいて，目に見えない疾患の「ストーリー」を時間軸に沿って理解する必要がある．

根管の感染源除去には感染根管治療が第一選択になる．日々の臨床において，根管治療には診療時間のかなりの割合を費やすであろう．そこで，この「根管形成」および「根管充填」の術式について「JHエンドシステム」を紹介し，根管のshapingとcleaningさらに根管の三次元的に緊密な充填をいかに行うかについてのアートの部分を詳細に解説した(第6，7章)．

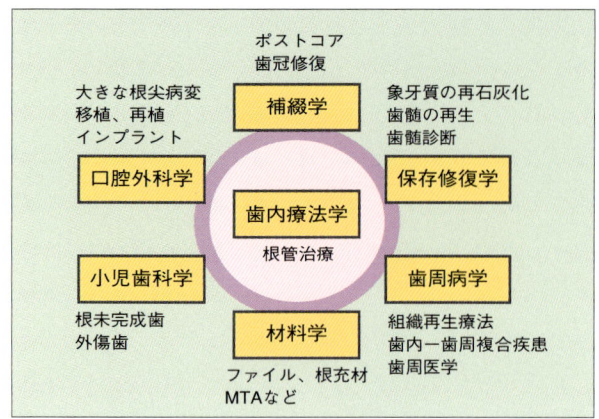

図1-3 歯内療法学と他分野との境界領域.

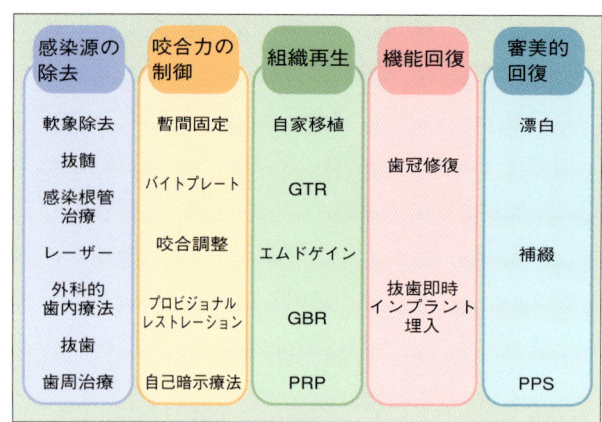

図1-4 歯内療法に関連する治療オプション．PPS = periodontal plastic surgery, GBR = guided bone regeneration, PRP = platelet rich plasma.

　実際の治療は，自分の歯をなるべく残したいという患者の希望と歯を残すことによるリスクを勘案して行われる．歯を残す基準は，「感染源にならないこと」，「機能していること」および「患者の希望」であろう．感染源になっている患歯を保存したために，全身の健康を損なうようなことがあってはならない．

　以前から「保存可能」と「保存不可能」の基準があまり科学的根拠もなく述べられてきたが，最近，米国の歯科学が，「歯を残すための学問」から「全身の健康に寄与する学問」へと変わる兆しをみせていることが示すように，治療後の予知性に加えて，全身の健康を考慮して患歯を保存する基準を構築する必要がある（第10章）．しかも，長期的な予後を考慮した患歯ごとの治療による予後評価を行い，治療方針を決定しなければならない．感染源は除去できても，補綴治療後に早期に歯牙破折を起こすようでは困る．

　米国では，「治療の永続性」を優先し，リスクの高い患歯を可及的に残すよりもインプラント治療を選択する傾向にある．日本と米国では医療制度が異なるので日本においてもすぐにそうなるとは思えないが，1つの判断材料にはなるであろう．

　根管治療を行った患歯の予後を考えた時，「coronal microleakage（歯冠側からの微少漏洩）」による再感染あるいは「外傷性咬合」による歯の垂直的な破折が原因になることが多い[10]．したがって，根管治療を行った後の歯冠修復およびバイトプレートなどを利用した咬合管理が重要であり，患者ごとの咬合を把握したうえで患歯ごとにリスク管理を行う必要がある（第5章）．

　歯の根尖周囲には絶えず「咀嚼」という機械的刺激が加わっているので，根尖部の肥大や外部吸収のみられる患歯の治療には咬合管理が不可欠になる．とりわけ，大臼歯の根管治療を行う場合，顎関節症やブラキシズムのある患者では異常な咬合力により炎症反応が増悪されるために，根管内の感染源を除去しても臨床症状が軽減しないことがある．歯内疾患は細菌の感染症であることが強調されるあまり，これまで歯内療法と咬合の関係についてはほとんど取り上げられることがなかった．一方，歯周病の病態における外傷性咬合の関与については良く知られている．歯内療法においても，咬合の関与に関する認識を変える必要があろう（序章）．

　歯内疾患は，歯髄と根尖周囲組織に生じる慢性炎症であり，根尖周囲の骨組織が吸収され，患歯を喪失することにつながる．場合によっては，骨髄内に細菌感染が生じ，重篤な症状を呈することもあるので，全身への影響についても理解しておく必要がある（第10章）．歯内療法学に限らず，歯科学は歯の

表1-2 歯周病の病因論のパラダイムシフト

紀元前～1955年	歯石時代
1955～1980年	プラーク（細菌）時代，非特異的から特異的細菌説へ
1980年代	宿主-細菌相互作用時代
1990年代	歯周病病態のリスク因子
21世紀	多リスク因子性疾患，歯周病の予知（発症，前診断），予防および個体医療

参考文献12より引用・改変．

表1-3 根尖性歯周炎の病因論のパラダイムシフト

20世紀前半	「歯性病巣感染説」により抜歯が推奨される
1930年代	根管治療の有効性が示される
1931年	「死腔論」発表される
1950年代	根管内消毒より器械的拡大が支持される
1965年	細菌により根尖性歯周炎が生じる（Kakehashiら）
1960年代	根尖病変内は無菌状態 「難治性根尖性歯周炎」の概念
1980年代	FCにより変性した歯髄が抗原性を有する 歯冠側からの微少漏洩
1990年代	根尖病変にも細菌が存在する
1990年代後半	バイオフィルム感染症の概念
21世紀	「多リスク因子症候群」と捉え患歯ごとにリスク評価を行う

ためだけに行うのではなく，全身の健康に対する貢献度を示す必要のある時代になってきている．

III．歯内療法と他分野の境界領域

歯科学は，一般の科学，とりわけ医学および生物学の恩恵を受けて発展し，歯科治療概念を変えてきた．すなわち，材料学，物理学（エックス線）にはじまり，細菌学，口腔生物学，そして分子生物学の発展の恩恵を受けてきた．特に歯周病学の分野では研究が進展し，「複数の細菌による混合感染症」，「宿主—細菌相互作用」，「多リスク因子性疾患」，「分子レベルの病態解明」および「バイオフィルム感染症」の概念が導入された[11]．

一方，歯内療法学分野では，根管形成の術式および新しい機械類（回転切削器具，レーザーなど）の有用性が取り上げられることが多い反面，生物学的研究が乏しい観は否めない．しかし，歯内疾患の病態は，歯周病のそれに大変似た部分が多く存在し，上述した歯周病の疾患概念がかなり当てはまる．さらに，歯根膜や歯髄に存在する細胞群の機能解析，歯髄診断および痛みのメカニズムなど，未解決の問題は多い．

歯内療法学がカバーする領域は，何も根管の中だけではない．歯科治療の原則は，「感染源の除去」，「咬合の回復」，「審美性の回復」および「組織再生」であるが，歯内療法学はそれらすべてにかかわっている．

歯内療法学の扱う科学と治療学には，「歯周病学」，「口腔外科学」，「保存修復学」，「小児歯科学」および「補綴学」といった他分野の学問領域との境界が数多く存在する（図1-3）．具体的には，組織再生を考慮した外科的歯内療法（第8章），歯内―歯周複合疾患（第9章），破折防止を考慮した補綴治療，外傷歯の治療法および抜歯即時インプラント埋入法が普及しつつある．われわれ臨床家は，適切な診断力に加えてさまざまな治療オプション（図1-4）に習熟しておく必要がある．

1．歯内療法学と歯周病学

歯周病の病因論にみられるパラダイムシフト（表1-2）と同様に歯内疾患の病因論および治療概念にも多くの変遷があった（表1-3）．両疾患に対する治療の原則も，「感染源の除去」，「咬合の回復」，「組織再生」，「機能回復」および「審美的回復」であり共通点が多い（図1-4）．もっとも，歯周病の病態には，患者ごとの免疫応答性や遺伝的素因が関与する[12～15]ことから，両疾患を同列には論じられないが，両疾患ともに「細菌感染による炎症反応の結果生じた組織破壊」と解釈できるので，共通のメカニズムが多数存在しているであろう．

例えば，根尖病変の病態は，臨床レベルに加えて，細菌学，炎症学，免疫学および分子生物学的手法が応用されて解析されつつあり，炎症性サイトカイン，接着分子や細胞死（アポトーシス）がかかわることが

報告されている[16~18]（第4章）.

これらの研究成果を通して，われわれ臨床家は，臨床症状の奥に潜む生体反応を分子レベルで考察することが可能になった．これらの知見は，治療法に直接的には反映されないかもしれないが，臨床家が歯内疾患の病態を理解し，患者に理論立てて説明するための不可欠な情報である．また，実際の臨床では，歯内疾患と歯周疾患に同時に罹患した「歯内—歯周複合疾患」に遭遇することがある（第9章）.

米国歯周病学会は2020年の近未来ビジョンとして，歯科疾患と全身とのかかわりを研究する「歯周医学」，再生医療を応用した「歯周組織再生療法」と「歯周形成外科」および「インプラント治療」を標榜し，研究と臨床の軸足を変えつつある．歯内療法学においても同様に，今後目指すべき方向性を見据えた戦略が必要であろう．

例えば，歯周ポケットと同様に，嫌気性細菌が生息する根尖病変が全身疾患に及ぼす悪影響が検討されている（第10章）．免疫応答の低下した患者に及ぼす根尖病変の悪影響や動物実験から[19]，根尖性歯周炎における根尖孔外のバイオフィルムにより菌血症が生じる可能性が指摘されており，「歯内医学」と言うべき研究分野が発展するかもしれない．

2．歯内療法学と口腔外科学

大きな根尖病変は，歯根嚢胞あるいは歯根肉芽腫の進行したケースと考えられている．上顎前歯の根尖病変，とりわけ上顎側切歯では病変が大きくなる傾向があり，治療後の経過観察期間中に高頻度に再発することが報告されている[20]．まず非外科的治療を行い，経過観察し，必要に応じて外科的治療を選択するのが現状であるが，非外科療法か外科療法かの判断基準はそれほど明確ではない．

外科的治療に関しては，切除療法のみでなく組織再生を考慮した外科的歯内療法[21]が行われる頻度が高くなっている．組織再生には，遮蔽膜の他にも医療用の硫酸カルシウム，多血小板血漿およびエムドゲインが利用され良好な成績が得られている．さらに，最近の外科的歯内療法には実体顕微鏡が利用されることにより治療成績が向上している（第8章）．患者は「自分の歯を残したい」と言う希望を強く持っているので，可及的に患者のニーズに対応できるように技術の研鑽を積んでおく必要があろう．

自家歯牙移植については，治療の予知性は良いものの適応が限られる．また，インプラント治療の普及により「before implant」の術式という観が強い．他家移植に関しては，感染症，拒絶反応および歯根吸収の問題があるので，予知性に問題があり，副作用のない局所的な免疫抑制でもできない限り実現しないと思われる．

垂直破折歯，齲蝕により歯質が崩壊した患歯は，感染源の除去が困難で，咬合機能を果たせないため，抜歯が選択される．そのような患歯に対する治療として，抜歯即時インプラント埋入を行うケースが増えるであろう[22]．したがって，治療の観点からは，組織再生療法およびインプラント治療も治療オプションとして習得しておくと良い（図1-4）.

3．歯内療法学と保存修復学

両分野の共通領域では，歯痛のメカニズム，歯髄診断法，歯髄および象牙質の再生あるいは再石灰化が挙げられる．歯髄の再生については，Andreasenが根未完成歯の症例で初めて報告した．理論的に確立された歯髄の再生法はまだないが，根未完成歯あるいは根尖孔の幅が0.7 mm以上の症例で歯髄再生が生じやすく，血管血流があり，根管内が無菌であることが必須条件である．最近では，遺伝子治療を応用した歯髄再生の可能性が報告されている[23]．

また，サイトカインレベルで歯髄の未分化間葉系細胞の機能解析が行われている[24]．さらに「象牙質—歯髄複合体」の概念に基づいた齲蝕治療（シールドレストレーションおよびオゾンによる齲窩の殺菌）が考案されている（第3章）.

歯内疾患を診断し，その治療法を決定する場合，歯髄の生死を診断することがもっとも重要である．しかし，現在行われている歯髄の生死診査法である歯髄電気診および温度診は，歯髄のvitality（血流による組織の活力）を診査するのではなく，sensitivity(歯髄神経線維の感受性)を診査する方法といえる．そのため，レーザー透過光を用いて歯髄の循環血流を指標にした客観的な歯髄診断法が検討されている[25]．より正確な歯髄診断の確立が望まれる．

4．歯内療法学と小児歯科学

小児や若年者の外傷歯と根未完成歯の診断および治療は両分野にまたがる重要なテーマである．とりわけ，外傷は，急性疾患であるので，短時間における適切な対処法が要求される．しかし，外傷の程度や後遺症(外部および内部吸収，破折)の予測が困難なことから，外傷歯に対する歯内療法の診断および治療体系は確立していない．

さらに，外傷歯は歯のみでなく，骨，歯根膜および軟組織の損傷による組織破壊が生じるケースが多いので，外科的治療を選択する際には，「歯周組織再生療法」が応用されるケースが多くなるであろう．また，乳歯の歯根吸収，永久歯の「外部吸収」と「内部吸収」や骨吸収のメカニズムにおける破骨細胞分化誘導因子である receptor activator of NF-κB(RANK)および RANK ligand(RANKL)システムの関与も興味深い．

5．歯内療法学と補綴学

歯内療法は，かつて補綴治療の前処置と考えられていた．しかし，根尖側および歯冠側からの微少漏洩[10]が根管の再感染を生じさせることからすれば，ガッタパーチャおよびコアを用いて根管の上下から根管封鎖を確実に行うことも歯内療法の一部といえる．また，歯内療法を施した歯が抜歯になるのは，根尖病変の増悪よりは二次齲蝕や破折による場合が多い．これは，根管を逸脱した過度の根管拡大により歯質の厚みが減少したことに加えて，根管治療後の修復あるいは補綴処置の問題なので，両分野間で対処法を検討する必要があろう．

最近，破折防止を考慮したグラスファイバーポストが開発されている．一方，病的な咬合力により，知覚過敏症や歯髄炎が惹起されたり，根尖性歯周炎の炎症反応が増悪され，組織破壊が進行することを経験する．また，歯内疾患における咬合のかかわりに関する報告は非常に少ないが，根尖部の歯根吸収，歯根肥大と咬合との関係，根尖病変の拡大機序における咬合の関与についても注意を払うべきである(序章)．

6．歯内療法学と歯科材料学

歯内療法では数多くの器具と機械が利用されている．リーマー，ファイル，回転切削器具，ガッタパーチャの物性の改良について，あるいは根管充填用ガッタパーチャ以外の素材，穿孔部や外部吸収の封鎖および生体親和性の高い biomaterial(逆根管充填材，MTA，硫酸カルシウムなど)の開発が期待される．また，外科的歯内療法を行う際にバイオフィルムと健康な歯根膜の判別ができ，細胞傷害性のない染色液が開発されれば，外科的歯内療法をより低侵襲性に行うことが可能であろう．

7．歯内療法学と微生物学

歯髄や歯周組織が炎症を引き起こす原因でもっとも多いのは細菌感染であり，歯内療法学の治療概念に細菌学は大きく貢献している(第2, 3, 10章)．

8．歯内療法学と薬理学

歯内疾患は疼痛を伴うことが多いため，鎮痛・消炎剤および抗生剤が頻繁に使用される．また根管内の感染歯質は器械的に除去するとともに消毒剤が使用されるので，根管貼薬剤の薬理作用を理解しておく必要がある(第5章)．

9．歯内療法学と解剖学

歯根が湾曲していることからもわかるように，すべての根管は湾曲している．とりわけ，根尖部付近では三次元的に根管が湾曲している．しかし，この認識を持たないで根管治療が行われると，しばしば根尖孔までファイルが到達しないため，「閉鎖根管」として考えてしまう危険がある．

ファイルを根管に挿入して，根尖方向に進め抵抗を感じると，ファイルが湾曲して根管の外湾側に接

触して摩擦が生じていることを意味する．その際には，ファイルの号数を下げて，しかも根管の湾曲に合せてファイルの先端に「プレカーブ」を付与すれば良いのだが，ファイルを根尖側に強く押し付けてファイリング操作を行うと「レッジ」を形成してしまい，根尖孔付近の死腔を残してしまうことになる．したがって，見えない根管系を適切に処置するためには，あらかじめその三次元的形態を熟知しておく必要がある．

また，日本人の平均的な歯の長さや根管数についての知識は根管治療を行ううえで不可欠である．根管に対する認識を変えると歯内療法の術式も大きく変わるであろう．外科的歯内療法を行う際には根尖周囲の解剖についての理解も不可欠である．

10．歯内療法学と歯科放射線学

歯科放射線学は歯内疾患の診断において不可欠なツールを提供してきた．直視できない根管や歯周組織を対象とする歯内療法にとって，エックス線写真はきわめて重要な情報源である．ただし，エックス線写真の読影には歯の解剖学の知識が不可欠である．

妊婦に対してはエックス線写真の全身への影響が懸念されるが，全顎的なデンタルエックス線写真撮影による骨盤領域への放射線量は，0.1 mrad（1 Gy）で，年間に自然に浴びる線量 80 mrad（800 Gy）の約半日分にしかすぎない[26]．ハイスピードフィルムや鉛のエプロンを使用することで放射線の曝露を最小限に抑えることができる[27]．

また，デジタルエックス線写真では放射線量が一桁下がるのでより安心である．撮影後直ちに映像を読むことが可能であるし，データの管理も便利なので今後の普及が期待される．根管系の理解にはマイクロCTが有用である．また最近では「3D歯内療法」と言うタイトルで，根管系の三次元構造を理解させるソフトも販売されている（Brown & Herbranson：Dental Anatomy & Interactive 3-D Tooth ATLAS）．

まとめ

歯内療法を適切に行うことは，口腔の健康と機能を維持することにつながる．たとえ1本の患歯であっても放置すれば下顎運動を損なう結果になる．歯内療法学は他領域との密接な関係を持ち，さまざまな学問の恩恵により発展していることを理解する必要がある．そして，これまでに先人が築いてきた学問を冷静に再検討しながら新たな知見を積み重ねてゆく必要がある．

参考文献

1. Takahashi K. Review Microbiological, pathological inflammatory, immunological and molecular biological aspects of periradicular disease. Int. Endodontic J. 1998 ; 31 : 311-325.
2. Jontell M, Okiji T, Dahlgren U, Bergenholtz G. Immune defense mechanisms of the dental pulp. Crit Rev Oral Biol Med. 1998 ; 9 : 179-200.
3. Takahashi K, DG MacDonald and Kinane DF. Analysis of immunoglobulin-synthesizing cells in human dental periapical lesions by in situ hybridization and immunohistochemistry. J. Oral Pathol. Med. 1996 ; 25 : 331-335.
4. Andreasen JO, Rud J. A histobacteriologic study of dental and periapical structures after endodontic surgery. Int J Oral Surg. 1972 ; 1 : 272-281.
5. Block RM, Bushell A, Rodrigues H, Langeland K. A histopathologic, histobacteriologic and radiographic study of periapical endodontic surgical specimens. Oral Surg Oral Med Oral Pathol. 1976 ; 42 : 656-678.
6. Langeland K, Block RM, Grossman LI. A histopathologic and histobacteriologic study of 35 periapical endodontic surgical specimens. J Endod. 1977 ; 3 : 8-23.
7. Noiri Y, Ehara A, Kawahara T, Takemura N, Ebisu S. Participation of bacterial biofilms in refractory and chronic periapical periodontitis. J Endod. 2002 ; 28 : 679-683.
8. Sunde PT, Olsen I, Gobel UB, Theegarten D, Winter S, Debelian GJ, Tronstad L, Moter A. Fluorescence in situ hybridization (FISH) for direct visualization of bacteria in periapical lesions of asymptomatic root-filled teeth. Microbiology. 2003 ; 149 : 1095-1102.
9. Costerton JW, Lewandowski Z, Caldwell DE, Korber DR, Lappin-Scott HM. Microbial biofilms. Annu Rev Microbiol. 1995 ; 49 : 711-745.
10. Saunders WP, et al. Coronal leakage as a cause of failure in root-canal therapy : a review. Endod Dent Traumatol. 1994 ; 10 : 105-108.
11. 高橋慶壮，平井 順．歯内療法学のかかわる領域．日本顎咬合学会会誌．2004 ; 24（2・3合併号）: 291-297.
12. 高橋慶壮（宮田 隆，辰巳順一編集）．5章 歯周病のリスク因子—特に遺伝因子および環境因子—歯周病と骨の科学骨代謝からインプラントまで．東京，医歯薬出版，2002 ; 41-64.
13. 高橋慶壮．歯周病に関わる遺伝子．顎咬合誌，2000 ; 21(1) : 81-88.
14. Takahashi K, Ohyama H, Kitanaka M, Sawa T, Mineshiba J, Nishimura F, Arai H, Takashiba S, Murayama Y. Heterogeneity of host immunological risk factors in patients with aggressive periodontitis. J. Periodontol. 2001 ; 72 : 425-437.
15. Takahashi K, Nishida H, Takeda H, Shin K. Telomere length in leucocytes and cultured gingival fibroblasts from patients with aggressive periodontitis. J. Periodontol. 2004 ; 75 : 84-90.
16. Takeichi O, Saito I, Okamoto Y, Tsurumachi T, Saito T. Cytokine regulation on the synthesis of nitric oxide in vivo by chronically infected human polymorphonuclear leucocytes. Immunology. 1998 ; 93 : 275-280.
17. Takahashi K, MacDonald D, Murayama Y, Kinane D. Cell synthesis, proliferation and apoptosis in human dental periapical lesions analysed by in situ hybridization and immunohistochemistry. Oral Diseases. 1999 ; 5 : 313-320.
18. Kawashima N, Niederman R, Hynes RO, Ullmann-Cullere M, Stashenko P. Infection-stimulated infraosseus inflammation and bone destruction is increased in P-/E-selectin knockout mice. Immunology. 1999 ; 97 : 117-123.
19. Okada H, Aono M, Yoshida M, Munemoto K, Nishida O, Yokomizo I. Experimental study on focal infection in rabbits by prolonged sensitization through dental pulp canals. Arch. Oral Biol. 1967 ; 12 : 1017-1034.
20. 千原敏裕ほか．上顎側切歯根尖病巣の発現の実態とその治療経過に関する臨床的研究．日本歯内療法協会雑誌．1992 ; 13 : 7-15.
21. 高橋慶壮ほか．外科的歯内療法における吸収性膜の臨床応用．日本歯内療法学会雑誌．2002 ; 23(2) : 115-122.
22. Pecora G, Andreana S, Covani U, De Leonardis D, Schifferle RE. New directions in surgical endodontics : immediate implantation into an extraction site. J Endod. 1996 ; 22 : 135-139.

23. Nakashima M, Tachibana K, Iohara K, Ito M, Ishikawa M, Akamine A. Induction of reparative dentin formation by ultrasound-mediated gene delivery of growth/differentiation factor 11. Hum Gene Ther. 2003 ; 14 : 591-597.
24. Yokose S, Kadokura H, Tajima N, Hasegawa A, Sakagami H, Fujieda K, Katayama T. Platelet-derived growth factor exerts disparate effects on odontoblast differentiation depending on the dimers in rat dental pulp cells. Cell Tissue Res. 2004.
25. Sasano T, Nakajima I, Shoji N, Kuriwada S, Sanjo D, Ogino H, Miyahara T. Possible application of transmitted laser light for the assessment of human pulpal vitality. Endod Dent Traumatol. 1997 ; 13 : 88-91.
26. 高橋慶壯(滝川雅之, 野本知佐編著). 「妊娠期の根管治療〜妊婦の根管治療の留意点〜」妊婦の歯科治療とカウンセリング. 東京臨床出版, 東京, 2004 ; 158-168.
27. Lubenau JO. Unwanted radioactive sources in the public domain : a historical perspective. Health Phys. 1999 ; 76(2 Suppl) : S 16-22.

第2章
歯内疾患の細菌検査

はじめに

　齲蝕，歯周病および歯内疾患は，いずれも感染症である．しかし，これらの口腔疾患は，特異的な細菌による単一感染ではなく，複数の細菌による混合感染であり，「コッホの3原則」を満たしていない．これまでの歯内疾患の細菌検査は，培養法から免疫学的手法，そして分子生物学的手法を応用した方法へと変遷し，これまでに歯内疾患の細菌学的研究が数多くなされて，多くの情報が集積されてきた．

　一方，研究に使用する機械や手法は豊富になったものの，検査結果が臨床診断や治療方針の決定にフィードバックされるには至っていない．最近では，上述した口腔疾患は「バイオフィルム感染症」として捉え直されつつあり，新しい疾病概念に基づいた治療概念および治療法が構築されるかもしれない．

I．歯内疾患関連細菌

　口腔は感染を受けやすい部位である．例えば，抜歯，歯周炎，歯列矯正そしてブラッシングでさえも口腔内で「菌血症」を引き起こす[1〜3]．歯髄組織への細菌感染の主な経路は，象牙細管，側枝および根尖孔である．したがって，失活歯へ微少漏洩あるいは血行由来に根尖孔から微生物が根管内に浸入すると（アナコレーシス）感染根管となり，根尖性歯周炎を発症する．もっとも感染経路に関係なく，感染根管における細菌の「寄生」と「感染」を区別することは難しく，感染根管および根尖病変における感染の様態はいまだ不明な点が多い．

　歯髄と根尖病変における微生物の役割は，Kakehashiら（1965）[4]によるラットを使った実験によって示された．感染根管内の微生物は，分解産物と有害物質を産生して根尖周囲組織に直接傷害を与えているのであろう[5]．嫌気培養技術および分子生物学的手法の発展に伴って多数の細菌学的研究がなされ，歯内疾患は「宿主─細菌相互作用」の観点から「複数の嫌気性細菌による混合感染症」と捉えられるようになり，これら疾患の病態に関するメカニズムの理解が深まった．これまでの研究結果から，歯内疾患における「特異的細菌説」および「非特異的細菌説」が提唱されている．

1．特異的細菌説

　感染根管では「複数の細菌による混合感染」が生じていることが一般的に認められている[6〜9]．実際，感染根管から多くの嫌気性細菌（例えばPorphyromonasとPrevotella属）が検出されている．

　また，急性の根尖膿瘍[10]と難治性根尖性歯周炎に罹患した患歯[11,12]から嫌気性細菌が検出されている．急性歯槽膿瘍[13]，根尖性歯周炎，再発性および難治性根尖性歯周炎の予後について[14,15]，細菌検査を通

表2-1 細菌検査の方法

	培養法	免疫学的手法	DNA probe コロニーリフト	PCR
時間	×	△	△	○
お金	×	△	△	
設備が必要	×	△	△	
細菌の生死	○	×	×	×
感度		○	△	
特異性	○			○
定量性	○	○	○	△

して予測できれば，異なる細菌叢を持つ根尖病変の診断と治療方針の選択に役立つツールとして使用できる．

これらの論理の根底には，「特異的細菌説」があり，特定の細菌が疾患にとって重要であるという仮説に基づいている．しかし，歯内疾患の病巣あるいは病変部には複数の微生物（細菌，真菌，放線菌，ウイルス）による混合感染が起きているため根尖病変における特定細菌の病因論的な役割に関するエビデンスを得ることは難しいかもしれない[7]．

実際，現在の歯科医療における予防と治療，すなわち，ブラッシング，スケーリング，ルートプレーニング，歯周外科療法，感染根管治療および外科的歯内療法などは，特定の細菌を意識した治療法ではなく，「病変部に存在する細菌を器械的に根こそぎ除去」してしまうものである．そして，感染源を除去できれば，生体の治癒能力により良好な予後を得られていることから，特定細菌に対する特異的な治療法の開発は進んでいない．

特異的細菌感染説を支持する研究として，感染根管から検出される細菌に対する血清抗体価の上昇が挙げられる．しかし，感染根管内細菌に対する抗体がいかなる役割を果たしているかは明らかではない．

歯周病関連細菌に関する研究では，特定細菌について調べてみると，病変部からターゲットとする細菌が検出されないことがあり，「コッホの3原則」を必ずしも満たしていない．同様に，歯内疾患関連細菌とされる *Enterococcus faecalis* や *Porphyromonas endodontalis* は感染根管からの検出頻度は高いものの[16]，症状のある根管およびない根管の両方から検出される[17]．また，病変部から歯内疾患関連細菌をつねに検出するわけではないし，倫理的問題からヒトに感染させるわけにいかない．さらに，たとえ病変部から細菌を検出しても，原因細菌であるとはいえない．このように現時点では歯内疾患を「特異的細菌感染説」のみで説明できる状況にはない．

2．非特異的細菌説

特定の細菌が問題ではなく，細菌の量的問題が疾患にとって重要とする「非特異的細菌説」がある．根尖病変に浸潤した形質細胞の抗体遺伝子の研究からは，「非特異的な多数の細菌の複合感染」[18]の概念が支持されている．細菌の副産物，例えばグラム陰性細菌の内毒素（リポ多糖）は，炎症性および免疫反応を誘導して生体組織を傷害する[19]．非特異的細菌感染に立てば，細菌を量的に減少させて，さらに質的に改善させることが有効であろう．

そうすると，現在行われている「器械的除去」と「化学療法」に改良を加えるのが得策といえる．現時点では，感染根管からの細菌の検出は，診断，治療法の選択あるいは根尖病変の悪化を予測するためには，それほど価値はないかもしれないが，それを確かめるためには詳細な臨床研究が必要である．

Ⅱ．細菌検査

齲蝕や歯周病の診断において細菌検査が導入されている．現在，判定可能な菌は，齲蝕関連細菌では，*Streptococcus mutans* と *Streptococcus sobrinus* であり検出キットも販売されている．また，医科の分野で臨床検査を検査会社に委託するのと同様に，一部の検査会社が歯科領域の検査サービスとして，齲蝕関連細菌検査および歯周病関連細菌検査を開始している．口腔疾患（齲蝕，歯周病関連細菌および口腔の日和見感染菌）の細菌検査は保険でカバーされておらず，民間の検査機関（株）ビー・エム・エルが検出サービスを行っている（http://www.dental-

図2-1 検査の信頼性と解釈．根管からサンプリングして嫌気培養を行った場合，寒天培地上のプラークの有無と数を指標として細菌の有無を定量的に判定する検査の信頼性を解説する．真の陽性と陰性の総和（a+d）が100％となり，偽の陽性と陰性の総和（c+b）が0％であれば，理想的な検査といえる．しかし，培養条件に適さない細菌はコロニーを形成しないので，実際にはサンプル中に細菌が存在するにもかかわらず，検査は陰性（c：偽の陰性）になることがある．一方，根管には細菌が存在しないにもかかわらず，培養操作中に誤って細菌感染を生じさせると，検査結果が陽性（b：偽の陽性）になる．感度（a/(a+c)）と特異性（d/(b+d)）が高いものほど検査の信頼性が高い．

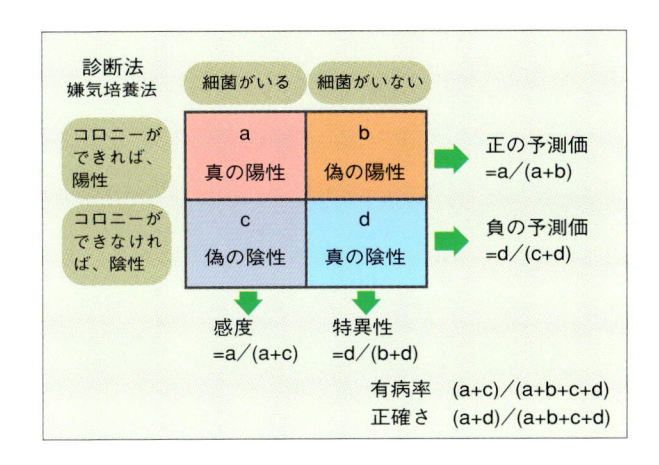

labo.bml.co.jp/dental-labo-public/)．

齲蝕関連細菌検査では，患者から採取した唾液中の細菌を，嫌気培養によって検出する．一方，歯周病関連細菌検査では，患者の唾液または歯周ポケット内細菌のDNAをpolymerase chain reaction（ポリメラーゼチェインリアクション：PCR）法で増幅して，その有無や量を判定している．

歯周病関連細菌では，*Actinobacillus actinomycetemcomitans*，*Porphyromonas gingivalis*，*Prevotella intermedia* および *Bacteroides forsythus* の検査が可能である．

なお，感染根管の細菌検査は実施されていない．現代の科学レベルに照らし合わせると，歯内疾患も感染症であるので，細菌検査が必要であろうが，まだターゲットにすべき細菌が絞れていない状況にある．

Ⅲ．細菌の特定方法

細菌の特定のために使用されている技術は，細菌培養法，免疫学的手法（抗体を利用する方法）および核酸を取り扱う方法（コロニーリフト，DNA-DNA hybridization, PCR）である（表2-1）．それぞれの方法に長所と短所があり，感度や特異性が異なる[20,21]．

培養法は，時間がかかるうえにコストも高く，培養困難な病原性細菌を検出することができないことから，検出のみを目的とした場合は他の方法に劣る．一方，薬剤の抗菌性を評価するには有効な方法である[22~24]．

とりわけ，嫌気細菌培養法ではサンプリングから培養までの操作が煩雑である．また，培養法により感染根管から検出された細菌は，細菌の種類と量が報告間でかなり異なっている[25~29]．これは検査法の感度と特異性が問題となり，「偽陽性」および「偽陰性」の結果が生じるためであろう（図2-1）．

免疫学的方法では細菌抗原に対する抗体（モノクローナル抗体あるいはポリクローナル抗体）を必要とする[30]．抗体は抗原決定部位（エピトープ）が類似していると，非特異的結合を起こし，またターゲットとしない細菌に対して交差反応を起こして偽陽性反応を生じることがある．

分子生物学的手法の進歩により2001年にヒトゲノム解析が終了し，約3万個の遺伝子の存在が明らかになった．歯科領域では，歯周病関連細菌 *Porphyromonas gingivalis* の全塩基配列が口腔内細菌で最初に解析され，その他の歯周病原性細菌の全遺伝子配列に対する解析も進められている状況にある．

分子生物学的手法，すなわちコロニーリフト[31]，DNA-DNA ハイブリダイゼーション法[32~34] や PCR 法[17,35~39] が細菌を検出するのに用いられている（表2-1）．とりわけ，PCR 法は生物学的サンプルの中で特定の細菌を非常に高感度にかつ特異的に検出することが可能なため頻繁に利用されている．PCR 産物のクローニングとシークエンスをすれば，細菌の

第 2 章

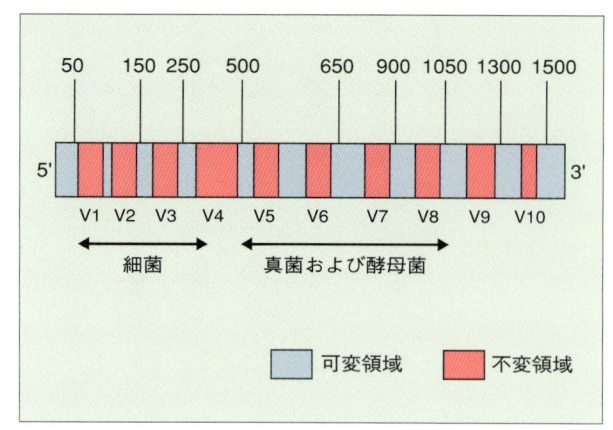

図 2-2 16 S リボソーム RNA 配列を利用した遺伝子診断. 細菌検査では，簡便性，迅速性および特異性の点から 16 S リボソーム RNA 遺伝子断片を増幅する PCR 法が頻繁に行われている．

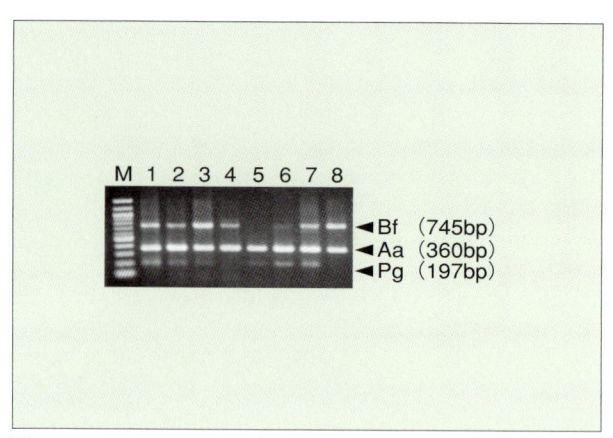

図 2-3 Multiplex PCR 法による複数細菌の遺伝子断片の検出．PCR 法では通常 1 つの遺伝子断片を増幅するが，条件設定が整えば，複数の細菌の遺伝子断片を同じチューブ内で増幅することが可能である．図は歯周ポケットから採取したプラークから 3 種の歯周病関連細菌の 16 S rRNA 遺伝子を増幅して同時に検出した結果を示す．M：分子量マーカー，1-8：サンプル番号（bp はベースペアーの略）．

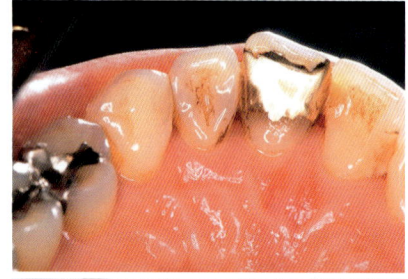

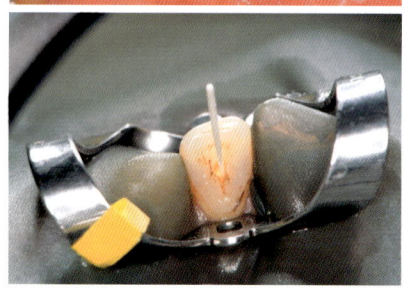

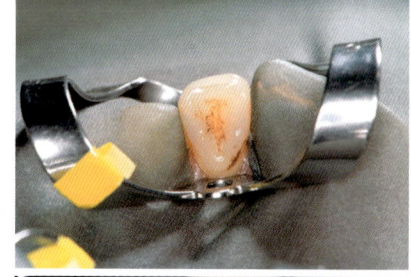

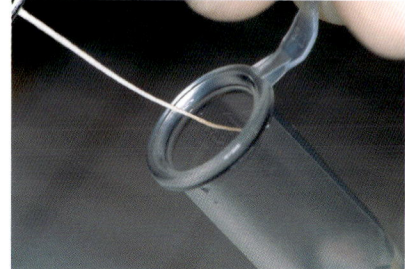

a	b
c	d

図 2-4a～d 感染根管からのサンプリング．a：患歯をブラッシングして洗浄・消毒後，b：ラバーダム防湿を行い，c：ペーパーポイントを根管に挿入してサンプリングを行う．d：回収したペーパーポイントを滅菌したチューブに入れ，ラボに輸送する．

亜群を簡便に特定できる[40]．細菌の 16 S リボソーム RNA 遺伝子に注目した細菌種の特定がよく行われている（図 2-2）．

これまでに迅速で信頼できる微生物の同定方法が特定の微生物を検出するために開発され，口腔内には 400 種以上の細菌が存在することがわかった[41]．複数の細菌遺伝子を同時に増幅することも可能である（図 2-3）．この分子遺伝学的手法を応用して，疾患における重要な病原因子を解明しようとする研究が増えており，現在は得られた情報を，病態の把握のみでなく，いかに臨床に生かせるかを考える段階にある．

一方，PCR 法は感度が高いため，サンプリングの過程で他の部位から細菌が混入してしまい偽陽性反応を生じる危険性がある．したがって，PCR 法により根管内細菌を検出する時は，ラバーダムを使用して患歯を完全に隔離し，唾液や歯周ポケット内の細菌が混入しないように注意する（図 2-4a～d）．また，外科的にフラップを開けて根尖病変の細菌を調べる際には，歯肉溝切開を行うと歯周ポケット内の細菌が混入する危険があるので[42]，注意が必要である．

表2-2 細菌バイオフィルム感染症

感染あるいは感染症	一般的なバイオフィルム細菌類
齲蝕	酸産生グラム陽性球菌(Streptococcus. etc)
歯周病	グラム陰性嫌気性口腔細菌
中耳炎	Haemophilus influenzae の非定型株
壊死性筋膜炎	A群連鎖球菌
骨髄炎	種々の細菌と真菌(混合性)
細菌性前立腺炎	E. coli と他のグラム陰性細菌
弁膜性心内膜炎	ビリダンス連鎖球菌群
囊胞性線維性肺炎	P. aeruginosa. Burkholderia cepacia
類鼻疽	Pseudomonas pseudomallei
筋・骨格の感染	グラム陽性球菌(Staphylococci etc)
胆管の感染	腸内桿菌(Escherichia coli etc)

Costerton J. W. ら. Science 284, 1999 より引用・改変.

表2-3 バイオフィルムが関与する感染症

院内感染	一般的なバイオフィルム細菌種
ICU肺炎	グラム陰性桿菌
尿道カテーテル膀胱炎	E. coli と他のグラム陰性細菌
血管移植片	グラム陽性球菌
Schleral buckles	グラム陽性球菌
コンタクトレンズ	P. aeruginosa, グラム陽性球菌
縫合	Staphylococcus epidermidis, S. aureus
排出口	S. epidermidis, S. aureus
動静脈シャント	S. epidermidis, S. aureus
整形外科用器具	S. epidermidis, S. aureus,
人工心臓弁	S. epidermidis, S. aureus,
人工尿道	S. epidermidis, S. aureus,
Hickmanカテーテル	S. epidermidis, C. albicans
中心動脈カテーテル	S. epidermidis, その他の細菌
子宮内避妊具	Actinomyces israelii その他の細菌
胆管ステント封鎖	種々の腸内細菌および真菌
腹膜透析腹膜炎	種々の細菌と真菌

Costerton J. W. ら. Science 284, 1999 より引用・改変.

Ⅳ. バイオフィルム感染症

数年前から，「バイオフィルム感染症」と言う概念が広く提唱されている[43〜45]．齲蝕，歯周病および歯内疾患は，いずれもバイオフィルム感染症と定義され，感染根管もこの概念から説明されるようになった[46,47]．通常の根管治療では治癒を期待できない「難治性根尖性歯周炎」の病態には「根尖孔外のバイオフィルム」が関与することが指摘されている[47]．

1950年代にGrossmanとAuerbachの論争があり，薬剤(抗生物質)よりも器械的消毒論が支持された(第1章表1-1参照)．この器械的消毒論の優位性はバイオフィルム感染症の概念からもよく説明できる．バイオフィルム内の細菌群は，浮遊細菌に比較して薬剤耐性が数百倍高いことから，根管内の原因除去には，化学療法剤(抗生物質や殺菌剤)に頼るよ

り，根管壁の器械的清掃が同時に行える器械的除去が理にかなっている．

1. バイオフィルムとは

バイオフィルムは，生体組織の表面に形成され細菌を含んだ歯の表面あるいは境界面に付着するマトリックス(基質)と定義されている[43〜45]．バイオフィルムは固体と液体の異なった界面に形成される．われわれの周囲には多種多様の界面が存在するので，さまざまなバイオフィルムが見られる．このバイオフィルムは，固定化微生物の利用に見られるようにヒトに有益に働くかと思えば，逆に，齲蝕，歯周病を含むさまざまな感染症を引き起こす原因にもなる(表2-2, 3)．

例えば，カテーテルのような人工的な医療用材料

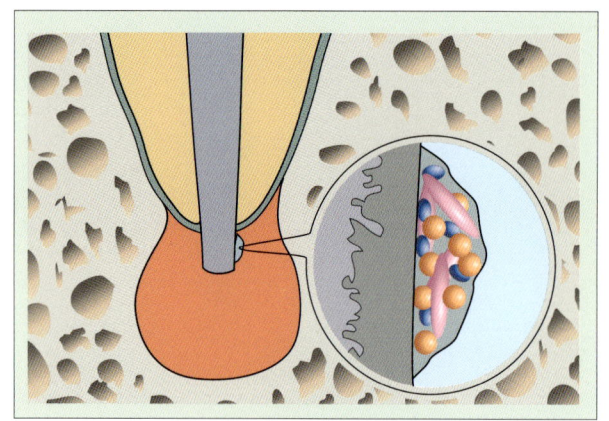

図2-5 バイオフィルムの微細形態学的研究．オーバー根充されたガッタパーチャ上には細菌がバイオフィルムの形態をなしている．

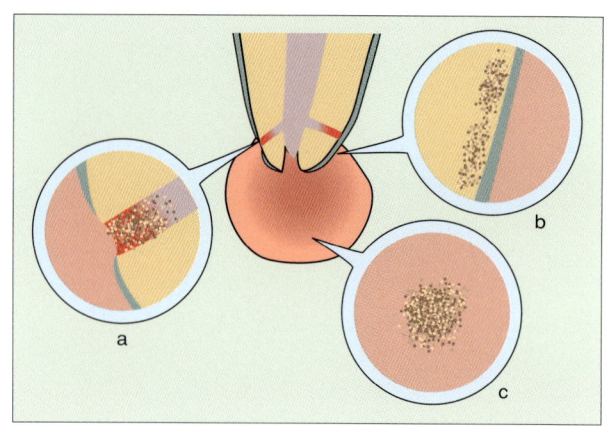

図2-6 根尖孔外のバイオフィルム形成．生体の防御反応により排除できない細菌が存在すると，通常の根管治療では治癒しない．図中a：側枝，b：セメント質，c：根尖病変．

にはバイオフィルムが形成されやすい．細菌が繁殖しやすい口腔内においては，エナメル質，歯根および根管は細菌がバイオフィルムを形成して生息するのに適した場所といえる．特に口腔内細菌は線毛などの付着因子を介して口腔表面，とりわけ歯に付着しやすい．

表面に付着した細菌は単独で存在しているのではなく，特徴ある構造体（図2-5）の中で，他の細菌と言わば「微生物共同体」を形成し，細菌同士の情報交換シグナル（Bacterial cell-to-cell communication：quorum sensing）を介して細菌同士が情報交換している[48,49]．バイオフィルム内の細菌は細胞外高分子化合物を排泄し，これによってバイオフィルムを結合している．

この高分子物質，すなわち「グリコカリックス」はバイオフィルムの構造を維持するのに重要な因子になる．複数の細菌が集合して形成されるバイオフィルムは，浮遊状態の細菌とはかなり異なる性質を示す．例えば，プランクトン様の浮遊細菌とバイオフィルムを形成した細菌とでは遺伝子発現が1％も異なる[50]．

バイオフィルムに包まれた状態で細菌は増殖するため通常の生体防御や局所的ならびに全身的抗生物質，抗菌剤に対して強い抵抗性を持っている[51]．これまで歯周病や歯内疾患に対する薬物療法が臨床的な効果を得られにくかった理由も，このバイオフィルムの概念からよく説明される．歯内疾患であれば，根管内の感染源の器械的な除去が重要であり，むやみに根管貼薬剤に頼らないという概念が正しいことを支持している．

バイオフィルム内の細菌は浮遊しておらず，単独ではなく複数で共同体を形成している．これらの事実を勘案して，これまでの感染症の概念を考え直す必要がある．例えば，今までのように試験管中で微生物を液体培養し，その諸特性から臨床へ応用したとしても，調べた特性が付着状態にある微生物のものと同じであるとはいえない．また，ある細菌が自分と同じ種に属する仲間と一緒にいる場合と，その微生物のすぐそばに別種の微生物がいる場合の挙動も異なるであろう．このように，バイオフィルムにはこれまで構築されてきた微生物学の概念があまり当てはまらない．

2. バイオフィルム感染症の治療

急性増悪期にはバイオフィルム外へ放出されるplanktonicな娘細胞に対しては通常の化学療法が有効であろう．一方，慢性期（無症状期）には，バイオフィルム形成細菌の積極的な除去と局所状態の改善が必要である．これまで歯科臨床では，急性炎症期には抗生物質などによる化学療法を行い，慢性期には器械的除去を中心とした治療を行ってきたが，バイオフィルム感染症の観点からすると大変合理的で

あったといえる．

齲蝕，歯周病および感染根管では，処置部位が口腔内であり，比較的容易に患部に触れることができるため，器械的除去で対応できている．しかし，外科的治療が禁忌な患者に対してはバイオフィルムを破壊する薬剤を用いた化学療法が望まれる．現在，細胞の接着因子・バイオフィルム形成を制御する薬物療法の研究も行われ，バイオフィルムに対する新しい治療法がいくつか考案されている．

グリコカリックスを酵素（バリダーゼ，クラリスロマイシン）で溶解してしまう[52,53]か，細胞外マトリックスの形成遺伝子のスイッチを切る物質（アシルホモセリンラクトン）[54,55]を利用する方法である．これらの作用を有する薬剤がバイオフィルム感染症の治療に応用されるであろう．

根尖孔外のバイオフィルム（図2-6）が原因と考えられる難治性根尖性歯周炎に対しては，外科的歯内療法を行う前に，抗菌剤を用いたイオン導入法が行われる．特に，外科的治療が選択できない場合には，他に治療法がない状況である．もっとも，このイオン導入法の科学的根拠は乏しく，通電自体に細胞傷害性があり，通電時に発生する活性酸素や溶出する金属イオンによる組織傷害作用を抑制して，さらに抗菌性を高める方法を構築する必要がある[56,57]．

まとめ

歯内療法における細菌検査は，歯内疾患の病態の理解を深め，患者に対する情報提供を通じて患者教育に利用されている．一方，細菌検査に基づいた疾患の診断，治療法の選択，治療効果の判定および患者のリスク評価が行われているわけではない．

今後は歯内疾患における細菌検査は，バイオフィルムを意識して行われ，疾患の診断や患歯のリスク評価にいかに有効であるかを明らかにしてゆく段階にある．

参考文献

1. Burket LW, Burn CG. Bacteremias following dental extraction. Demonstration of source of bacteria by means of a non-pathogen (Serratia marcesens). J. Dent. Res. 1937 ; 16 : 521.
2. Sconyers JR, Crawford JJ, Moriarty JD. Relationship of bacteremia to toothbrushing in patients with periodontitis. J Am Dent Assoc. 1973 ; 87 : 616-622.
3. Hobson RS, Clark JD. Management of the orthodontic patient 'at risk' from infective endocarditis. Br Dent J. 1995 ; 178 : 289-295.
4. Kakehashi S, Stanley HR, Fitzgerald RJ. The effects of surgical exposures of dental pulps in germ-free conventional laboratory rats. Oral Surg Oral Med Oral Pathol. 1965 ; 20 : 340-349.
5. Nair SP, Meghji S, Wilson M, Reddi K, White P, Henderson B. Bacterially induced bone destruction : mechanisms and misconceptions. Infect. Immun. 1996 ; 64 : 2371-2380.
6. Baumgartner JC. Microbiologic and pathologic aspects of endodontics. Current Opinion in Dentistry. 1991 a ; 1 : 737-743.
7. Trowbridge HO, Stevens BH. Microbiologic and pathologic aspects of pulpal and periapical disease. Current Opinion in Dentistry. 1992 ; 2 : 85-92.
8. Simon JHS. Periapical Pathology : In : Cohen S and Burns RC, ed. Pathways of the Pulp. 6th edn. Baltimore, USA. Mosby. 1994 ; 337-362
9. Kettering JD, Trabinejad M. Microbiology and Immunology : In : Cohen S and Burns RC, ed. Pathways of the Pulp. 6 th edn. Baltimore, USA. Mosby. 1994 ; 363-376.
10. Brook I, Frazier EH, Gher ME. Aerobic and anaerobic microbiology of periapical abscess. Oral Microbiol Immunol. 1991 ; 6 : 123-125.
11. Sundqvist G, Figdor D, Persson S, Sjogren U. Microbiologic analysis of teeth with failed endodontic treatment and the outcome of conservative re-treatment. Oral Surg Oral Med Oral Pathol Oral Radiol Endod. 1998 ; 85 : 86-93.
12. Sunde PT, Olsen I, Debelian GJ, Tronstad L. Microbiota of periapical lesions refractory to endodontic therapy. J Endod. 2002 ; 28 : 304-310.
13. Siqueira JF Jr, Rjcas IN, Oliveira JC, Santos KR. Detection of putative oral pathogens in acute periradicular abscesses by 16 S rDNA-directed polymerase chain reaction. J Endod. 2001 ; 27 : 164-167.
14. Nair PNR, Sjogren Ulf, Krey G, Kahnberg KE, Sundqvist G. Intraradicular bacteria and fungi in root-filled, asymptomatic human teeth with therapy-resistant periapical lesions : a long-term light and electron microscopic follow-up study. J Endod. 1990 ; 16 : 580-588.
15. Reader CM, Boniface M, Bujanda-Wagner S. Refractory endodontic lesion associated with Staphylococci aureus. J Endod. 1994 ; 20 : 607-609.
16. Siqueira JF Jr. Rocas IN. Polymerase chain reaction-based analysis of microorganisms associated with failed endodontic treatment. Oral Surg Oral Med Oral Pathol Oral Radiol Endod. 2004 ; 97(1) : 85-94.
17. Machado de Oliveira JC, Siqueira JF Jr, Alves GB, Hirata R Jr, Andrade AF. Detection of Porphyromonas endodontalis in infected root canals by 16 S rRNA gene-directed polymerase chain reaction. J Endod. 2000 ; 26 : 729-732.
18. Takahashi K, MacDonald DG, Kinane DF. Analysis of immunoglobul in-synthesizing cells in human dental periapical lesions by in situ hybridization and immunohistochemistry. J. Oral Pathol. Med. 1996 ; 25 : 331-335.
19. Meghji S, Qureshi W, Henderson B, Harris M. The role of endotoxin and cytokines in the pathogenesis of odontogenic cysts. Arch Oral Biol. 1996 ; 41 : 523-531.
20. Rolph HJ, Lennon A, Riggio MP, Saunders WP, MacKenzie D, Coldero L, Bagg J. Molecular identification of microorganisms from endodontic infections. J Cl in Microbiol. 2001 ; 39 : 3282-3289.
21. Siqueira JF, Rocas IN, De Uzeda M, Colombo AP, Santos KR. Comparison of 16 S rDNA-based PCR and checkerboard DNA-DNA hybridisation for detection of selected endodontic pathogens. J Med Microbiol. 2002 ; 51 : 1090-1096.
22. Peters LB, Wesselink PR, Buijs JF, van Winkelhoff AJ. Viable bacteria in root dentinal tubules of teeth with apical periodontitis. J Endod. 2001 ; 27 : 76-81.
23. Peters LB, van Winkelhoff AJ, Buijs JF, Wesselink PR. Effects of instrumentation, irrigation and dressing with calcium hydroxide on infection in pulpless teeth with periapical bone lesions. Int Endod J. 2002 ; 35 : 13-21.
24. Reit C, Molander A, Dahlen G. The diagnostic accuracy of microbiologic root canal sampling and the influence of antimicrobial dressings. Endod Dent Traumatol. 1999 ; 15 : 278-83.
25. Peters LB, Wesselink PR, van Winkelhoff AJ. Combinations of bacterial species in endodontic infections. Int Endod J. 2002 ; 35 : 698-702.
26. Sundqvist G, Johansson E, Sjogren U. Prevalence of black-pigmented Bacteroides species in root canal infections. J Endod. 1989 ; 15 : 8-13.
27. Iwu C, MacFarlane TW, MacKenzie D, Stenhouse D. The microbiology of periapical granulomas. Oral Surg Oral Med Oral Pathol. 1990 ; 69 : 502-505.
28. Wayman BE, Murata SM, Almeida RJ, Fowler CB. A bacteriological and histological evaluation of 58 periapical lesions. J Endod. 1992 ; 18 : 152-155.
29. Cheung GS, Ho MW. Microbial flora of root canal-treated teeth associated with asymptomatic periapical radiolucent lesions. Oral Microbiol Immunol. 2001 ; 16 : 332-337.
30. Barnett F, Stevens R, Tronstad L. Demonstration of Bacteroides intermedius in periapical tissue using indirect immunofluorescence microscopy. Endod Dent Traumatol. 1990 ; 6 : 153-156.
31. Cross DL, Ellender JA, Smith GL. Simultaneous hybridization and subsequent colour detection of subgingival bacterial DNA on colony lifts. Arch Oral Biol. 1993 ; 38 : 931-935.

32. Melvin WL, Assad DA, Miller GA, Gher ME, Simonson L, York AK. Comparison of DNA probe and ELISA analysis methods and their association with adult periodontitis. J. Periodontol. 1994 ; 65 : 576-582.
33. Sunde PT, Tronstad L, Eribe ER, Lind PO, Olsen I. Assessment of periradicular microbiota by DNA‐DNA hybridization. Endod Dent Traumatol. 2000 ; 16 : 191-196.
34. Gatti JJ, Dobeck JM, Smith C, White RR, Socransky SS, Skobe Z. Bacteria of asymptomatic periradicular endodontic lesions identified by DNA-DNA hybridization. Endod Dent Traumatol. 2000 ; 16 : 197-204.
35. Siqueira JF, Rocas IN, Moraes SR, Santos KR. Direct amplification of rRNA gene sequences for identification of selected oral pathogens in root canal infections. Int Endod J. 2002 ; 35 : 345-351.
36. Siqueira JF Jr, Rjcas IN, Oliveira JC, Santos KR. Molecular detection of black-pigmented bacteria in infections of endodontic origin. J Endod. 2001 ; 27 : 563-566.
37. Conrads G, Gharbia SE, Gulabivala K, Lampert F, Shah HN. The use of a 16 s rDNA directed PCR for the detection of endodontopathogenic bacteria. J Endod. 1997 ; 23 : 433-438.
38. Molander A, Lundquist P, Papapanou PN, Dahlen G, Reit C. A protocol for polymerase chain reaction detection of Enterococcus faecalis and Enterococcus faecium from the root canal. Int Endod J. 2002 ; 35 : 1-6.
39. Rocas IN, Siqueira JF Jr, Santos KR, Coelho AM. "Red complex" (Bacteroides forsythus, Porphyromonas gingivalis, and Treponema denticola) in endodontic infections : a molecular approach. Oral Surg Oral Med Oral Pathol Oral Radiol Endod. 2001 ; 91 : 468-471.
40. Fouad AF, Barry J, Caimano M, Clawson M, Zhu Q, Carver R, Hazlett K, Radolf JD. PCR-based identification of bacteria associated with endodontic infections. J Clin Microbiol. 2002 ; 40 : 3223-3231.
41. Paster BJ, Boches SK, Galvin JL, Ericson RE, Lau CN, Levanos VA, Sahasrabudhe A, Dewhirst FE. Bacterial diversity in human subgingival plaque. J Bacteriol. 2001 ; 183 : 3770-3783.
42. Sunde PT, Olsen I, Lind PO, Tronstad L. Extraradicular infection : a methodological study. Endod Dent Traumatol. 2000 ; 16 : 84-90.
43. Costerton JW, Stewart PS, Greenberg EP. Bacterial biofilms : a common cause of persistent infections. Science 1999 ; 284 : 1318-1322.
44. Costerton JW, Cheng KJ, Geesey GG, Ladd TI, Nickel JC, Dasgupta M, Marrie TJ. Bacterial biofilms in nature and disease. Annu Rev Microbiol. 1987 ; 41 : 435-464.
45. Costerton JW, Lewandowski Z, Caldwell DE, Korber DR, Lappin-Scott HM. Microbial biofilms. Annu Rev Microbiol. 1995 ; 49 : 711-745.
46. Distel JW, Hatton JF, Gillespie MJ. Biofilm formation in medicated root canals. J Endod. 2002 ; 28 : 689-693.
47. Noiri Y, Ehara A, Kawahara T, Takemura N, Ebisu S. Participation of bacterial biofilms in refractory and chronic periapical periodontitis. J Endod. 2002 ; 28 : 679-683.
48. Davies DG, Parsek MR, Pearson JP, Iglewski BH, Costerton JW, Greenberg EP. The involvement of cell-to-cell signals in the development of a bacterial biofilm. Science. 1998 ; 280 : 295-298.
49. Singh PK, Schaefer AL, Parsek MR, Moninger TO, Welsh MJ, Greenberg EP. Quorum-sensing signals indicate that cystic fibrosis lungs are infected with bacterial biofilms. Nature. 2000 ; 407 : 762-764.
50. Whiteley M, Bangera MG, Bumgarner RE, Parsek MR, Teitzel GM, Lory S, Greenberg EP. Gene expression in Pseudomonas aeruginosa biofilms. Nature 2001 ; 413 : 860-864.
51. Stewart PS, Costerton JW. Antibiotic resistance of bacteria in biofilms. Lancet. 2001 ; 14 (358) : 135-138.
52. Nemoto K, Hirota K, Murakami K, Taniguti K, Murata H, Viducic D, Miyake Y. Effect of Varidase (streptodornase) on biofilm formed by Pseudomonas aeruginosa. Chemotherapy. 2003 ; 49 : 121-125.
53. Yasuda H, Ajiki Y, Koga T, Kawada H, Yokota T. Interaction between biofilms formed by Pseudomonas aeruginosa and clarithromycin. Antimicrob Agents Chemother. 1993 ; 37 : 1749-1755.
54. Withers H, Swift S Williams P. Quorum sensing as an integral component of gene regulatory networks in Gram-negative bacteria. Curr Opin Microbiol. 2001 ; 4 : 186-193.
55. Parsek MR, Greenberg EP. Acyl-homoserine lactone quorum sensing in gram-negative bacteria : a signaling mechanism involved in associations with higher organisms. Proc Natl Acad Sci, USA. 2000 ; 97 : 8789-8793.
56. Nakamura Y, Takahashi K, Shimetani A, Sakagami H and Nishikawa H. Cytotoxicity of direct current with antibacterial agents against host cells in vitro. J. Endodontics. 31(10) : 2005.
57. Takahashi K, Nakamura Y, Uchida A, Sakagami H and Nishikawa H. Biological Effects of Direct Current for Iontophoresis on Host Cells J. Dent. Res. 2004 ; 81 : special issue.

第3章
齲蝕と歯髄炎

はじめに

歯髄炎は，齲蝕，歯周病，外傷およびクラックからの微少漏洩により引き起こされる．齲蝕はもっとも頻度の高い歯髄炎の原因である．歯髄炎の診断は，かつて臨床症状と歯髄組織の病理学的所見の関連性に基づいて行われたが，臨床的意義が低いため，現在では歯髄炎の可逆性と歯髄保存の可否の点から行われている．また，「象牙質—歯髄複合体」の概念に基づく研究から，象牙質の再石灰化と歯髄の生体防御および再生能力が明らかとなり，象牙質と歯髄の再生に関する研究が細胞および分子レベルから行われている．

一方，齲蝕治療では最小限の介入（Minimal Intervention）を意識して，シールド・レストレーションやオゾンガスによる齲窩の滅菌が臨床応用されている．歯髄炎の治療においては可及的な歯髄保護療法が第一選択になる．

I．歯髄疾患の病因論

歯髄の炎症を引き起こす主な原因として，①齲蝕，②歯周，修復および補綴治療を行う際の乱暴な器具操作による発熱や傷害，③ブラキシズムによるエナメルクラックあるいは破折，④外傷などが挙げられる．歯髄炎の臨床症状は，歯髄の感染や損傷の重症度をある程度は反映しているが，正確に歯髄の状態を把握できるわけではない．

齲蝕はもっとも一般的な歯髄疾患の原因である．齲蝕や歯髄炎は複数の細菌による混合感染に対する生体の炎症反応であり，「宿主—細菌相互作用」の概念から考えることができる．原因と細菌種との相関は現時点では明らかではないが，細菌培養に基づいた研究からは，複数の細菌種が齲窩や感染歯髄から検出されている．細菌は齲蝕に罹患したエナメル質および象牙質内に存在し，感染過程が進行するにつれて嫌気性菌の比率および総細菌数が増加する．

細菌数は象牙質の最深層では減少しているが，細菌およびそれらの産生物が象牙細管を浸透していき，歯髄に炎症を惹起する．歯髄反応の変動は細菌の毒力，宿主応答，歯髄循環の効果そして血管およびリンパ管の排液の度合いによっても影響を受ける．

II．象牙質—歯髄複合体

象牙質は骨と同様に「生きた組織」であり，間葉系細胞である象牙芽細胞によって形成され，齲蝕の進行過程において「脱灰」と「再石灰化」を繰り返す．最近では，「象牙質—歯髄複合体」の概念に基づいて，象牙質と歯髄の生物学的な働きや機能に関する研究が行われ，「Minimal Intervention」の概念と相まって，象牙質の過剰切削は避け，バイオフィルムのみを除去して象牙質の再石灰化を促し，歯髄

表 3-1 齲蝕研究の略年表

1882 年	Miller W による化学細菌説
1908 年	Black G. V. 齲蝕学の重要性を説く
1922 年	McCollum E. V. ら 動物実験で齲蝕を発症させる
1929 年	柴田　齲蝕の動物実験
1961 年	Shatz A. と Martin J. J.　キレーション説を発表
1962 年	Keyes が「3つの輪」を提唱
1975 年	齲蝕と歯周疾患を歯垢性疾患(Plaque disease)
1976 年	Lerner T ら 齲蝕ワクチンの可能性を報告 Haffajee ら 齲蝕誘発性歯垢の仮説を提唱
1982 年	Mandel I. D. 歯垢性疾患を出版
1985 年	Krasse B. ら「Caries Risk」を出版
1986 年	Loesche　*S. mutans* の総説を書く
1996 年	Lynch ら オゾンによる齲蝕治療
1998 年	Mertz-Fairhurst シールドレストレーションの概念を報告
1998 年	Lerner ら 植物からの抗体作製　ワクチンの可能性

は可及的に保存するという治療概念が支持されている．

歯髄は他の結合組織と同様に無菌状態の組織である．歯冠部の歯髄はエナメル質により，歯根部の歯髄はセメント質によって隔離されている．歯髄内には，象牙芽細胞，線維芽細胞および血管内皮細胞の他に T 細胞，B 細胞およびマクロファージなどの免疫担当細胞が存在し，二次象牙質の形成や歯髄の炎症および免疫反応に関与している[1〜5]．象牙細管を通じて細菌が歯髄内に侵入しても，象牙芽細胞，樹枝状細胞(dendric cell)およびリンパ球が細菌感染に対する防御反応を発動するし，歯髄が生活している限り，治癒に必要な血液循環がある．

「歯髄生物学」の発展により，歯髄の防御および象牙質の修復機能がサイトカインレベルで明らかになりつつある[6〜9]．また最近では，遺伝子治療を応用した象牙質再生の可能性が報告されている[10]．

Ⅲ．齲蝕活動性

齲蝕研究は 20 世紀初頭から原因追求が中心であり，要因別に研究が実施されてきたが，Keyes(1962)[11,12] の「3つの輪」が発表されて以来複数の要因から病態を捉える研究が始まった(表 3-1)．また，Newbrun(1978)[13] により Keyes の3つの輪に「時間」の要因が追加されたことにより，慢性疾患(生活習慣病)としての齲蝕の再認識がなされた．とりわけ，食餌性炭水化物の作用時におけるプラークの酸産生と，それに続く pH 低下が齲蝕発生予測に重要である[14]．

疾患に罹患しやすくさせる因子のことを「リスク因子」という．齲蝕のリスク因子は，細菌(特に酸産生性細菌)，砂糖，pH および時間，である．また，Fejerskov(1997)[15] は細菌，唾液を取り囲むように口腔保健活動にかかわるいくつかの要因を取り上げている(図 3-1)．

臨床の場では，智歯が横あるいは斜めに第二大臼歯と接触していたり，顎関節症が存在する場合，ファセットと同時に特定歯や歯間部齲蝕を認めることが多い．清掃性が低下し，エナメル質の摩耗やクラックが生じるために，齲蝕が進行しやすい環境にあると考えられる．歯周病と咬合との関連同様に，齲蝕，歯髄炎および根尖性歯周炎の病態にも病的咬合が関与していると考えられる．

齲蝕活動性試験については，「齲蝕感受性」「齲蝕抵抗性」および「齲蝕活動性」という概念があり，それぞれ，齲蝕になりやすいかどうか，齲蝕に対して抵抗性があるかどうか，今ある齲蝕が活動性のものか否かを判定する試験法である．齲蝕感受性や抵抗性には細菌叢，唾液の緩衝能，食生活がかかわる[16,17]．齲蝕には「活動性」と「非活動性」とがあり[18]，細菌の酸産生や唾液の pH 緩衝能など複数の因子がかかわるが，齲蝕の色は齲蝕の活動性とは関係ない[19]．

齲蝕の範囲を調べるには，バイトウィングエック

ス線写真の他にDIAGNO dent(Kavo)が利用されている．一方，軟化象牙質を塩基性フクシン溶液で染色する方法[20]や齲蝕検知液(1%アシッドレッド，プロピレングリコール溶液：クラレメディカル)が使用されている．これらはいずれも齲蝕がある程度進行した後に診断が可能である．

齲蝕は，エナメル質に限局した初期齲蝕以上に進行すると，自然治癒しない疾患なので，齲蝕を発症させないのが最良である(未病の概念)．そのため，患者ごとの食生活，細菌叢，唾液のpH緩衝能，プラークコントロールの程度などから個人ごとの「カリエスリスク」を評価し，リスクに応じた予防と管理による発症および進行の抑制が行われている[21]．

フッ素はもっとも一般的に利用されている薬物である．唾液検査(サリバテスト)で齲蝕原因菌を培養したり，唾液の量および緩衝能，さらに食生活などを知ることで，歯科医師と患者双方が患者ごとに齲蝕に罹患するリスク度を評価し，また患者ごとに予防計画(オーダーメード予防および治療)を立案する試みが行われている．

Ⅳ．齲蝕の治療

"The day is surely coming, and perhaps within the lifetime of you young men before me, when we will be engaged in practicing preventive, rather than reparative, dentistry." G. V. Black(1896. Northwestern University)

「私の前にいるあなたたち若者が生きているうちに，おそらくその時はやってくるでしょう．私たちは修復治療よりも予防歯科医療に従事しているでしょう」

"The complete divorcement of dental practice from studies of the pathology of dental caries, that existed in the past, is an anomaly in science that should not continue. It has the apparent tendency to make dentists mechanics only." G. V. Black (1908)

「これまで齲蝕の病理学的研究と歯科臨床が完全に分断されていたことは，科学の世界においては異

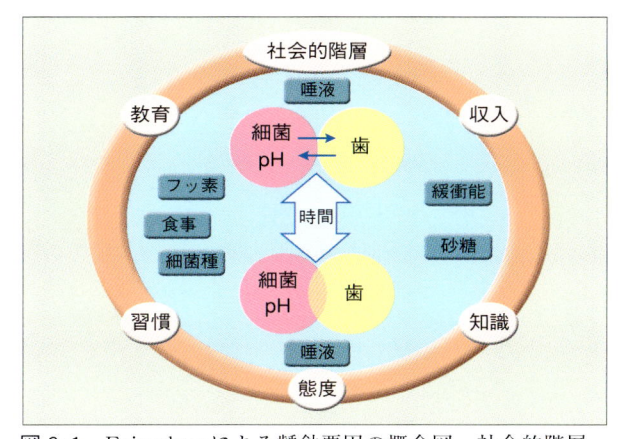

図3-1 Fejerskovによる齲蝕要因の概念図．社会的階層，教育，収入，態度，知識といった要因も取り上げられている．

例のことであり，あってはならない．この状況は歯科医師を単なる技術屋に貶めてしまうだろう」

約100年前にG. V. Blackは予防歯学およびカリオロジー(齲蝕学)の重要性を説いている[22]．ところが，多くの歯科大学では彼の真意が歪曲されて伝えられたようである．歯科大学の学生は「Blackの窩洞分類」を学び，ファントム模型の並んだ実習室で齲蝕のない天然歯あるいはエポキシ製の模型歯を削り，「齲蝕学」よりも「窩洞形成術」の習得に多大な時間を費やしてきた．

これまで行われてきた修復治療や充填処置は，齲蝕という疾患の結果に対する「感染源と歯質の削除」と「機能回復」であり，齲蝕学に基づいて齲蝕の進行を抑制したり，再石灰化を促進する治療法ではなかった．しかし，齲蝕は感染症であり感染源除去の観点からすれば，すべての軟化象牙質を除去するのではなく，バイオフィルムのみを除去すれば良いといえる．さらに，齲蝕の「原因除去」の観点からすれば，齲蝕を除去するだけでなく，齲蝕原生細菌の除去，食生活，悪習癖および咬合異常などを包括的に診断して予防処置を講じる必要があろう．

最近の齲蝕治療は徐々に修復治療偏重から「歯髄生物学」に基づいた齲蝕の予防と進行抑制へ，すなわち「削る」，「詰める」から「象牙質再生」および「再石灰化の促進」へと変遷している．生活歯の場合には歯髄の感染防御および再生反応に期待して，徹底的な軟化象牙質の除去から齲蝕の殺菌と軟化象牙質の再石灰化を促す治療へと変わりつつある．

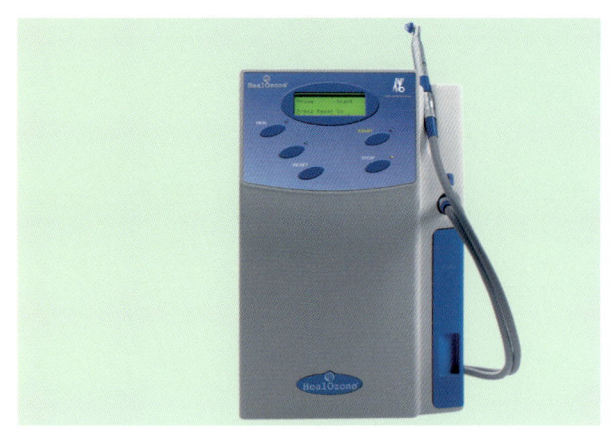

図 3-2　オゾン発生器 Heal Ozone®（Kavo）．

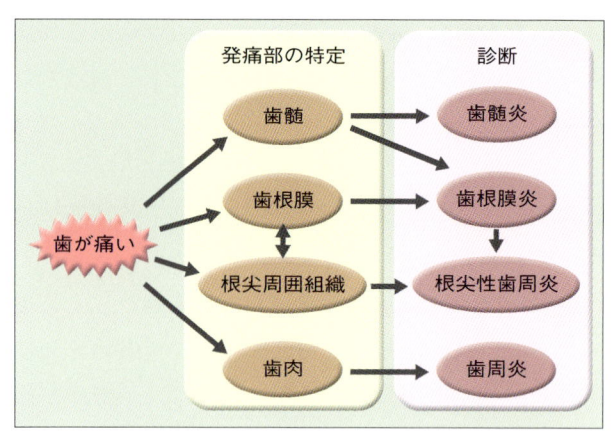

図 3-3　発痛部の特定．打診により発痛部の特定が容易な場合には，歯根膜炎あるいは根尖性歯周炎．一方，困難で放散痛を生じている場合には，神経線維の連絡が関与するので，歯髄炎であることが多い．

表 3-2　臨床症状の解釈

臨床症状	歯痛の解釈
冷水痛	知覚過敏あるいは漿液性歯髄炎
温水痛	化膿性歯髄炎
放散痛	根尖孔外の神経線維に炎症が波及
咬合痛	歯根膜の炎症
自発痛	急性炎症
夜間痛	化膿性炎症

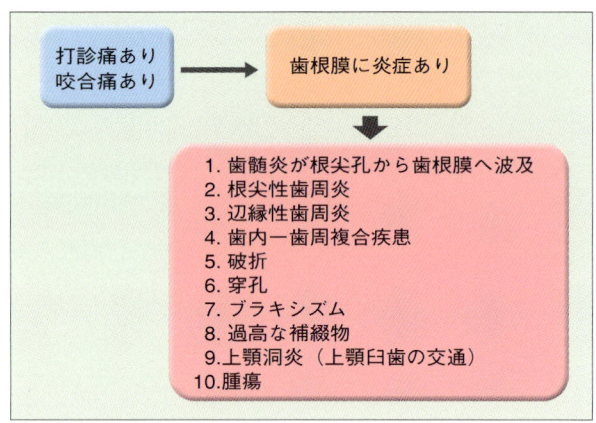

図 3-4　打診痛の解釈．

　では，齲蝕の除去はどこまで行うべきだろうか．脱灰した硬組織をどこまで除去しなければならないのだろうか．国によっては，齲蝕検知液で齲窩が染まらなくなるまで行っている．象牙細管内における細菌の侵入程度は細管ごとに異なるので，細管ごとの治療が理想的であるが，肉眼レベルでは不可能なので齲蝕治療の Minimal Intervention[23] として接着性レジンを用いた「シールド・レストレーション」の概念に基づいた齲蝕治療が行われるようになってきた[24]．細菌を除去できれば，唾液中にはリンとカルシウムが過飽和の状態で含まれているので象牙質の再石灰化を生じやすい．また，オゾンガスによる齲窩の消毒効果が報告されている[25,26]（図 3-2）．ごく最近，エナメル質に限局する齲蝕に対する再石灰化治療の可能性が報告された[27]．

V．歯髄の診査・診断

　緊急の歯科治療を希望する患者の約 9 割は歯内疾患，すなわち歯髄炎あるいは根尖性歯周炎による疼痛を主訴にしている．したがって歯科医師は，発痛点が歯髄，根尖周囲組織，歯根膜あるいは歯周組織のいずれに起因しているのかを判断し（図 3-3），適切な治療を行い，患者の痛みを取り除く必要がある．

　歯根膜に炎症を認める場合，原因の特定が困難なことがあるので（図 3-4），疾患の病態を正確に診断することが要求される．歯髄炎による痛みを訴えている場合には，歯髄の病態を把握し，安易な抜髄は避けて可及的に歯髄を保存する姿勢が大切である．そのために，注意深い病歴の問診，口腔内診査による患部あるいは患歯の特定，歯以外の原因，例えば，上顎洞炎，腫瘍，顎関節症，頭頸部の痛みあるいは

表 3-3 歯内疾患の診査法

生活歯髄診査(電気,温度,血流)
打診痛
痛みの種類と既往歴
エックス線写真
透照診
歯周ポケット診査
咬合診査
マイクロスコープ

表 3-4 歯内疾患の臨床的分類および治療法

可逆性歯髄炎	歯髄の保存
非可逆性歯髄炎	抜髄
歯髄壊死	感染根管治療
根尖性歯周炎	感染根管治療
急性根尖膿瘍	感染根管治療

精神的問題などと判別する必要がある．

医療面接（問診）では，①痛みの由来はどこか．②どれくらい痛みが持続するか．③どんな種類の痛みか．④どんな時に痛みが増すか．⑤どんな時に痛みが軽減するか．⑥最近治療や外傷を受けた既往はないか，について問診する．歯髄炎由来の痛みは，神経線維を伝達し放散痛になることがあり患歯の特定が困難なことがあるが，歯根膜や根尖周囲の痛みは限局的な痛みなので発痛部位の特定は容易である．

歯内疾患を診断して治療法を決定する場合，歯髄の生死を診断することがもっとも重要である．歯髄の生死判定に，電気的あるいは温熱的刺激を行うが，これはいずれも患者の反応を頼りにしており，定量性には難がある[28]．さらに，現在行われている歯髄の生死診査法である歯髄電気診および温度診は，歯髄の vitality（血流による組織の活力）を診査するのではなく，sensitivity（歯髄神経線維の感受性）を診査する方法である．歯髄電気診で使用する単極による電気刺激では，電流密度が歯髄に集中するとは限らないため，偽陽性反応が生じるのかもしれない[29]．冷刺激に対する反応のほうが電気診よりも信頼性があるとする報告もある[30]．そのため，歯髄の生死判定には，神経由来の痛みで評価するのではなく，レーザー透過光を用いて歯髄の循環血流を指標にしたより客観的な歯髄診断法も検討されている[31]．

1．痛みの診断

歯髄炎が原因であっても患者の訴える「痛み」は非常に主観的であり，歯髄の状態を正確には反映していないことが多い．痛みを引き起こす刺激を測定することはできるが，痛みを測定することはできない．しかし，痛みの種類から炎症反応の特徴を理解することはある程度可能である（表 3-2）．

また「鋭利痛」か「鈍痛」の区別はできる．例えば，歯髄炎と根尖性歯周炎とでは，痛みが伝わる神経の種類が違うため痛み方が違う．鋭利痛は「Aδ（デルタ）線維」と言い速いスピードで痛みを脳に伝える神経を通る．

これに対し頭痛，胃痛などの鈍痛は「C 線維」と言い伝わり方の遅い神経を通って痛みを脳に伝える．この違いが痛み方の違いとなって現れる．程度は異なるであろうが，歯髄炎では，鋭利痛と鈍痛の両方を，根尖性歯周炎では鈍痛を訴えることになる．

多くの臨床家は歯髄炎を，「急性」と「慢性」，「漿液性」と「化膿性」，「一部性」と「全部性」，「閉鎖性」と「開放性」に区別する傾向があるが，これは病理組織学的な分類であり，このような診断は，患歯を抜歯して歯髄の病理組織学的検索を行った後に可能なものである．臨床症状と歯髄炎の組織像とを関連付けようとする学問が以前盛んに行われたなごりであろうか．

しかし，これらの古典的研究からは両者間に信頼できる相関はほとんど見出せず，歯髄炎の理解を深めるには有効であったが，臨床診断や治療法にはあまり反映されていない．臨床の場では，臨床症状と各種検査を通じて，歯髄内で起こっている生体反応を想像しながら，歯髄の治癒が期待できるか否かを判断しているのが現状である．Weine による歯髄炎の分類（Weine 1976）では「歯髄の生死」と「打診痛の有無」から歯髄の病態を4つに分類している[32]．

歯髄診断の重要点は歯髄の生死判定および歯髄を保存する可否を判断することである．歯髄は，エナ

メル質と象牙質という硬組織に取り囲まれているので，歯髄内の病態を直接確かめることは不可能である．そのため，歯髄の状態を把握するためにいくつかの診査が行われるが，いつも正確に歯髄の病態を判断できる訳ではない．

歯髄の診査法には，表3-3に示すように，歯髄電気診，打診痛の有無，痛みの既往，種類と程度，エックス線診査による透過像の有無から，歯髄炎の波及範囲と程度を推測し，可逆性歯髄炎，不可逆性歯髄炎あるいは歯髄壊死の判断をするが（表3-4），境界領域が存在するため診断に基づいて施す処置が正しかったかどうかの疑問が残ることもある．

2．可逆性歯髄炎

温度刺激に対する一過性の鋭い痛みは，もっともよく診られる歯髄炎の臨床症状であり，その痛みの程度は軽度から重度までさまざまである．齲窩の深さに関係なく刺激を取り除くと痛みが速やかに消退するようであれば，「可逆性歯髄炎」と考えてよい[33,34]．知覚過敏症を可逆性歯髄炎と混同することがあるので，患者の年齢を考慮しつつ，齲窩の状態，歯周ポケット診査および咬合診査を行い，両者の鑑別を行う．

可逆性歯髄炎では，強い自発痛はなく，誘発痛（温熱刺激）も短くすぐ消失する．また患歯の特定は比較的難しく，打診痛は通常ないか軽度である．エックス線写真からは，歯根膜腔の拡大は見られないが，齲蝕の透過像はあるであろう．もしも歯髄がひどく損傷を受けて炎症巣が解消されなければ，たとえ炎症の原因が取り除かれても，歯髄の進行性変性を引き起こす．この状態を「不可逆性歯髄炎」という．可逆性から不可逆性へ移行する境界は明瞭ではないが，可逆性歯髄炎の場合には刺激を除去すれば痛みが治まるので，両者の鑑別は容易である[35]．

3．不可逆性歯髄炎

不可逆性歯髄炎は無刺激下では無症状あるいは間欠的か持続的な自発痛を生じる．また，夜間痛があり，根尖孔から炎症が波及すると咬合痛あるいは打診痛を生じる．歯髄生活反応が陽性であっても，エックス線写真では根尖部の歯根膜腔の拡大が見られる場合には，歯髄腔全体に細菌感染が波及していると解釈されるので抜髄を行う可能性が高い．

不可逆性歯髄炎に罹患した歯に温熱刺激を加えると，暫間的な疼痛反応が誘導され，しばらくの間持続する．一方，冷刺激は疼痛の緩和をもたらす．不可逆性歯髄炎になった歯では，歯髄変性しているので，温熱刺激に対する反応性の低下が指摘されている．なお，炎症性あるいは非炎症性歯髄の両方で痛みの閾値が同程度であるとする報告[36]もある．

不可逆性歯髄炎の場合は刺激が除去されても痛みはしばらく続き，自発痛を生じることもある．患者は痛みを発する歯の特定が困難であり，上顎か下顎かの判断を誤ることもある．根尖孔から細菌あるいは細菌の代謝物が侵入した場合，それらが近接の歯根膜腔に炎症を起こし，歯は打診を対して鋭敏に反応する．根尖周囲（歯槽）膿瘍が形成されると，歯は歯槽から浮き上がるので咬合時に高く感じる．

不可逆性歯髄炎は最終的に歯髄壊死へと進行する．歯髄壊死はたいてい不可逆性歯髄炎を誘導するのと同じ要因から生じ，患者の臨床症状に変化をもたらすだろう．歯髄壊死により，その後の数日は痛みが止まる．失活歯のすべてが歯髄疾患の徴候を示すわけではなく，壊死した歯髄はたいてい無症状である．症状が生じると，急性炎症を起こし自発痛として現れることが多い．この場合には歯髄壊疽と判断されるが，壊死と壊疽の区別は臨床的には明確でないし，治療法が変わる訳ではない．

4．咬合が関与する歯髄炎

齲蝕を認めないにもかかわらず，打診や温度刺激に敏感になっている場合には，矯正治療の既往のある場合，顎関節症，外傷性咬合あるいはブラキシズムが原因になっていることが多いので，ファセットおよび顎運動の診査を行い，スプリント，バイトプレートの使用および自己暗示療法を行う．全顎的な咬合の再構築が必要な症例もある．エナメルクラックが見られる場合にも，温度刺激に敏感になってい

表 3-5　齲蝕と歯髄炎の治療法

診断	治療法
露髄していない場合	歯髄鎮静消炎療法，間接覆髄，オゾンによる滅菌
軟化象牙質を除去すると露髄する場合	IPC，オゾンによる滅菌
露髄している場合	直接覆髄
露髄面が大きい場合，根未完成歯，打診痛はない	生活歯髄切断
歯髄を保存できない場合	抜髄

ることがある．

　患者の訴える症状（痛み）に振り回され，病態を理解しないまま抜髄を行っても原因となる咬合の問題が解決されていないので違和感や打診痛が消失せず，不必要な根管治療を繰り返し，最終的に抜歯処置を受けたという例をときどき経験する．患歯のみでなく，患者ごとに一口腔一単位の診断を行うことが望まれる．

　「自発痛」は歯髄保存が不可能な基準とされるが，そうでないこともある．とりわけ，顎関節症患者，アングルⅠ級や開咬の患者でアンテリアガイダンスが適切でない場合，歯周病に罹患していなければ，臼歯部に咬耗やエナメル質の剝離的破折を認める場合があり，咬合干渉により歯根膜炎や歯肉退縮を生じる．このような患者では，異常咬合により歯根膜炎，筋肉痛を生じていることがある．患歯に齲蝕を認めると，安易に抜髄処置を行う傾向があるが，原因が咬合にある場合，抜髄後も打診痛やその他の不快症状が残る．「齲蝕」，「自発痛」および「打診痛」の症状が揃うと，「不可逆性歯髄炎」と判断してしまうが，上記した患者では，「自発痛」および「打診痛」が咬合由来なので，医療面接に加えて，患者の咬合様式および咬合面の状態を精査する必要がある．

Ⅵ．歯髄炎の治療法

　歯髄炎に対する基本的な治療姿勢は，「可及的な歯髄の保存」と「待機的療法」である．また，あらかじめ予後を予測してから治療を始めることも重要になる．特に患歯の治療が困難な場合，治療する前にあらかじめ患者に予後を説明するほうが治療後に治療が困難であったと説明するよりもずっと良い．

　一方，痛みがすぐに消失しないケースで，患者の理解と協力が得られない場合には，歯髄保存療法を行うことは難しい．通常は，無麻酔下で痛みの程度を確認しながら先端の鋭利なスプーンエキスカで軟化象牙質を除去する．軟化象牙質を除去する際には歯髄側に圧を加えない限り痛みはそれほど出ない．ピンクスポットが見えたら露髄を可及的に避けて indirect pulp capping（IPC）を行う．偶発的に露髄したらケミカルサージェリー（NaClOとH$_2$O$_2$の交互洗浄）を行い，歯髄からの出血が止まれば直接覆髄を行う．

　齲蝕治療では，可及的に露髄を避けるため深部齲蝕を一部残し，抗菌剤により齲蝕象牙質の無菌化および再石灰化を図る治療法，レジン材料で齲蝕窩洞を封鎖するシールド・レストレーションが行われる．可逆性歯髄炎の場合には，歯髄炎の原因になる刺激（細菌）を遮断すれば歯髄の活性は維持できる．

　歯髄炎と混同しやすい疾患に「象牙質知覚過敏症」がある．この場合には，一過性ではあるが鋭い痛みを覚えるため脳神経外科を受診する患者もいる．不適切なブラッシングや歯周病によって生じた歯肉退縮の治療としては，プラークコントロールを指導した後，バーニッシュかボンディング剤を根面に塗布することで象牙細管を封鎖するとともに，知覚鈍麻の歯磨剤を使用させると良い．外傷性咬合が原因となり歯肉退縮した結果生じた象牙質知覚過敏症のケースでは，咬合調整，バイトプレートあるいはスプリントを使用させ咬合の安定を図ると良い．

　歯髄炎による痛みを訴える場合，緊急処置として疼痛の緩解を行う．歯髄保存が不可能と判断した場合，断髄あるいは抜髄を行うが，深い齲蝕を認め，強い自発痛や温水痛の既往がある場合，あるいは強

い歯髄炎症状および歯根膜炎症状の両方を有する場合以外は可及的に歯髄保存療法を行う．可逆性歯髄炎から不可逆性歯髄炎への移行を判断することが難しいケースでは，患者が疾患を理解して治療に同意してくれる場合，歯髄の治癒能力に期待して歯髄保存療法を行った後に経過観察して最終的な治療法を決定する．

可逆性歯髄炎と診断しても治療法には歯髄鎮静消炎療法，IPC，間接および直接覆髄および断髄があり，症例ごとに対応が異なる（表3-5）．一方，不可逆性歯髄炎と判断すれば，抜髄を行う．根管処置後に，臨床的に症状の消失によって，エックス線所見からは根尖部のエックス線透過像や歯根膜腔の肥大の消失や骨の再生によって治癒が証明される．患部の急性炎症および患者に感染による発熱などの全身性徴候があった場合，化学療法を行い後日抜髄することもある．

1．歯髄鎮痛消炎療法

歯髄に加わる刺激（細菌感染）を遮断して歯髄の回復力に期待する．歯髄保存の可否が判断し難い時の待機療法的な処置にもなる．もっとも，可逆性歯髄炎の場合，薬剤による鎮痛を行わなくとも軟化象牙質を器械的に除去しグラスアイオノマーセメントで仮封して刺激を遮断すれば歯髄の炎症は消失する．

2．間接および直接覆髄

軟化象牙質を除去した後に齲窩が深くても露髄していない場合には，歯髄への刺激を遮断するために間接覆髄を，露髄している場合は象牙質再生を期待して直接覆髄を行う．両者を比較すると間接覆髄のほうが予後は良いため，深部に達した齲蝕の場合，軟化象牙質をすべて除去すると露髄する危険がある場合には，意図的に感染象牙質を残し，水酸化カルシウム，抗菌剤やレジンで象牙質を封鎖し，栄養源を遮断して細菌の増殖を抑制すれば，歯髄—象牙質複合体による生体防御能と再石灰化能により二次象牙質が形成されるので，3ヵ月程度待って仮封剤を除去し，感染象牙質が石灰化していることを確認してから歯冠修復を行う．

この術式を「indirect pulp capping（IPC）」という．IPCの変法として，オゾンガスで残存する感染象牙質を滅菌した後にグラスアイオノマーセメントで2，3ヵ月仮封した後に再度オゾンガスで齲窩を滅菌して最終修復をする術式が好成績を示している[25]（図3-2：オゾン発生装置）．オゾンガスから発生する活性酸素により齲窩の細菌の滅菌が確実に行えるため象牙質の再石灰化が生じやすいと考えられている．

窩洞形成時あるいは軟化象牙質を除去している時に露髄した場合，露髄点の大きさや歯髄からの出血の程度で，直接覆髄，生活歯髄切断あるいは抜髄の判断を行う．ケミカルサージェリーを施し歯髄からの出血が止まった場合には歯髄内の炎症程度は低いと判断し，水酸化カルシウムかフローの良い接着性レジンで直接覆髄を行い，微少漏洩が生じないようにレジンかグラスアイオノマーセメントで仮封して3ヵ月程度経過観察を行う[37]．一般的に，患者が若者であれば再生能力は高く，高齢者では歯髄腔が狭窄しており，再生能力は低い．通常，軟化象牙質の除去は無麻酔下で，鋭利なスプーンエキスカベーターで行う．

齲蝕除去時に露髄した症例に対する直接覆髄は8割以上が成功し，成功率には歯髄からの出血の程度が逆相関し，露髄面積は相関しない[38]．おそらく，歯髄への細菌感染の程度による歯髄の炎症状態によって歯髄の生死が左右されるのであろう．出血が止まらない場合には，水酸化カルシウムの塗布も適切にできないので，予後が悪いのかもしれない．また，歯髄炎の根管からも細菌が検出されているので，露髄した面からの出血が多い場合，歯髄組織の変性と壊死を起こしている可能性が高い．もっとも，まったく出血しない場合には歯髄は壊死しているので，感染根管治療を行うことになる．

3．生活歯髄切断

歯髄炎症状が強いにもかかわらず，打診痛が認められず，患者が若年で根尖孔が閉鎖していない根未

完成歯や根管が太く歯髄組織の再生能力に期待できると判断した場合は，まず冠部歯髄を除去して根部歯髄の止血ができれば，歯髄切断面に水酸化カルシウムを貼付して根部歯髄の保存を図る．感染源が除去できていれば，デンティンブリッジが形成され，根部歯髄は保存でき，根尖孔は閉鎖される．

4．失活歯髄切断

まず歯冠部の歯髄を除去し，根部歯髄の上に貼付した乾屍剤（パラホルムアルデヒド）から遊離されるホルムアルデヒドガスの作用により歯髄を無菌状態でミイラ化したまま保存する方法である．しかし，成功率は低く治療の予知性に問題があるので，救急時以外はほとんど行わない．さらに，化膿性歯髄炎の症例では，ホルマリンがタンパク変性作用を有するため，排膿路を塞いでしまい内圧が上昇して激痛を生じるので使用禁忌である．

5．抜髄

不可逆性歯髄炎の場合には，歯髄組織を生理的根尖孔まで除去し，死腔を残さないように根管を三次元的に緊密に根管充填する．根尖部の理想的な治癒形態は，第二セメント質の添加あるいは歯髄の化生による骨性瘢痕治癒とされている．成功率は専門医の報告では90％程度であるが，報告間のばらつきは大きい．樋状根（下顎第二大臼歯）や湾曲根管では根管形成が困難なため予後は悪くなる傾向にある．

6．失活除痛法

抜髄は通常局所麻酔下で行うが，麻酔薬に対するアレルギー反応がある場合や患者が長時間の治療に耐えられない場合に限って失活除痛法を行うことがある．歯髄失活剤としては，亜ヒ酸糊剤，亜ヒ酸パスタ，ネオアルゼンブラック，パラホルム糊剤，パラホルムアルデヒド，歯科用パラホルムパスタおよびネオパラホルムパスタなどがある．薬剤の細胞毒性が懸念されるので，十分に注意して使用する．

亜ヒ酸糊剤の主成分は三酸化ヒ素（Arsenic trioxide）であり，ヒ素の中でもっとも毒性が高くヒトの致死量は0.1〜0.3gである．血管毒，神経毒および原形質毒を有し，殺鼠剤，除草剤および脱硫剤などに使用されている．

パラホルムアルデヒドには血管毒，神経毒，原形質毒作用があり，作用は亜ヒ酸より弱い．米国の歯内療法学会（http://www.aae.org/）は，全身への悪影響を懸念してパラホルムアルデヒド入りの薬剤の危険性を説明し，パラホルムアルデヒド入りの歯内療法用薬剤を使用しないことを勧めている．

ラバーダム防湿下で，軟化象牙質を除去後に歯髄失活剤を貼付し，封鎖性の良いセメントで仮封する．貼付時間は亜ヒ酸では2日以内，パラホルム糊剤では歯髄の完全失活まで11〜20日といわれている．この期間を厳密に守らない場合，薬剤の細胞傷害作用が根尖周囲に及び，腐骨を形成したり，骨髄炎を生じることがある[39,40]．

まとめ

患者の「患」は，「串」が「心」に刺さった状態と解釈できる．心の串を抜いてあげるのが医療と言えるかもしれない．「patient」は，「患者」と言う意味の他に，「忍耐」と訳される．患者をつらさ（痛み）から解放してあげることが医療において重要な仕事であることは間違いない．これまで臨床家であるわれわれは，患者の訴えや炎症に起因する臨床症状にのみ目を奪われ，「症状」を消すことを治療として最優先してきた．しかし，医療を行う者として，臨床症状の裏に隠れた目に見えない現象あるいは病態に目を向けながら治療する姿勢が要求されていると思う．

これまで「細菌感染」と「痛み」のみを重要視して診断が行われてきたためであろうが，今後は咬合に起因する「非感染性の痛み」にも注目すべきである．そして，治療にあたっては，目の前に生じている生体の不利な状況に至った過程を理解し，生体が行っている生体防御反応を邪魔することがないように配慮した治療を選択しなければならない．

根管治療の成功率が最高でも90％であること，「Minimal Intervention」の概念，「象牙質−歯髄複

合体」の概念からすれば，「歯髄は最良の充填材である」と言う言葉にあるように歯髄の可及的保存治療が第一選択であることを強調したい．

参考文献

1. Jontell M, Okiji T, Dahlgren U, Bergenholtz G. Immune defense mechanisms of the dental pulp. Crit Rev Oral Biol Med. 1998 ; 9 : 179-200.
2. Pulver WH, Taubman MA, Smith DJ. Immune components in normal and inflamed human dental pulp. Arch Oral Biol. 1977 ; 22 : 103-111.
3. Izumi T, Kobayashi I, Okamura K, Sakai H. Immunohistochemical study on the immunocompetent cells of the pulp in human non-carious and carious teeth. Arch Oral Biol. 1995 ; 40 : 609-614.
4. Kamal AM, Okiji T, Kawashima N, Suda H. Defense responses of dentin/pulp complex to experimentally induced caries in rat molars : an immunohistochemical study on kinetics of pulpal Ia antigen-expressing cells and macrophages. J Endod. 1997 ; 23 : 115-120.
5. Bergenholtz G. Pathogenic mechanisms in pulpal disease. J Endod. 1990 ; 16 : 98-101.
6. Artese L, Rubini C, Ferrero G, Fioroni M, Santinelli A, Piattelli A. Vascular endothelial growth factor (VEGF) expression in healthy and inflamed human dental pulps. J Endod. 2002 ; 28 : 20-23.
7. Piattelli A, Rubini C, Fioroni M, Tripodi D, Strocchi R. Transforming Growth Factor-beta 1 (TGF-beta 1) expression in normal healthy pulps and in those with irreversible pulpitis. Int Endod J. 2004 ; 37 : 114-119.
8. Yokose S, et al. Platelet-derived growth factor exerts disparate effects on odontoblast differentiation depending on the dimers in rat dental pulp cells. Cell Tissue Res. 2004 ; 315 : 375-384.
9. Hu CC, Zhang C, Qian Q, Tatum NB. Reparative dentin formation in rat molars after direct pulp capping with growth factors. J Endod. 1998 ; 24 : 744-751.
10. Nakashima M, et al. Induction of reparative dentin formation by ultrasound-mediated gene delivery of growth/differentiation factor 11. Hum Gene Ther. 2003 ; 14 : 591-7.
11. Keyes P. H. Recent Advances in dental caries research. Bacteriology. Bacteriological findings and Biological implications. Int. Dent. J. 1962 ; 12 : 443-464.
12. Keyes PH. Present and future measures for dental caries control. J Am Dent Assoc. 1969 ; 79 : 1395-1404.
13. Newbrun E. Cariology. The Williams & Wilkins Company, Baltimore. 1978 ; 16.
14. Muhlemann, H. R. Sugar substitutes and plaque-pH-telemetry in caries prevention. J. Clinical Periodont. 1979 ; 6 : 47.
15. Fejerskov O. Concepts of dental caries and their consequences for understanding the disease. Community Dent Oral Epidemiol. 1997 ; 25 : 5-12.
16. Larmas M. Simple test for caries susceptibility. Int. Dental Journal, 1985 ; 35 : 109-117.
17. Kleinberg I, Ellison SA and Mande ID(ed.). Saliva and dental caries, Information Retrieval Inc, New York and London 1978.
18. Massler M. Pulpal reactions to dental caries. Int Dent J. 1967 ; 17 : 441-460.
19. Lynch E, Beighton D. A comparison of primary root caries lesions classified according to colour. Caries Res. 1994 ; 28 : 233-239.
20. Fusayama T, Terachima S. Differentiation of two layers of carious dentin by staining. J Dent Res. 1972 ; 51 : 866.
21. 飯島洋一，熊谷　崇．カリエスコントロール脱灰と再石灰化のメカニズム．東京，医歯薬出版．1999.
22. Black GV. Operative Dentistry. Volume 1 Pathology of the Hard Tissues of the Teeth. Chicago, Medico-Dental Publishing Company, 1908.
23. Tyas MJ, Anusavice KJ, Frencken JE, Mount GJ. Minimal intervention dentistry--a review. FDI Commission Project 1-97. Int Dent J. 2000 ; 50 : 1-12.
24. Mertz-Fairhurst EJ, Curtis JW Jr, Ergle JW, Rueggeberg FA, Adair SM. Ultraconservative and cariostatic sealed restorations : results at year 10. J Am Dent Assoc. 1998 ; 129 : 55-66.
25. Lynch E. Antimicrobial management of primary root carious lesions : a review. Gerodontology. 1996 ; 13 : 118-129.
26. Baysan A, Lynch E. Effect of ozone on the oral microbiota and clinical severity of primary root caries. Am J Dent. 2004 ; 17 : 56-60.
27. Yamagishi K, Onuma K, Suzuki T, Okada F, Tagami J, Otsuki M, Senawangse P. Material chemistry : A synthetic enamel for rapid tooth repair. Nature. 2005 ; 433 : 819.
28. Mumford JM. Pain perception threshold on stimulating human teeth and the histological condition of the pulp. Br Dent J. 1967 ; 7(123) : 427-433.
29. Moody AB, Browne RM, Robinson PP. A comparison of monopolar and bipolar electrical stimuli and thermal stimuli in determining the vitality of human teeth. Arch Oral Biol. 1989 ; 34 : 701-705.
30. Petersson K, Soderstrom C, Kiani-Anaraki M Levy G. Evaluation of the ability of thermal and electrical tests to register pulp vitality. Endod Dent Traumatol. 1999 ; 15 : 127-131.
31. Sasano T, et al. Possible application of transmitted laser light for the assessment of human pulpal vitality. Endod Dent Traumatol. 1997 ; 13 : 88-91.
32. 鈴木賢策，堀内　博訳．ワインのエンドドンテックセラピー(2 nd ed. Mosby)．東京，医歯薬出版，1976 : 147
33. Bergenholtz G. Iatrogenic injury to the pulp in dental procedures : aspects of pathogenesis, management and preventive measures. Int Dent J. 1991 ; 41 : 99-110.
34. Bergenholtz G. Pathogenic mechanisms in pulpal disease. J Endod. 1990 ; 16 : 98-101.
35. Bender IB. Reversible and irreversible painful pulpitides : diagnosis and treatment. Aust Endod J. 2000 ; 26 : 10-14.
36. Mumford JM, Lewis DG. Electronic tooth stimulator for pain research. Biomed Eng. 1976 ; 11 : 22-23.
37. Murray PE, Hafez AA, Smith AJ, Cox CF. Identification of hierarchical factors to guide clinical decision making for successful long-term pulp capping. Quintessence Int. 2003 ; 34 : 61-70.
38. Matsuo T, Nakanishi T, Shimizu H, Ebisu S. A clinical study of direct pulp capping applied to carious-exposed pulps. J Endod. 1996 ; 22 : 551-556.
39. Yalcin S, Aybar B, Haznedaroglu F, Yucel E. Bilateral oroantral fistulas following devitalization of teeth by arsenic trioxide : a case report. J Endod. 2003 ; 29 : 205-207.
40. Di Felice R, Lombardi T. Gingival and mandibular bone necrosis caused by a paraformaldehyde- containing paste. Endod Dent Traumatol. 1998 ; 14 : 196-198.

第4章

根尖病変の病態
―病理学，炎症学，免疫学および分子生物学的側面―

はじめに

歯髄炎が悪化して細菌と歯髄の生体防御反応のバランスが崩れると，歯髄組織は壊死して炎症は根尖孔から根尖周囲へと波及し，根尖周囲組織における生体防御反応を誘導する．感染根管内の各種因子に対する生体防御反応は，種々の宿主細胞から多数の炎症性メディエーターを誘導する．これらの炎症過程は根尖病変で感染根管から持続的な病原体の侵入を防ぐために働いている．そして，これらの生体防御反応によって組織傷害も生じる．根尖病変にかかわる詳細な病理学的メカニズムが徐々に解明されてきた．

しかし，根尖性歯周炎の活動度の評価や，病変の将来的悪化を予測するために利用できる診断上のツールはまだない．本章では，これまでに根尖病変の病態に関して行われた研究の成果を整理し，根尖病変の病態と未解決の重要ないくつかの問題について解説する．

I. 根尖病変

根尖病変は，感染根管内の異物（主に細菌）に対する生体の防御反応の結果として形成される．細菌が根管内から外部へ広がるのを防ぐ生体のバリアと考えれば良い．生体防御反応の結果，根尖周囲の骨は吸収され，好中球，マクロファージおよびリンパ球を中心とする生体防御細胞が集積し，形質細胞からは抗体が産生される．いわゆる，細胞性および体液性免疫応答の両方が誘導される[1]（図4-1）．

好中球は細菌を貪食した後にアポトーシスを起こして巨大化したマクロファージにより早期に排除される[2]（図4-2）．この排除機構により好中球の産生する炎症性物質や活性酸素が，根尖周囲組織に放出されることが防止されることで急性炎症は起きない．そのため，根尖病変は長期にわたり安定しているように見えるが，実際には，「防御」，「破壊」，「修復」といった炎症反応のバランスが維持されている状態にある．「急発」はこのバランスが崩れた時に生じると考えられる．

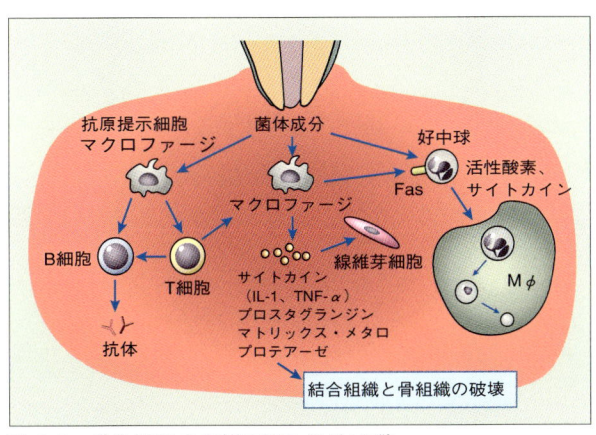

図4-1 根尖病変の病態に関わる分子群．

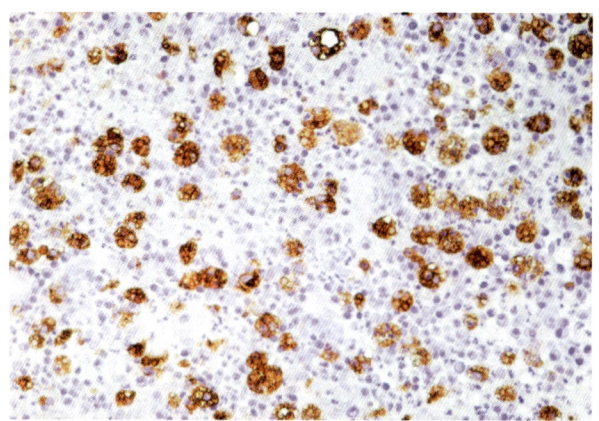

第4章

図4-2 アポトーシスを起こした多型核白血球を貪食するマクロファージ．歯根肉芽腫に浸潤したCD68陽性細胞（マクロファージ：茶色に染色された細胞）が好中球を取り込んで巨大化していることがわかる．

表4-1 根尖病変に浸潤した細胞群

好中球
マクロファージ
T細胞
B細胞
多核巨細胞
線維芽細胞
歯根膜細胞
上皮細胞
血管内皮細胞
形質細胞

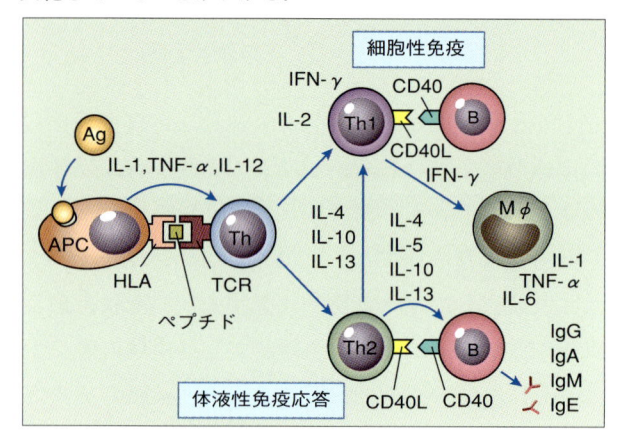

図4-3 Th1/Th2免疫応答．ヘルパーT細胞は抗原提示細胞（マクロファージや樹状細胞）の膜上に発現した主要組織適合抗原（MHC）に結合したペプチドを認識する．抗原提示細胞によって産生されるIL-12はマクロファージを活性化するTh1細胞の増殖を促進する．逆に，Th2細胞はIL-4，IL-5，IL-10およびIL-13を産生し，抗体産生を誘導する．Ag＝抗原，B＝B細胞，IFN-γ＝インターフェロンガンマ，IL＝インターロイキン，Mφ＝マクロファージ，Th＝ヘルパーT細胞，TCR＝T細胞受容体．

II．生体防御細胞

根尖病変の病理学的特徴は，傷害を受けた他の部位の結合組織で形成される肉芽組織でみられるのとほとんど同じである．根尖病変にみられる共通の特徴は，多数の免疫担当細胞，例えば多形核白血球（好中球），マクロファージ，リンパ球，形質細胞，多核巨細胞，ナチュラルキラー（NK）細胞とマスト細胞の浸潤である[3〜9]（表4-1）．

好中球とマクロファージは，オプソニン化を受けた微生物と死んだ細胞を貪食するという自然免疫を担う細胞である．T細胞とB細胞は，抗原特異的な免疫応答において中心的な役割を演じる．また根尖病変内の免疫担当細胞の中で主要な構成細胞である[10〜16]．

III．細胞性免疫応答

細胞性および体液性免疫応答の両方が根尖病変の宿主防御において重要な役割を果たしている．歯根肉芽腫と歯根嚢胞における細胞性免疫の特徴について，免疫担当細胞の比率の違いが調べられた．歯根肉芽腫に比較して歯根嚢胞では，ヘルパー／インデューサーT細胞（Th／i），サプレッサー／細胞傷害性T細胞（Ts／c），マクロファージとIa抗原陽性細胞が有意に増加しているとする報告[17]と，有意な差はないとする報告とがある[18]．

2つの病変間における細胞の比率に関しては著しい違いは認められておらず，両病変における細胞性免疫応答は基本的にそれほど違わないのであろう．

1．抗原提示細胞

Ia抗原陽性の非リンパ球系細胞が根尖病変で観察されることから，抗原特異的な免疫応答が根尖病変でも機能している可能性が示唆された[19]．

ランゲルハンスおよび樹状細胞は抗原の排除に直

表4-2 根尖病変のT細胞サブセットの比率

抗原の比率	歯根肉芽腫	歯根嚢胞
CD45RO/CD3	0.88±0.09	0.94±0.08
CD4/CD3	0.60±0.08※	0.40±0.05
CD8/CD3	0.33±0.02※	0.17±0.03
CD4/CD8	1.88±0.08	2.02±0.26

※$P<0.05$(Student t test).

表4-3 根尖病変で産生されるT細胞が産生するサイトカイン

サイトカイン陽性細胞	歯根肉芽腫	歯根嚢胞
IL-2	4±2	11±4
IFN-γ	23±6	39±4
IL-4	189±31	213±28※
IL-6	257±45	279±43
IL-10	334±38	352±46

※$P<0.02$(Student t test).

表4-4 ターゲットと検出方法

分子	ターゲット	方法
遺伝子(DNA)	DNAの塩基配列	dot blot PCR Sourthern blot in situ hybridization
mRNA	mRNAの塩基配列	RT-PCR in situ hybridization Northern blot
タンパク	アミノ酸配列と単糖の配列(エピトープ)	免疫染色法 酵素抗体法 ELISPOT法 Western blot

分子レベルの研究では，検出するターゲットはDNA，mRNAおよびタンパクである．免疫組織化学はタンパク質を検出するために確立されたテクニックである．In situ hybridizationは，組織上で細胞ごとに特定のメッセンジャーRNA(mRNA)およびDNAの検出を可能にする分子生物学的手法である．

接的には働かないが，これらの細胞は末梢組織で抗原を捕えてリンパ器官へと遊走してT細胞に抗原を提示する．ヘルパーT細胞は，外来抗原と自己の主要組織適合抗原複合体を認識して活性化され，増殖してサイトカインを放出する(図4-3)．しかし，抗原提示には他の補助分子が不可欠なため，生体内で細胞膜上にIa抗原を発現しているというだけでは，抗原提示細胞からヘルパーT細胞へ抗原が提示されていることを示したことにはならない．さらに，B細胞と活性化T細胞もIa抗原陽性である．結局，病変における抗原提示の可能性に関しては状況証拠があるのみで，抗原提示細胞とヘルパーT細胞間の相互作用の実態はいまだに明らかではない．

そもそも根尖病変における「主要抗原」は何か，それに対する抗原特異的な免疫応答が病変の進行にいかにかかわるかについての研究が何も行われていない状況である．

2．T細胞

T細胞は，細胞性免疫において中心的な役割を演じる．根尖病変に浸潤したT細胞の機能解析が免疫組織化学的に行われ，根尖病変に浸潤したT細胞の免疫調整システムのアンバランス，すなわち，Ts/cサプレッサーT細胞の優勢[20]とTh/iT細胞の優勢という相反する結果が報告された[17]．また根尖病変のT細胞はほとんどが活性化していない[8]．ヘルパーT細胞は根尖病変の増悪と骨吸収に，サプレッサーT細胞と形質細胞は炎症の慢性化に関連することが示唆されている[21]．

一方，歯根肉芽腫では体液性免疫が細胞性免疫よりも優勢であること[22]，動物実験からはT細胞が根尖病変の病態においてマイナーな役割しか果たしていないことが報告されている[23]．しかし，これまでの細胞性免疫の研究はT細胞サブセットの表現型マーカーのみから評価されており，根尖病変で起きている細胞性免疫応答を十分に評価できているとは言い難い．

CD4＋ヘルパーT細胞は Tヘルパー1(Th1)またはTヘルパー2(Th2)に細分類することができる(図4-3)．体液性免疫反応は，IL-4，IL-5，IL-10

およびIL-13といった特徴的サイトカインを産生する「Th2細胞」によって促進される．一方，「Th1細胞」は，細胞性免疫反応を強化するIL-2およびインターフェロンを分泌する．そのためT細胞の機能はサイトカイン・プロフィールからも評価することができる．歯根肉芽腫では，炎症反応が抑制されTh2および体液性免疫応答が優位であるとされる[24]（表4-2, 3）．

歯周病研究において，成人性歯周炎におけるサイトカイン・プロフィールは，タンパクおよびmRNAレベルから研究されている（表4-4）．しかし，歯周炎におけるサイトカイン・プロフィールについてもいまだに統一見解は得られていない[25~28]．また，異なる抗原による曝露，治療様式と疾患のステージによって炎症組織におけるサイトカイン・プロフィールは変動する可能性がある．

T細胞機能は，病変部におけるT細胞レセプター（TCR）レパートリーからも評価されている[29~31]．歯周病研究では，成人性歯周炎の局所において利用されるTCRレパートリーが特定された[32,33]．その結果，歯周炎歯肉において，限定されたレパートリーを有するT細胞が歯周炎局所で増殖したのか，あるいはスーパー抗原の活性化が起きたのではないかと解釈された．根尖病変のT細胞の役割を，同じ方法論で評価することが可能である．このように分子生物学的な手法は，根尖病変の病態における根尖周囲T細胞の機能的な役割を理解するのに大変有用である．

IV. 体液性免疫応答

感染根管から検出された細菌に対する抗原特異的な体液性免疫応答は，抗原に細菌の構成成分を使った酵素抗体法によって研究されている[34]．モノクローナルおよびオリゴクローナルな免疫グロブリンが，根尖病変部で検出され[35]，根管内細菌の特定抗原に対する根尖病変の抗体産生細胞が研究された[36]．

また，根尖病変でのオリゴクローナルおよびモノクローナルな免疫グロブリンの局所的な産生は，感染根管中に主要抗原が存在するという仮説を支持する．

免疫学的な主要抗原の研究は，われわれが感染根管内の刺激物の病理学的役割を理解するのに役立つかもしれない．主要な免疫原になる分子が見つかれば，それらは患者において過剰の抗体産物を誘導することから病原性因子として働く可能性がある．しかし，感染根管内の細菌から主要な免疫原性を有する抗原を特定することは難しいかもしれない．なぜなら，上述したように，抗原は多様であるし，免疫応答性は個体間の個人差が大きい．もっとも，感染根管内の共通の細菌あるいは限定された主要な免疫原が存在する可能性はある[37]．

V. 免疫グロブリン産生細胞

根尖病変では，多数の形質細胞と免疫グロブリンG（IgG）を含む形質細胞が優勢で，IgAとわずかなIgM保有細胞が存在する[4,5,38~42]．根尖病変における抗体産生細胞の比率から，同部における免疫反応が「粘膜免疫」よりむしろ「全身免疫」であることが明らかとなった．

根尖病変の免疫グロブリン・クラスを定量した研究からも，類似した結果が示された[43~45]．一方，歯根嚢胞壁においてIgGやIgMよりもIgAタイプの形質細胞が多いとする報告もある[46]．おそらく，全身および粘膜免疫の両方が根尖病変の病態にかかわるのであろう．

免疫グロブリン産生細胞については，根尖病変における免疫グロブリン産生を遺伝子レベルで特定する研究も行われた．in situ hybridization法（表4-4）により，免疫グロブリンmRNA発現細胞を組織上で特定し，免疫グロブリン産生細胞数を定量することができる．

ヒトのIgGおよびIgAはそれぞれ4つと2つのサブクラス，IgG_1，IgG_2，IgG_3とIgG_4，IgA_1とIgA_2からなる．抗原がタンパクの場合IgG_1が，糖類やリポ多糖の場合にはIgG_2が誘導される．また，抗体の軽鎖（カッパー，ラムダ）の違いも抗原によって異なる．

歯周炎歯肉，歯根肉芽腫および歯根嚢胞に浸潤し

表 4-5　根尖病変の抗体産生細胞の比率

	IgA1 IgA	鎖陽性 IgA1 IgA1	IgG1	IgG サブクラス IgG2	IgG3	IgG4
G	75.3 (11.6)	1.3 (0-7.7)	57.3 (11.6)	34.1 (5.0)	4.0 (2.8)	4.0 (2.7)
C	64.8 (21.3)	4.7 (0.3-13.6)	56 (5.7)	34.6 (5.1)	4.4 (2.2)	5.4 (2.5)
P	65.1 (1.3)	1.2 (1.0)	63 (4.7)	23 (6.8)	3.0 (2.5)	10 (2.3)

G＝歯根肉芽腫，C＝歯根嚢胞，P＝歯周炎歯肉．

た抗体産生細胞の軽鎖の比率（カッパー鎖/ラムダ鎖比）を調べたところ，歯周炎歯肉ではカッパー鎖産生の形質細胞が優位で，歯根肉芽腫および歯根嚢胞ではカッパー鎖とラムダ鎖陽性の形質細胞の比率に有意差はなかった[47,48]．

根尖周囲組織の B 細胞がどこで活性化し，どこで増殖して分化するのか，さらにどのように根尖病変へ遊走するかという機序は，根尖病変の病態における体液性免疫応答の特徴を考えるうえで大変興味深い．根尖病変における IgG と IgA サブクラス mRNA 発現形質細胞の分布が調べられ[49,50]，IgG サブクラスの中では，IgG_1 が優勢で，タンパク抗原が根尖病変では主要な抗原であることがわかった（表 4-5）．

IgG_2 mRNA を発現した形質細胞の割合は，IgG 総数のおよそ 35％であった．そして，それは歯周炎組織において IgG_2 mRNA 発現した細胞の割合（23％）より高かった[50,51]．したがって，リポ多糖類と糖鎖抗原は，歯周炎歯肉においてよりも根尖病変で免疫反応を引き出す際により大きい役割を演ずるのかもしれない．根尖病変の IgA 形質細胞は大部分が J 鎖マイナスであった[49]．これらの特徴は，分泌型 IgA によって媒介される粘膜免疫による防御システムが，病変部ではほとんど機能していないことを示す．逆に，Torres ら（1994）は，根尖病変における分泌型 IgA の存在を報告し，分泌型 IgA が嚢胞性病変で活発に産生され，一方歯根肉芽腫における IgA 単量体が病変への血清由来タンパク質の漏出した結果であることを示唆した[52]．

抗原による B 細胞の分化とリンパ系組織以外における germinal center（胚中心）の形成が示された[53]．非リンパ器官におけるこれらの胚中心は，効果的に局所免疫反応を誘導することができるので，免疫グロブリン分泌細胞の局所的な貯蔵庫になる．しかし，胚中心様の器官や B リンパ球の局所的な増殖は根尖病変ではめったに見られない．一方，扁桃腺の胚中心（大部分は B 細胞）ではリンパ球の増殖が観察される[54]．これらの結果は根尖病変における B 細胞が休止期（Go stage）の状態で存在していることを示唆する．

Ⅵ．多クローン性 B 細胞活性化

確立期の根尖病変の病理学的所見では，歯周炎歯肉と同様に形質細胞の浸潤が顕著である．形質細胞は，B 細胞が活性化，増殖および分化した抗体産生細胞であるが，骨代謝にも関連することが示唆されている．抗原特異的な免疫応答に加えて，リンパ球はペプチドグリカンとリポ多糖類（LPS），テイコ酸を含むいくつかの微生物の産生物で直接活性化される．歯周病原性細菌の LPS は非特異的に B 細胞の増殖と分化を誘導するいくつかの成分を含んでいることから，「多クローン性 B 細胞活性化（polyclonal B cell activation：PBA）」活性を有している[55]．

この PBA 活性により抗原非特異的な B リンパ球の活性化が誘導される．同様に，感染根管の嫌気性細菌由来 LPS も PBA 活性を有するので，根尖病変部の B 細胞の増殖と分化を誘導すると考えられる[56]．

LPS によって刺激されたマクロファージは，いろいろなサイトカインを産生して T 細胞サブセットを刺激する[57]．活性化 B 細胞もまた骨吸収活性を

持つIL-1を産生するので[58]，根尖病変でのB細胞と形質細胞が抗体に加えて骨吸収を誘導する炎症性物質を産生していても何ら不思議ではない．しかしながら，根尖病変の形質細胞が産生する抗体とその他の分子に関しては不明なことが多い．プロスタグランジン E_2 は歯根嚢胞内の形質細胞によって主に産生されており，形質細胞が骨吸収に関係することを支持している[59]．逆に，形質細胞は根尖病変の増悪よりむしろ組織修復に関係しているとする報告もある[60]．それゆえ，形質細胞から産生される炎症性因子を分析するために，今後の研究に興味が持たれる．根尖病変の形質細胞から発現された遺伝子に関する分子生物学的研究により，これら細胞の根尖病変部における役割がより詳細に解析されるだろう．

Ⅶ．細胞機能の解析

1．細胞の代謝

根尖病変に浸潤した多数の免疫担当細胞の役割についてはあまりよく知られていない．異なる細胞群とそれらの相互作用については，形態的および免疫組織化学的な研究によって調べられている[11,15,16]．しかし，形態的観察と細胞表面上のマーカー表現型の解析だけでは生体内の細胞機能を解明するのに十分ではない．細胞の機能の一端を知るために細胞の発現する総メッセンジャーRNAとリボソームRNAを調べて細胞の代謝活性を評価することが可能である[61〜63]．

これらの情報は，細胞ごとのタンパク合成活性を示すので，生体内の組織機能を評価する際に有効である[54]．形質細胞はもっとも強いシグナルを示し，上皮，線維芽細胞，マクロファージ，内皮細胞およびリンパ球においてはある程度陽性反応を示した．一方，ほとんどの多形核白血球はこれらのプローブに対して陰性であり細胞代謝が低下していると考えられた[2]．

2．細胞増殖

組織および器官における細胞の機能および活性は，細胞の増殖と細胞死のバランスによって決まる．炎症性病変での細胞増殖の研究は，正常細胞のターンオーバー，リンパ球のクローン増殖，組織成熟，組織再生と破壊の点からも重要である．

生体内における細胞増殖は，いくつかの細胞増殖マーカー，例えば，Ki 67，PCNAやヒストン（S-phase）を用いて評価できる[64]．根尖病変のリンパ球はほとんど増殖しておらず[2]，特定の白血球が根尖病変で局所的に増殖するというよりは，むしろ根尖周囲組織において選択的なホーミングあるいは非特異性な遊走により根尖病変に浸潤するという仮説を支持している．

3．上皮細胞の増殖

嚢胞の拡大は，嚢胞上皮の増殖とマラッセの上皮遺残の増殖によって生じる．そしてこれは根尖周囲組織特有の反応とされる[65]．根尖病変における上皮細胞の増殖は，好中球，リンパ球と形質細胞の浸潤を伴う[66]．それゆえに，これらの免疫担当細胞からの炎症性メディエーターが上皮細胞の増殖に関係しているかもしれない．しかし，残存上皮細胞の増殖を刺激し，それらの拡大にかかわる分子メカニズムは明らかではない．サイトカインと細菌由来のエンドトキシンは，上皮の細胞増殖に影響を及ぼす[67]．歯根嚢胞の上皮細胞は，オートクラインにIL-1およびIL-6を産生する[68,69]．根尖病変の間質細胞によってケラチノサイト成長因子が産生され，嚢胞形成と関連する上皮の増殖を刺激する可能性もある[70]．上皮細胞は，上皮の細胞増殖を示す根尖病変において上皮細胞増殖因子受容体を強く発現している[71]．

この証拠は，歯根嚢胞の拡大が炎症性細胞によって産生される成長因子とサイトカインを介して起こるという仮説を支持する．一般的には，歯根嚢胞は従来の感染根管治療では治癒しにくい．したがって，根尖病変における残存上皮細胞増殖を刺激するメカニズムを解明できれば，有効な治療法の開発につながる可能性がある．

4．細胞死

細胞は「ネクローシス」または「アポトーシス」

表 4-6 病理組織像，臨床症状および診断

病理所見	臨床症状	診断
好中球の浸潤	温水痛，脈拍性疼痛	化膿性，急性
形質細胞	無症状	慢性
ラッセル体（形質細胞の死骸）	無症状	慢性
囊胞壁（上皮）	エックス線境界明瞭	歯根囊胞

を起こして細胞死を起こす．ネクローシスは，原形質膜，急速な膨張と自己分解により傷害される[72]．例えば，ラッセル体は抗体を生産することができなくなり壊死した形質細胞とみなされている[73]．逆に，アポトーシスは細胞の自殺であって，細胞収縮，核と細胞質の細胞小器官凝結およびDNAの断片化を含む特徴を示す[74]．

根尖病変には多数の炎症性細胞と壊死組織が見られ，これら細胞群の細胞死と排除機構に関しては，ほとんど情報がない[4,5]．浸潤した好中球はアポトーシスを生じ，マクロファージによって貪食される（図4-2）[2]．死んだまたは活性化された好中球は，活性酸素，分解酵素とIL-1やTNF-αのようなサイトカインを放出する[75~77]．したがって，マクロファージによる好中球の排除システムは死んだ好中球からの有害な炎症性メディエーターの放出を防ぎ，炎症を慢性化するために重要である[78,79]．

好中球は細胞表面上にFasおよびFasリガンド（FasL）を発現しているが，アポトーシス抑制分子を発現しておらず，この特徴は白血球の中でもっとも短い好中球の寿命を反映しているのであろう[80]．破骨細胞のアポトーシスは抗Fas抗体とそれを抑制するTNF-αによって誘導される[81]．これはTNF-αと好中球由来の可溶性FasLが破骨細胞のアポトーシスを制御できる可能性を示し，好中球は根尖病変の骨破壊において重要な役割を果たしている可能性がある（図4-1）．

VIII. 炎症性分子

1. サイトカイン

生体内における細胞性および体液性免疫反応の制御におけるサイトカインの役割が研究されている．これまでに，根尖病変におけるIL-1とTNF-αのような骨吸収を誘導する炎症性サイトカインの存在[82~85]および臨床症状との関連性が報告された[86,87]．これらのサイトカインは，いくつかの細胞，例えば骨吸収窩の近傍のマクロファージと破骨細胞によって産生される[88]．破骨細胞はタイプIおよびタイプII IL-1レセプターを発現している[89]．これは，根尖病変の免疫担当細胞によって産生されるサイトカインが破骨細胞機能を活性化することで骨破壊を誘導することを示唆している．

炎症巣における好中球の病理的役割は，好中球の機能活性が以前に考えられていたよりも多彩なことを考慮して再評価される必要がある[90]．最近，多くの証拠により好中球がIL-1，TNF-α，IL-6およびIL-8のような炎症性サイトカインを産生することが証明された[76,91]．好中球は根尖病変でのIL-1の重要な分泌源で，これら好中球由来のサイトカインは骨吸収にも関係している．

破骨細胞分化誘導因子であるreceptor activator of NF-κB（RANK）およびRANK ligand（RANKL）については，歯根膜細胞における発現が確認され[92,93]，骨および歯根吸収にかかわる可能性が報告されている[94]．

2. アラキドン酸代謝物質

プロスタグランジンは，根尖病変における骨吸収を促進すると考えられている[84,95,96]．根尖病変におけるプロスタグランジン産生細胞の局在が解析され，歯根囊胞における形質細胞と組織球成分，マクロファージおよび歯髄組織の血管内皮細胞はプロスタグランジンE₂陽性細胞であることが示された[59,97]．これらの宿主細胞から産生されるプロスタグランジンは骨吸収の進展に関係し，臨床症状にも反映されるのだろう[98]．

3. 活性酸素および活性窒素

　歯根肉芽腫や歯根嚢胞内では，浸潤した細胞が多数の炎症性物質を産生している．活性化した好中球は，活性酸素を産生している[99～101]．一方，一酸化窒素はマクロファージ，リンパ球，血管内皮細胞，上皮細胞，線維芽細胞，多型核白血球から産生されることが示されている[102～104]．血管周囲の細胞から多く産生されている．臨床症状との相関はないとする報告もある[105]．また，一酸化窒素阻害剤による根尖性歯周炎の治療への応用の可能性が示されている[106]．

4. 金属マトリックスプロテアーゼ

　コラーゲンは根尖性歯周炎により破壊される主なタンパク質である．金属マトリックスプロテアーゼは，マトリックス破壊における重要な酵素である．3つの主要な金属マトリックスプロテアーゼとして，ゼラチナーゼ，stromelysin およびコラゲナーゼがある．

　金属マトリックスプロテアーゼは炎症組織において，いろいろな防御および組織構成細胞である好中球，線維芽細胞，マクロファージ，上皮細胞によって分泌される．好中球（MMP-9）と線維芽細胞（MMP-2）からの金属マトリックスプロテアーゼは，嚢胞壁と嚢胞体で活性を有する[107]．

　微生物は，宿主のタンパク質と他分子を消化するいろいろな可溶性酵素を産生し増殖のための栄養物を獲得する．微生物は多数のプロテアーゼを産生することができるが，嚢胞液の主なプロテアーゼ活性は宿主細胞由来のものであり，微生物由来のプロテアーゼはそれほど多くない[108]．この証拠は，宿主細胞からの金属マトリックスプロテアーゼが根尖周囲組織の破壊に主に関係していることを示唆している．

　組織破壊は，金属マトリックスプロテアーゼとメタロプロテアーゼインヒビター（TIMP）のアンバランスによって生じる．それゆえに，根尖病変における金属マトリックスプロテアーゼおよび TIMP の調節メカニズムを解明する必要がある．

5. 接着分子

　免疫担当細胞は活発に移動して嚢胞の上皮層を透過する[46]．これは細胞膜表面に発現した接着分子群の働きによる．例えば，接着分子は上皮を通って白血球が移動することにも関係し，上皮下への炎症性細胞の浸潤を可能にしている．根尖病変における接着分子の研究は，歯根嚢胞において ICAM-1 と ELAM-1 発現の分布が報告されたにすぎない[69]．したがって，根尖病変において接着分子を介する細胞―細胞間および細胞間―細胞外マトリックス相互作用，例えば VLA integrins-VCAM-1 や VLA-フィブロネクチン間の細胞接着分子を調べる必要がある．

Ⅸ．動物実験モデル

　Kakehashi ら（1965）によって意図的に歯を露髄させたラットを用いて根尖性歯周炎を発症させる動物実験が行われた[109]．これまでに，ラットを用いた動物実験により，微生物の感染[110]，骨吸収の動態[69,83,111,112]，免疫担当細胞の役割[21,113～115]に焦点を当てた研究が行われた．しかし，ヒトとラットでは種属が違い，免疫システムが多少異なるので，動物実験の結果を単純にそのままヒトに当てはめることはできない．例えば，ヒトでは IL-1β が優勢であるのに対してラットでは IL-1α が優勢である[84]．サイトカインの役割を知るためには，実験動物モデルに加えてヒトの臨床サンプルを使った研究が必要であろう．

　このラット・モデルは新しい治療法を試みるのにも利用され，抗炎症物質，例えば抗菌性物質，コラゲナーゼインヒビター，プロスタグランジン合成阻害剤，IL-1 レセプター拮抗剤の役割が検討された．そして，これらの物質は根尖病変で急性炎症および微生物により誘導された骨吸収の阻止に役立つと考えられている[116,117]．

　最近では，ノックアウトマウスを用いた研究からインターロイキン 6 が抗炎症効果を示したこと[118]，IL-10 が骨吸収抑制に働いたこと[119]および接着分子が生体防御上重要な役割を示していること[120]が報告されている．

まとめ

　根尖病変の病態に関係している免疫反応は非常に複雑である．根尖病変の病理学的メカニズムに関しても多くの疑問が残る．例えば，①刺激に対する生体の防御反応は，防御的あるいは傷害的のいずれに働くのか．②T細胞は，根尖病変の病因に関していかなる役割を演ずるか．③根尖病変の形質細胞は抗原特異的な抗体を産生するのか．もしそうであれば，感染根管の主要抗原は何か．④宿主―寄生体相互作用によって引き起こされる骨吸収のプロセスやリモデリングは何か，などである．

　細菌に誘発された慢性炎症の結果生じる骨吸収と骨形成の分子メカニズム，組織修復，上皮細胞からの成長因子と根尖病変でのサイトカイン・ネットワークの解明も重要な課題である．微生物学，免疫学および分子生物学的手法は，根尖病変の病態の謎を解決するのに有効なツールを提供する．これらの新しいエビデンスは基本的に根尖病変の治療方法を変えないかもしれないが，それにより臨床医がより多くの理解と自信を持って，患者を啓蒙して治療することが可能になる．高度な医療とは，技術（アート）のみでなくその分野の科学レベルが伴っていることを理解する必要がある．

参考文献

1. Takahashi K. Review Microbiological, pathological, inflammatory, immunological and molecular biological aspects of periradicular disease. Int. Endodontic J. 1998 ; 31 : 311-325.
2. Takahashi K, et al. Cell synthesis, proliferation and apoptosis in human dental periapical lesions analysed by in situ hybridization and immunohistochemistry. Oral Diseases. 1999 ; 5 : 313-320.
3. Yanagisawa S. Pathologic study of periapical lesions 1. periapical granulomas : clinical, histopathological and immunohistopathologic studies. J. Oral Pathol. 1980 ; 9 : 288-300.
4. Stern MH, Dreizen S, Mackler BF, Selbst AG, Levy BM. Quantitative analysis of cellular composition of human periapical granuloma. J Endod. 1981 ; 7 : 117-122.
5. Stern MH, Dreizen S, Mackler BF, Levy BM. Antibody-producing cells in human periapical granulomas and cysts. J Endod. 1981 ; 7 : 447-452.
6. Nevins AJ, Levine S, Faitlowicz-Gayer Y, Svetcov S. Sensitization via IgE-mediated mechanism in patients with chronic periapical lesions. J Endod. 1985 ; 11 : 228-230.
7. Perrini N, Fonzi L. Mast cells in human periapical lesions : ultrastructural aspects and their possible implications. J Endod. 1985 ; 11 : 197-202.
8. Piattelli A, Artese L, Rosini S, Quaranta M, Musiani P. Immune cells inperiapical granuloma : morphological and immunohistochemical characterization. J Endod. 1991 ; 17 : 26-29.
9. Kettering JD, Torabinejad M. Presence of natural killer cells in human chronic periapical lesions. Int. Endodontic J. 1993 ; 26 : 344-347.
10. Stern MH, Dreizen S, Mackler BF, Levy BM. Isolation and characterization of inflammatory cells from the human periapical granuloma. J. Dent. Res. 1982 ; 61 : 1408-1412.
11. Matthews JB, Browne RM. An immunocytochemical study of the inflammatory cell infiltrate and epithelial expression of HLA-DR in odontogenic cysts. J. Oral Pathol. 1987 ; 16 : 112-117.
12. Gao Z, Mackenzie IC, Rittman BR, Korszun AK, Williams DM, Cruchley AT. Immunocytochemical examination of immune cells in periapical granulomata and odontogenic cysts. J. Oral Pathol. 1988 ; 17 : 84-90.
13. Barkhordar RA, Desouza YG, Francisco S. Human T-lymphocyte subpopulations in periapical lesions. Oral Surg Oral Med Oral Pathol. 1988 ; 65 : 763-766.
14. Lukic A, Arsenijevic N, Vujanic G, Ramic Z. Quantitative analysis of the immunocompetent cells in periapical granuloma : correlation with the histological characteristics of the lesions. J Endod. 1990 ; 16 : 119-22.
15. Tani N, Osada T, Watanabe Y, Umemoto T. Comparative immunohistochemical identification and relative distribution of immunocompetent cells in sections of frozen or formalin-fixed tissue from human periapical inflammatory lesions. Endod Dent Traumatol. 1992 ; 8 : 163-169.
16. Marton IJ, Kiss C. Characterization of inflammatory cell infiltrate in dental periapical lesions. Int. Endodontic J. 1993 ; 26 : 31-36.
17. Kopp W, Schwarting R. Differentiation of T lymphocyte subpopulations, macrophages, and HLA-DR-restricted cells of apical granulation tissue. J Endod. 1989 ; 15 : 72-75.
18. Matsuo T, Ebisu S, Shimabukuro Y, Ohtake T, Okada H. Quantitative analysis of immunocompetent cells in human periapical lesions : correlations with clinical findings of the involved teeth. J Endod. 1992 ; 18 : 497-500.
19. Okiji T, Kawashima N, Kosaka T, Kobayashi C Suda H. Distribution of Ia-expressing nonlymphoid cells in various stages of induced periapical lesions in rat molars. J Endod. 1994 ; 20 : 27-31.
20. Kontiainen S, Ranta H, Lautenschlager. Cells infiltrating human periapical inflammatory lesions. J. Oral Pathol. 1986 ; 15 : 544-546.
21. Kawashima N, Okiji T, Kosaka T, Suda H. Kinetics of macrophages and lymphoid cells during the development of experimentally induced periapical lesions in rat molars : a quantitative immunohistochemical study. J Endod. 1996 ; 22 : 311-316.
22. Babal P, Soler P, Brozman M, Jakubovsky J, Beyly M, Basset F. In situ characterization of cells in periapical granuloma by monoclonal antibodies. Oral Surg Oral Med Oral Pathol. 1987 ; 64 : 348-352.
23. Wallstrom JB, Torabinejad M, Kettering J, McMillan P. Role of T cells in the pathogenesis of periapical lesions. A preliminary report. Oral Surg Oral Med Oral Pathol. 1993 ; 76 : 213-218.
24. Walker KF, Lappin DF, Takahashi K, Hope J, Macdonald DG, Kinane DF. Cytokine expression in periapical granulation tissue as assessed by immunohistochemistry. Eur J Oral Sci. 2000 ; 108 : 195-201.
25. Matsuki Y, Yamamoto T, Hara K. Detection of inflammatory cytokine messenger RNA (mRNA)-expressing cells in human inflamed gingiva by combined in situ hybridization and immunohistochemistry. Immunol. 1992 ; 76 : 42-47.
26. Fujihashi K, Beagley KW, Kono Y, et al. Gingival mononuclear cells from chronic inflammatory periodontal tissues produce interleukin (IL)-5 and IL-6 but not IL-2 and IL-4. Am. J. Pathol. 1993 ; 142 : 1239-1250.
27. Fujihashi K, Yamamoto M, Hiroi T, Bamberg TV, McGhee JR, Kiyono H. Selected Th 1 and Th 2 cytokine mRNA expression by CD 4+ T cells isolated from inflamed human gingival tissues. Clin. Exp. Immunol. 1996 ; 103 : 422-428.
28. Yamazaki K, Nakajima T, Hara K. Immunohistological analysis of T cell functional subsets in chronic inflammatory periodontal disease. Clin. Exp. Immunol. 1995 ; 99 : 384-91.
29. Forman JD, Klein JT, Silver RF, Liu MC, Greenlee BM, Moller DR. Selective activation and accumulation of oligoclonal V beta-specific T cells in active pulmonary sarcoidosis. J. Clin. Invest. 1994 ; 94 : 1533-1542.
30. Yamazaki K, Nakajima T, Gemmell E, Kjeldsen M, Seymour GJ, Hara K. Biased expression of T cell receptor V β genes in periodontitis patients. Clin. Exp. Immunol. 1996 ; 106 : 329-335.
31. Hingorani R, Monteiro J, Furie R, et al. Oligoclonality of V beta 3 TCR chains in the CD 8+ T cell population of rheumatoid arthritis patients. J. Immunol. 1996 ; 156 : 852-858.
32. Nakajima T, Yamazaki K, Hara K. Biased T cell receptor V gene usage in tissues with periodontal disease. J. Periodont. Res. 1996 ; 31 : 225-241.
33. Yamazaki K, Nakajima T, Ohsawa Y, Tabeta K, Yoshie H, Sakurai K, Seymour GJ. Selective expansion of T cells in gingival lesions of patients with chronic inflammatory periodontal disease Clin Exp Immunol. 2000 ; 120 (1) : 154-161.
34. Kettering JD, Torabinejad M, Jones SL. Specificity of antibodies present in human periapical lesions. J Endod. 1991 ; 17 : 213-6.
35. Matsumoto Y. Monoclonal and oligoclonal immunoglobulins localized in human dental periapical lesion. Microbiol and Immunol. 1985 ; 29 : 751-757.
36. Ogawa T, Kuribayashi S, Shimauchi H, Toda T, Hamada S. Immunochemical and biological characterization of outer membrane proteins of Porphyromonas endodontalis. Infect. Immun. 1992 ; 60 : 4528-4533.
37. Sundqvist G. Associations between microbial species in dental root canal infections. Oral Microbiol Immunol. 1992 ; 7 : 257-262.
38. Toller PA. Immunological factors in cysts of the jaws. Proceeding of royal society of Medicine. 1971 ; 64 : 555-559.
39. Kuntz DD, Genco RJ, Guttuso J, Natiella JR. Localization of immunoglobulins and the third component of complement in dental periapical lesions. J Endod. 1977 ; 3 : 68-73.
40. Morton TH, Clagett JA, Yavorsky Lt. CD. Role of immune complexes in human periapical periodontitis. J Endod. 1977 ; 3 : 261-268.

41. Matthews JB, Mason GI. Immunoglobulin producing cells in human periapical granulomas. Br. J. Oral Surg. 1983 ; 21 : 192-197.
42. Smith G, Matthews JB, Smith AJ, Browne RM. Immunoglobulin-producing cells in human odontogenic cysts. J. Oral Pathol. Med. 1987 ; 16 : 5-48.
43. Skaug N. Proteins in fluid from non-keratinizing jaw cysts. 4. concentrations of immunoglobulins (IgG, IgA and IgM) and some non-immunoglobulin proteins : relevance to concepts of cyst wall permeability and clearance of cystic proteins. J. Oral Pathol. 1974 ; 3 : 47-61.
44. Baumgartner JC. Detection of immunoglobulins from explant cultures of periapical lesions. J Endod. 1991 b ; 17 : 105-110.
45. Matsuo T, Nakanishi T, Ebisu S. Immunoglobulins in periapical exudates of infected root canals : correlations with the clinical findings of the involved teeth. Endod Dent Traumatol. 1995 ; 11 : 95-99.
46. Toller PA, Holborow EJ. Immunoglobulins and immunoglobulin-containing cells in cysts of the jaws. Lancet. 1969 ; 2 : 178-181.
47. Takahashi K, MacDonald DG, Kinane DF. Analysis of immunoglobulin-synthesizing cells in human dental periapical lesions by in situ hybridization and immunohistochemistry. J. Oral Pathol. Med. 1996 b ; 25 : 331-335.
48. Takahashi K, Moughal NA, Mooney J and Kinane DF. Kappa light chain mRNA bearing plasma cells are predominant in periodontitis lesions. J. Periodont. Res. 1996 c ; 31 : 256-259.
49. Takahashi K, MacDonald DG, Kinane DF. Detection of IgA subclasses and J chain mRNA bearing plasma cells in human dental periapical lesions by in situ hybridization. J. Endodon. 1997 b ; 23 : 513-516.
50. Takahashi K, Lappin DF, MacDonald DG, Kinane DF. The relative distribution of IgG subclasses mRNA-expressing plasma cells in human dental periapical lesions by in situ hybridization. J. Endodon. 1998 ; 24 : 164-167
51. Takahashi K, Mooney J, Frandsen E, Kinane DF. IgG and IgA subclass mRNA - bearing plasma cells in periodontitis gingival tissue and immunoglobulin levels in the gingival crevicular fluid. Clin. Exp. Immunol. 1997 a ; 107 : 158-165.
52. Torres JO, Torabinejad M, Matiz RA, Mantilla EG. Presence of secretory IgA in human periapical lesions. J Endod. 1994 ; 20 : 87-89.
53. Chvatchko Y, Kosco-Vilbois MH, Herren S, Lefort J, Bonnefoy JY. Germinal center formation and local immunoglobulin E (IgE) production in the lung after an airway antigenic challenge. J. Exp. Med. 1996 ; 184 : 2353-2360.
54. Takahashi K, Lappin D, Kinane DF. In situ localization of cell synthesis and proliferation in periodontitis gingiva and tonsillar tissue. Oral Diseases. 1996 a ; 2 : 210-216.
55. Tew J, Engel D, Mangan D. Polyclonal B-cell activation in periodontitis. J. Periodont. Res. 1989 ; 24 : 225-241.
56. Tani N, Osada T, Watanabe Y, Umemoto T. Immunobiological activities of bacteria isolated from the root canals of postendodontic teeth with persistent periapical lesions. J Endod. 1992 ; 18 : 58-62.
57. Tough DF, Sun S, Sprent J. T cell stimulation in vivo by lipopolysaccharide (LPS). J. Exp. Med. 1997 ; 185 : 2089-2094.
58. Matsushima K, Procopio A, Abe H, Scalachre G Ortaldo JR, Oppenheim JJ. Production of interleukin 1 activity by normal human peripheral blood B lymphocytes. J. Immunol. 1985 ; 135 : 1132-1136.
59. Matejka M, Ulrich W, Porteder H, Sinzinger H, Peskar BA. Immunohistochemical detection of 6-oxo-PGF 1 and PGE 2 in radicular cysts. J. Maxillo. Surg. 1986 ; 14 : 108-112.
60. Akamine A, Hashiguchi I, Toriya Y, Maeda K. Immunohistochemical examination on the localization of macrophages and plasma cells in induced rat periapical lesions. Endod Dent Traumatol. 1994 ; 10 : 121-128.
61. Pringle JH, Primrose L, Kind CN, Talbot LC, Lauder I. In situ hybridization demonstration of poly-adenylated RNA sequences in formalin-fixed paraffin sections using a biotinylated oligonucleotide poly d(T) probe. J. Pathol. 1989 ; 158 : 279-286.
62. Danks JA, McHale JC, Clark SP, et al. In situ hybridization of parathyroid hormone-related protein in normal skin, skin tumors, and gynecological cancers using digoxigenin-labeled probes and antibody enhancement. J. Histo. Cytoch. 1995 ; 43 : 5-10.
63. Yoshii A, Koji T, Ohsawa N, Nakane PK. In situ localization of ribosomal RNAs is a reliable reference for hybridizable RNA in tissue sections. J. Histochem. Cytochem. 1995 ; 43 : 321-327.
64. Alison M, Chaudry Z, Baker J, Lauder I, Pringle H. Liver regeneration : a comparison of in situ hybridization for histone mRNA with bromodeoxyuridine labeling for the detection of S-phase cells. J. Histochem. Cytochem. 1994 ; 42 : 1603-1608.
65. Torabinejad M. The role of immunological reactions in apical cyst formation and the fate of epithelial cells after root canal therapy : a theory. Int. J. Oral Surg. 1983 ; 12 : 14-22.
66. Hill TJ. The epithelium in dental granulomata. J. Dent. Res. 1930 ; 10 : 323-32.
67. Meghji S, Qureshi W, Henderson B, Harris M. The role of endotoxin and cytokines in the pathogenesis of odontogenic cysts. Arch Oral Biol. 1996 ; 41 : 523-31.
68. Meghji S, Henderson B, Bando Y, Harris M. Interleukin-1 : the principal osteolytic cytokine produced by keratocysts. Arch Oral Biol. 1992 ; 37 : 935-943.
69. Bando Y, Henderson B, Meghji S, Poole S, Harris M. Immunocytochemical localization of inflammatory cytokines and vascular adhesion receptors in radicular cysts. J. Oral Pathol. Med. 1993 ; 22 : 221-227.
70. Gao Z, Flaitz CM, Mackenzie IC. Expression of keratinocyte growth factor in periapical lesions. J. Dent. Res. 1996 ; 75 : 1658-1663.
71. Lin LM, Wang SL, Wang CW, Chang KM, Leung C. Detection of epidermal growth factor receptor in inflammatory periapical lesions. Int. Endodontic J. 1996 ; 29 : 179-184.
72. Duvall E, Wyllie AH. Death and the cell. Immunol. Today. 1986 ; 7 : 115-119.
73. Simon JHS. Periapical Pathology : In : Cohen S and Burns RC, ed. Pathways of the Pulp. 6 th edn. Baltimore, USA. Mosby. 1994 ; 337-362.

74. Arends MJ, Wyllie AH. Apoptosis : mechanisms and roles in pathology. Int Rev Exp Pathol. 1991 ; 32 : 223-254.
75. Miller GA, DeMayo T, Hutter JW. Production of interleukin-1 by polymorphonuclear leukocytes resident in periradicular tissue. J Endod. 1996 ; 22 : 346-351.
76. Takahashi K, Poole I, Kinane DF. Detection of interleukin-1β mRNA-expressing cells in gingival crevicular fluid by in situ hybridization. Arch Oral Biol. 1995 ; 40 : 941-947.
77. Galbraith GM, Hagen C, Steed RB, Sanders JJ, Javed T. Cytokine production by oral and peripheral blood neutrophils in adult periodontitis. J. Periodontol. 1997 ; 68 : 832-838.
78. Savill JS, Wyllie AH, Henson JE, Walport MJ, Henson PM, Haslett C. Macrophage phagocytosis of aging neutrophils in inflammation. J. Clin. Invest. 1989 ; 83 : 865-875.
79. Jones ST, Denton J, Holt PJ, Freemont AJ. Possible clearance of effete polymorphonuclear leucocytes from synovial fluid by cytophagocytic mononuclear cells : implications for pathogenesis and chronicity in inflammatory arthritis. Ann Rheumatic Diseases. 1993 ; 52 : 121-126.
80. Ohta K, Iwai K, Kasahara Y et al. Immunoblot analysis of cellular expression of Bcl-2 family proteins, Bcl-2, Bax, Bcl-x and Mcl-1, in human peripheral blood and lymphoid tissues. Int. Immunol. 1995 ; 7 : 1817-1825.
81. Tani-Ishii N, Tsunoda A, Teranaka T, Umemoto T. Autocrine regulation of osteoclast formation and bone resorption by IL-1 alpha and TNF alpha. J Dent Res. 1999 ; 78 : 1617-1623.
82. Artese L, Piattelli A, Quaranta M, Colasante A, Musani P. Immunoreactivity for interleukin 1β and tumor necrosis factor-a and ultrastructural features of monocytes/macrophages in periapical granulomas. J Endod. 1991 ; 17 : 483-487.
83. Stashenko P, Yu SM, Wang CY. Kinetics of immune cell and bone resorptive responses to endodontic infections. J Endod. 1992 ; 18 : 422-426.
84. Wang CY, Stashenko P. Characterization of bone-resorbing activity in human periapical lesions. J Endod. 1993 ; 19 : 107-111.
85. Wang CY, Tani-Ishii N, Stashenko P. Bone-resorptive cytokine gene expression in periapical lesions in the rat. Oral Microbiol Immunol. 1997 ; 12 : 65-71.
86. Lim GC, Torabinejad M, Kettering J, Linkhardt TA, Finkelman RD. Interleukin 1β in symptomatic and asymptomatic human periradicular lesions. J Endod. 1994 ; 20 : 225-227.
87. Matsuo T, Ebisu S, Nakanishi T, Yonemura K, Harada Y, Okada H. Interleukin-1 alpha and interleukin-1 beta periapical exudates of infected root canals : correlations with the clinical findings of the involved teeth. J Endod. 1994 ; 20 : 432-5.
88. Hamachi T, Anan H, Akamine A, Fujise O, Maeda K. Detection of interleukin-1β mRNA in rat periapical lesions. J Endod. 1995 ; 21 : 118-21.
89. Xu LX, Kukita T, Nakano Y, et al. Osteoclasts in normal and adjuvant arthritis bone tissues express the mRNA for both type I and II interleukin-1 receptors. Laboratory Investigation. 1996 ; 75 : 677-687.
90. Lloyd AR, Oppenheim JJ. Poly's lament : the neglected role of the polymorphonuclear neutrophil in the afferent limb of the immune response. Immunol. Today. 1992 ; 13 : 169-172.
91. Cassatella MA. The production of cytokines by polymorphonuclear neutrophils. Immunol. Today. 1995 ; 21 : 21-26.
92. Fukushima H, Kajiya H, Takada K, Okamoto F, Okabe K. Expression and role of RANKL in periodontal ligament cells during physiological root-resorption in human deciduous teeth. Eur J Oral Sci. 2003 ; 111(4) : 346-352.
93. Kanzaki H, Chiba M, Shimizu Y, Mitani H. Dual regulation of osteoclast differentiation by periodontal ligament cells through RANKL stimulation and OPG inhibition. J Dent Res. 2001 ; 80(3) : 887-891.
94. Lossdorfer S, Gotz W, Jager A. Immunohistochemical localization of receptor activator of nuclear factor kappaB (RANK) and its ligand (RANKL) in human deciduous teeth. Calcif Tissue Int. 2002 ; 71(1) : 45-52.
95. Harris M, Jenkins MV, Bennett A, Wills MR. Prostaglandin production and bone resorption by dental cysts. Nature. 1973 ; 245 : 213-5.
96. McNicholas S, Torabinejad M, Blankenship J, Bakland L. The concentration of prostaglandin E_2 in human periradicular lesions. J Endod. 1991 ; 17 : 97-100.
97. Miyauchi M, Takata T, Ito H, et al. Immunohistochemical detection of prostaglandins E_2, F_2, and 6-Keto-prostaglandin F_1 in experimentally induced periapical inflammatory lesions in rats. J Endod. 1996 ; 22 : 635-637.
98. Takayama S, Miki Y, Shimauchi H, Okada H. Relationship between prostaglandin E_2 concentrations in periapical exudates from root canals and clinical findings of periapical periodontitis. J Endod. 1996 ; 22 : 677-680.
99. Weiss SJ. Tissue destruction by neutrophils N Eng J Med. 1989 ; 320 : 365-376.
100. Minczykowski A, Woszczyk M, Szczepanik A, Lewandowski L, Wysocki H. Hydrogen peroxide and superoxide anion production by polymorphonuclear neutrophils in patients with chronic periapical granuloma, before and after surgical treatment. Clin Oral Investig. 2001 ; 5 : 6-10.
101. Marton IJ, Balla G, Hegedus C, Redi P, Szilagyi Z, Karmazsin L, Kiss C. The role of reactive oxygen intermediates in the pathogenesis of chronic apical periodontitis. Oral Microbiol Immunol. 1993 ; 8 : 254-257.
102. Takeichi O, Saito I, Hayashi M, Tsurumachi T, Saito T. Production of human-inducible nitric oxide synthase in radicular cysts. J Endod. 1998 ; 24 : 157-160.
103. Suzuki T, Kumamoto H, Ooya K, Motegi K. Expression of inducible nitric oxide synthase and heat shock proteins in periapical inflammatory lesions. J Oral Pathol Med. 2002 ; 31 : 488-493.
104. Kabashima H, Nagata K, Maeda K, Iijima T. Interferon-gamma-producing cells and inducible nitric oxide synthase-producing cells in periapical granulomas. J Oral Pathol Med. 1998 ; 27 : 95-100.

105. Shimauchi H, Takayama S, Narikawa-Kiji M, Shimabukuro Y, Okada H. Production of interleukin-8 and nitric oxide in human periapical lesions. J Endod. 2001 ; 27 : 749-752.
106. Takeichi O, Hayashi M, Tsurumachi T, Tomita T, Ogihara H, Ogiso B, Saito T. Inducible nitric oxide synthase activity by interferon-gamma-producing cells in human radicular cysts. Int Endod J. 1999 ; 32 : 124-30.
107. Teronen O, Salo T, Konttinen YT, et al. Identification and characterization of gelatinases/type IV collagenases in jaw cysts. J. Oral Pathol. Med. 1995 ; 24 : 78-84.
108. Barkhordar RA. Determining the presence and origin of collagenase in human periapical lesions. J Endod. 1987 ; 13 : 228-232.
109. Kakehashi S, Stanley HR, Fitzgerald RJ. The effects of surgical exposures of dental pulps in germ-free conventional laboratory rats. Oral Surg Oral Med Oral Pathol. 1965 ; 20 : 340-349.
110. Tani-Ishii N, Wang CY, Tanner A, Stashenko P. Changes in root canal microbiota during the development of rat periapical lesions. Oral Microbiol Immunol. 1994 ; 9 : 129-135.
111. Wang CY, Stashenko P. Kinetics of bone-resorbing activity in developing periapical lesions. J. Dent. Res. 1991 ; 70 : 1362-1366.
112. Yamasaki M, Kumazawa M, Kohsaka T, Nakamura H, Kameyama Y. Pulpal and periapical tissue reactions after experimental pulpal exposure in rats. J Endod. 1994 ; 20 : 13-17.
113. Stashenko P, Yu SM. T helper and T suppressor cell reversal during the development of induced rat periapical lesions. J. Dent. Res. 1989 ; 68 : 830-834.
114. Akamine A, Anan H, Hamachi T, Maeda K. A histochemical study of the behavior of macrophages during experimental apical periodontitis in rats. J Endod. 1994 ; 20 : 474-8.
115. Anan H, Akamine A, Maeda K. An enzyme histochemical study of the behavior of rat bone cells during experimental apical periodontitis. J Endod. 1993 ; 19 : 83-86.
116. Nobuhara WK, Carnes DL, Gilles JA. Anti-inflammatory effects of dexamethasone on periapical tissues following endodontic overinstrumentation. J Endod. 1993 ; 19, 501-507.
117. Anan H, Matsumoto A, Hamachi T, Yoshimine Y, Morita Y, Maeda K. Effects of a combination of an antibacterial agent (Ofloxacin) and a collagenase inhibitor (FN-439) on the healing of rat periapical lesions. J Endod. 1996 ; 22 : 668-673.
118. Balto K, Sasaki H, Stashenko P. Interleukin-6 deficiency increases inflammatory bone destruction. Infect Immun 2001 ; 69(2) : 744-750.
119. Sasaki H, Hou L, Belani A, Wang CY, Uchiyama T, Muller R, Stashenko P. IL-10, but not IL-4, suppresses infection-stimulated bone resorption in vivo. J Immunol. 2000 ; 165(7) : 3626-3630.
120. Kawashima N, Niederman R, Hynes RO, Ullmann-Cullere M, Stashenko P. Infection-stimulated infraosseus inflammation and bone destruction is increased in P-/E-selectin knockout mice. Immunol. 1999 ; 97(1) : 117-123.

第5章

根尖性歯周炎の診断と感染根管治療の予後

はじめに

　根尖性歯周炎の病態および感染根管治療の予後は，根尖病変の有無と程度，感染を受けた期間，外傷性咬合の有無，解剖学的特徴，残存歯質の厚みと強度，根管内の異物の種類および生体応答性により異なるので，患歯ごとにリスク評価を行い，永続性の高い治療法を選択する必要がある．

　一方，たとえ適切な歯内療法を行ったつもりでも，治癒の機転を取らないことがある．残念ながら根管治療はいつも成功するというわけではない．本章では，根尖性歯周炎の診査および診断，とりわけ根尖性歯周炎のリスク評価について，さらに感染根管治療の予後評価および再治療の判断基準について解説する．

Ⅰ．感染根管

　齲蝕や歯周病により口腔内細菌あるいは産生物質が歯髄へ侵入すると，歯髄は傷害を受けて炎症反応を生じる．細菌が歯髄に入り込むと「歯髄炎」を起こし，歯髄組織が破壊され，最終的には血流が途絶えて歯髄が壊死する．すると生体防御能力を失い，根管は細菌が寄生するのに適した環境，すなわち「感染根管」になる（図5-1，2a，b）．

　感染根管は狭義的には，「歯髄壊疽を起こしている歯」，「根尖病変を有する歯あるいは根管治療が不完全な無髄歯」と定義される．一方，広義的には，「根管歯髄が単に感染している状態」から「歯髄全体および根管壁の象牙細管深層まで感染している状態」を含む．この概念からすれば，「全部性歯髄炎」も「感染根管」と定義できる．

　1930年代に「死腔論」（第1章表1-3参照）が発表された際には，死腔自体が病因であると考えられた．現在では，感染根管（死腔）は生体内の易感染部位であり，「アナコレーシス」により細菌感染が生じれば容易に細菌が増殖するため，慢性の炎症巣が形成されやすい空間と考えられている．死腔には血液循

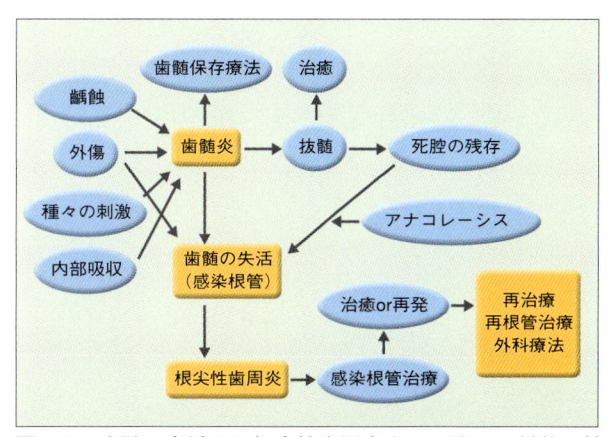

図5-1　歯髄の失活から根尖性歯周炎までの流れ．齲蝕や外傷が原因で歯髄炎が生じ，歯髄が失活すると感染根管となり，多くの場合，根尖性歯周炎を引き起こす．歯髄除去後の歯内療法が適切に行えておらず，死腔が残存すると根管の感染が生じ，感染根管となる．

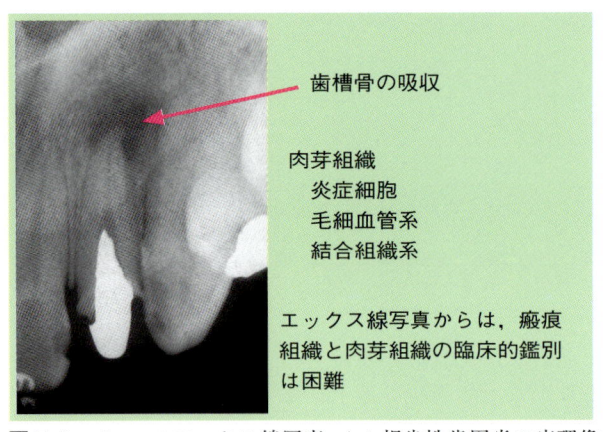

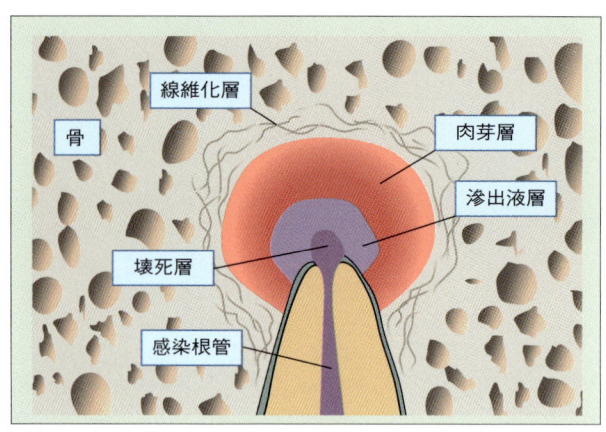

図5-2a, b　a：エックス線写真，b：根尖性歯周炎の病理像．感染根管菌の根尖から，壊死層，滲出液層，肉芽層，線維化層に分類できる．エックス線写真からは，瘢痕組織と肉芽組織の臨床的鑑別は困難である．

環がなく治癒力がないため他の部位に比較して一度感染が成立すると宿主の生体防御メカニズムや全身的な化学療法では感染源を除去できない．感染根管の根管壁には「バイオフィルム」（第2章）が付着しており，細菌感染は象牙細管内にも広がっているので，根管内の感染源を除去するには，根管壁を「全周ファイリング」することが不可欠である．

II. 根尖性歯周炎

　根尖性歯周炎は細菌によって引き起こされる[1]（第1章表1-3参照）．すなわち，根管内の異物（細菌，細菌由来の毒素および老廃物，変性した歯髄の分解産物）が根尖，側枝および髄床底から歯周組織へと拡散することで生じる炎症性疾患である．「感染根管」イコール「根尖性歯周炎」ではないが，根尖性歯周炎のほとんどは感染根管内の異物が原因で生じる．

　根尖性歯周炎は感染根管内外の異物に対する生体の防御反応であるが，個々の患歯について調べてみると外傷性咬合，解剖学的問題（dehiscenceとfenestration），組織破壊の程度および感染期間などの「リスク因子」が複雑にかかわっているため，臨床症状や治療の難易度を患歯ごとに評価する必要がある．根尖周囲組織には治癒力があり，根管内の異物に対する生体反応がある一定のバランスを取ると，根尖性歯周炎は慢性化して無症候性になるため，エックス線写真を撮ってはじめて歯内疾患を指摘されることもある．

III. 原因因子

1. 細菌

　感染根管および根尖病変では，歯周ポケットと同様に複数の細菌による複合感染が生じている．過去の細菌学的研究からは，根尖病変は無菌であるとされたが（第1章表1-3参照），これは以前の細菌培養法の技術的問題による．1980年代頃から，嫌気培養法の進歩および分子生物学的手法の応用によって臨床的に無症状の根尖病変にも細菌が棲息していることや[2]，臨床症状の有無にかかわらず細菌感染が根管治療の失敗の主要原因であることが明らかになった[3,4]．

　根管の形成・拡大および根管充填が不十分な場合，根管内細菌が残存するだけでなく，根尖孔から体液が根管内へ侵入して再感染を生じる（apical microleakage）．さらに，細菌は根尖孔外，オーバー根充されたガッタパーチャポイントおよびセメント質上にバイオフィルムの形態をなして生息する[5]．オーバー根充の予後が悪いのは[6]，かつては根管充填材の細胞毒性によるとされたが，根充材は根管充填時のわずかな時間にのみ細胞毒性を示すにすぎないし，本来ガッタパーチャは生体親和性に富む材料である．したがって，オーバー根充の予後が悪いのは，根尖外のバイオフィルムを形成させる足場を与

えてしまうことにより感染部位を拡大してしまうことが考えられる．

また，オーバー根充するような患歯では，根尖孔が過去の治療によって破壊されていたり，根尖部の外部吸収により根尖孔が拡大されており，アピカルシートを形成できないため根尖孔付近の封鎖が不確実となり，体液が歯質とガッタパーチャの隙間から根管内に滲み込み，結果的に細菌の繁殖を生じさせやすいからであろう．根管治療によって十分細菌を除去できなかった場合，炎症反応による臨床症状（自発痛，違和感，咬合痛，打診痛，腫脹など）が持続し，根尖病変が嚢胞化することもある．

2．細菌以外の因子

根尖性歯周炎は根管内外の細菌以外の因子によっても生じる．感染根管には多数の異なる病原体が存在し，それらが産生した物質も長期間貯留して根尖病変における炎症および免疫反応を引き起こす[7]．

また，感染根管あるいは根尖病変から真菌類（カンジダ，酵母）[8,9]と放線菌[10,11]が検出されている．根尖病変の発症と持続における酵母の役割は明らかではないが，感染根管の約10％から酵母が検出されており，唾液中の酵母との関連が指摘されている．

ペーパーポイントやブローチ綿栓に含まれるセルロース成分も根尖病変の炎症反応を慢性化させる[12]．すなわち植物由来の多糖類はヒトの体内では消化も分解もされないために，根尖病変内に誤入されたセルロースは長期間留まり異物反応が誘発される．したがって，根尖孔が破壊されているような症例では，綿栓を不用意に根管孔外に押し出さないように注意するか，あるいは使用しないほうが無難である．

3．その他

「歯冠側からの微少漏洩(coronal microleakage)」は根管に細菌感染を引き起こして，根管治療の失敗の原因になる[13,14]．仮封が適切に行われていなければ，唾液中の細菌が根管内に入り，根充材と根管壁の隙間から細菌が短期間で根尖部へと達する．

例えば，根管充填がなされていても，仮封が脱離して1ヵ月経過している患歯の根管は再感染していると考えたほうが良い．軟化象牙質の除去が不十分な場合には，仮封が適切に行えないので，治療間に微少漏洩による再感染を生じる．同様に歯冠修復が不適切に行われると，修復物と歯質の隙間から唾液が浸透し根管へ細菌が進入する．ポスト付き暫間被覆冠を長期に使用すると，微少漏洩による再感染を生じやすいので[15]，根充後にはすみやかにコアを装着した後に暫間被覆冠を入れるのが望ましい．

歯冠修復物を除去した失活歯の根管治療においては，象牙質が口腔内に露出し，唾液中の細菌が付着することを考慮すれば，プロビジョナルレストレーションを装着して患歯を長期間唾液にさらさないことが望ましい．もっとも，歯冠部からの微少漏洩の重要性には反論もある[16]．

「根管開放」は非科学的であることが以前から指摘されている[17]．根管開放をした患歯では治療回数が増え，予後が悪い[18]．したがって，綿栓にヨードホルムをしみ込ませた「Jオープン」を次回来院時まで行うのは科学的根拠のない治療といえる．たしかに根尖性歯周炎の急性期に根管から排膿させることはあるが，病変部の内圧が下がると根尖病変は陰圧になり唾液や食物の小片が根管内へと入り込み根管の感染を生じる．したがって，根管開放は半日程度行い，その後に確実な仮封を行うと良い．実際には，根管開放した翌日に根管洗浄して仮封を行う．

患者の咬合様式も患歯の根尖性歯周炎の病態を大きく修飾する．臼歯部咬合が低位で，前歯のアンテリアカップリングが不適切な場合には，上顎前歯の病変が歯冠側に拡大したり，歯牙破折を生じやすい．歯ぎしりをする患者では，側方力が加わらないように臼歯の咬合を調整しないと，破折のリスクが高まるだけでなく根尖性歯周炎を増悪させてしまうことがある．オーバー根充がなされたような症例では，もともと根尖孔が破壊されているか，外傷性咬合による炎症反応により歯根肥大や外部吸収を起こしていることがあるので患歯のみでなく全顎的な診査を行う必要がある[19,20]．

表5-1 根尖性歯周疾患の臨床症状

症状	評価（解釈）
自発痛あり	急性炎症あり
咬合痛（打診痛）	歯根膜に炎症あり
違和感	慢性炎症あり
根面の状態	歯周炎の有無
根尖部歯肉の腫脹	膿瘍形成
破折の有無	歯質と咬合の問題あり
瘻孔	排膿路があるため急性化しない

表5-2 根尖性歯周炎のリスク評価

項目	リスク度 低い⟵⟶高い	解釈
1. 臨床症状の有無	無　　有	炎症反応の程度
2. 患歯の既往歴	短い　長い	感染期間
3. 過去に受けた治療回数	少ない　多い	治療の難易度
4. 急発，瘻孔の有無	無　　有	組織破壊の既往
5. 解剖学的問題の有無	無　　有	組織防御能の低下
X6. 根尖病変の有無	無　　有	組織破壊の程度
X7. 歯髄腔の体積（明瞭性）	小さい　大きい	抗原量
X8. 根尖病変の大きさ	小さい　大きい	抗原量，根尖孔外のバイオフィルム
X9. 根管の湾曲度	低い　高い	治療の難易度
X10. 根尖病変の拡大形態	根尖側　歯冠側	外傷性咬合（生体反応）
X11. 根尖部の形態変化	無　　有	外傷性咬合（生体反応）
X12. エックス線透過像の黒化度	低い　高い	皮質骨の破壊度
X13. 歯冠／歯根比	小さい　大きい	治療の永続性
X14. 歯周病変の有無	無　　有	治療の難易度

X＝エックス線写真診査による項目．根尖性歯周炎の病態には，「根尖外のバイオフィルム」に加えて，「外傷性咬合」，「解剖学的問題（dehiscence, fenestration）」，「歯根の外部吸収」，「複雑な根管系」および「歯周病の合併」などがかかわるが，診査からある程度は予測可能である．リスク度が高いと，外科的な治療あるいは抜歯を行う確率が高くなる．治療に対する難易度は，根管系の複雑さ，感染期間の長さ，組織破壊の程度から判断する．治療の永続性は，歯質の厚みと強度，歯冠／歯根比および歯槽骨の状態から総合的に判断する．

Ⅳ．根尖性歯周炎の診査および診断（リスク評価）

根尖性歯周炎の診断は，患歯の既往歴，臨床症状およびエックス線診査の所見を踏まえて行われる（表5-1～3）．既往歴から，痛みの種類と程度，感染期間および組織破壊の程度を推測する．臨床症状から，炎症反応の程度を知る診査として，打診痛，瘻孔あるいは根尖膿瘍の有無，エックス線写真からは，表5-2に示したようなさまざまな情報が得られる．これらの診査から患歯の炎症，感染期間そして組織破壊の程度を把握し，患歯のリスク評価および根管治療の予後評価を行う（図5-3）[21]．

もっとも治療中の根管の汚染度や実体顕微鏡を使用してマイクロクラックや穿孔部位を特定して治療を進めるといった診断と治療が一体になっているケースもある．感染根管の肉眼的内容物には黒色，茶色，褐色の泥状物あるいはチーズ様物質があり，根管内容物が白色から黒色へと着色程度が増すと，根尖病変の存在率が高くなる．また，悪臭のあるほうが予後は悪い．一方，根管の色や浸潤程度は予後に影響しない[22]．

根尖性歯周炎は細菌による感染症であることがKekehashiらの動物実験で証明されたことから，これまでの治療方針として「感染源の除去」が強調され，宿主応答性や咬合の関与については，ほとんど関心が払われていない．しかし，長期にわたり根管治療が繰り返し行われている症例の場合，咬合の問題のあることをよく経験する．歯周病と同様に，根尖病変を有する患歯には過剰な咬合力が加わっており，安易に咬頭を削除すれば，咬合全体のバランス

表5-3 痛みによる診断

痛み	診断
自発痛	急性歯髄炎，急性辺縁性および根尖性歯周炎
打診痛（咬合痛），冷温水痛，甘味痛，上記の混合型	辺縁性歯周炎，根尖性歯周炎，歯髄炎，破折，穿孔，萌出歯による圧迫，上記の混合型，その他

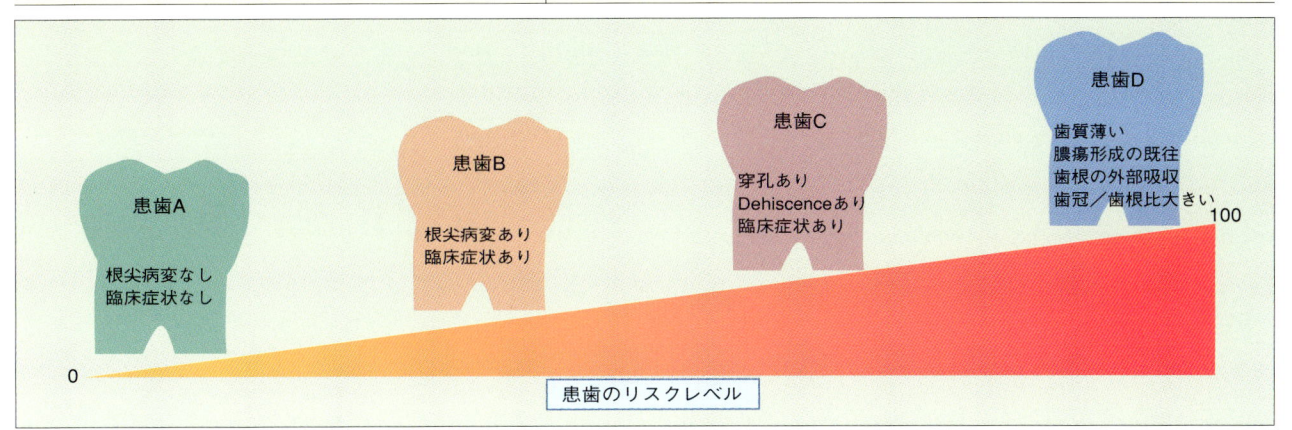

図5-3 患歯ごとのリスク評価．患歯Aには，炎症反応および組織破壊がないので，根管の感染リスクは低く，通常の根管治療で良好な予後が期待できる．患歯Bには，根尖病変があるので，組織破壊があり，根尖孔外のバイオフィルム感染の可能性が考えられる．通常の根管治療を行い，炎症反応が消退しない場合，根管外治療を選択する．患歯Cには，医原性の穿孔があるので，穿孔部の歯質の状態（新鮮か陳旧性か）により，非外科的あるいは外科的に穿孔部を封鎖しなければならない．また，dehiscenceがあると，病変が拡大しやすく，歯周病の併発や咬合性外傷の影響を受けやすいので，歯周病予防の処置と咬合管理も必要となる．患歯Dは，長期間外傷性咬合と感染を受けた結果，根尖部が吸収している．したがって，根尖外のバイオフィルム感染が長期に及び，組織破壊も重度と考えられる．通常の根管治療のみでは感染源の除去は困難であろう．さらに，残存歯質が薄く，歯冠／歯根比が大きいため，治療後に破折のリスクが高く，咬合機能の回復も期待できない．通常の根管治療では治癒しにくい患歯Dのような根尖性歯周炎を，「ハイリスク症例」と考える．上記したように，あらかじめ治療の有効性，メリットとデメリットを評価してから根管治療を行う必要がある．「ハイリスク症例」は，当然治療の予後も不良になりやすい．すなわち，患者の年齢，術前の根尖病変の有無と大きさ，炎症に起因する臨床症状，患者の咬合の特徴，残存する歯質と歯根長を総合的に判断して，治療のリスクとメリットを考慮してから治療を開始する．感染源除去と機能回復が困難で，耐久性に乏しいと判断された場合は，抜歯を選択することになる．

を崩すことにつながる．

これまで，歯内療法学において咬合のかかわりを説明することは少なかった思われるが，認識を新たにして，歯内療法における咬合の管理についても配慮する必要がある（序章）．

臨床的な診断と治療決定のための判断基準は少なくとも3つある．

①患者にとって患歯の根管治療は適切か：インフォームド・コンセントに基づいた「一口腔一単位」の包括的治療の一環としての根管治療を選択する．すなわち，根管治療後に歯冠修復を行う治療が，インプラント，ブリッジあるいは義歯よりも適切か否かを判断する．

②根管治療の困難さ：根管内のファイル片の残存，穿孔，根管の湾曲など，根管治療の障害と術者の技術と経験のバランスによって決まる．

③患歯の予後のリスク評価：歯内療法のみならず，修復および歯周治療の要素によっても治療方針は影響される．臨床診断と治療決定は，根管治療の可否のみから判断されるわけではない．歯質が薄いあるいは歯根長が短い場合，あるいは水平的な骨吸収が根尖付近にまで進行している患歯では根管治療後に患歯を機能させることは難しい．永続性の高い治療法を第一選択にする．

V．感染根管治療

感染根管治療の目的は，根管を拡大，形成して根管内の感染源を除去し，根管を三次元的に緊密に閉鎖することである．死腔の除去は，再感染防止のために不可欠である．この治療で約9割の根尖性歯周炎に対して対処可能である．

表 5-4 抜髄と感染根管治療の比較

	抜髄	感染根管治療
麻酔の必要性	＋	－
根尖部周囲の組織破壊	－or±	－〜＋＋（実際は－, ±, ＋, ＋＋すべてある）
根尖孔部の外部吸収	－	＋
象牙細管内の細菌	－or＋	＋＋
治療の難易度	易	難
治癒期間	短い	長い
根尖孔外の神経線維	＋	－
歯質	強い	脆い

根尖性歯周炎と辺縁性歯周炎の治療では，まず非外科的な治療が行われ，再評価後に外科的療法が選択される．根尖性歯周炎の場合，根管治療，根管外治療が行われ，治癒の機転を取らない症例に対して外科的歯内療法が選択される．

根尖病変では，炎症反応すなわち「破壊」，「防御」および「修復」が同時に進行している．感染根管治療により感染源が除去できれば，破壊因子がなくなるので防御および修復作用が優位となり，治癒の機転を取る．

逆に，根管治療が成功しない症例では，根管系が複雑なため感染源が残存しているか，根尖外のバイオフィルムが残存しているため治癒の機転を取らないと解釈できる．抜髄に比較すると根尖外の組織破壊と細菌感染を生じているので，治療の難易度は高く予後は悪い(表 5-4)．

Ⅵ．根管貼薬

かつて根管消毒は必須の術式と考えられたが，現在では根管の殺菌というよりも治療間おける根管内の感染防止の意味合いが強い．根管貼薬については，無貼薬か水酸化カルシウムおよび FC 貼薬がよく行われている．以下に上述した 3 つの根管貼薬の根拠を述べる．

1．無貼薬

感染根管（死腔）を器械的および化学的に清掃すれば，根管貼薬せずとも感染源（細菌）を量的にほとんど除去できる．象牙細管内に細菌が残存しても，根管充填して封鎖してしまえば細菌増殖は起きない[23]．

また根管消毒剤は毒性が強いため生体にとっての副作用が懸念される．自然治癒が期待できない死腔をなくせば，その後は根尖周囲組織の自然治癒力に期待して根管貼薬剤を使用しないという考えに基づき，根管形成後には綿栓のみを根管内に入れる．そうすると，次回の来院時に根管内の状態が正確に観察できるという利点もある．一方，仮封が不十分で微少漏洩が生じていると，容易に根管内へ細菌感染を生じるという欠点はある．さらに，唾液や血液が付着した手袋で綿栓を巻くこと自体が清潔操作とはいえない．

2．水酸化カルシウム

根管治療後から次回のアポイントまでの間，患歯を仮封し，口腔内との交通を遮断するが，根管治療後に根管内の細菌が増加することから，組織傷害性の低いマイルドな抗菌剤である水酸化カルシウムを貼薬することが広く推奨されている[24,25]．水酸化カルシウムには OH^- イオンの高い pH（約 12）による殺菌力があり，生体への為害作用は少なく根尖周囲組織の石灰化を促進する作用，滲出液の停止作用，歯根吸収の抑制作用，硬組織の形成誘導能，軟組織の溶解作用，および細菌成分による骨吸収促進を抑制する作用[26]がある．

水酸化カルシウム自体は安価であるが，操作性が悪いという欠点があるためフローを良くした基材と混合した製品（カルシペックス）が市販されている．しかし水酸化カルシウムの含有率が低いうえに高価である．

3．ホルムクレゾール

器械的拡大のみでは象牙細管に侵入した細菌を死滅できないとする細菌検査の結果を重視して根管内

表5-5 難治性根尖性歯周炎の治療

原因あるいはリスク因子	治療
開窓，dehiscence	歯根端切除あるいは組織再生を考慮した外科的歯内療法
根尖外のバイオフィルム	歯根端切除あるいは意図的再植
側枝	再根管治療あるいは歯根端切除
医原性（穿孔，ステップ）	原因の追求と再治療
全身状態	医科との連携
囊胞化	囊胞摘出術

および象牙細管内，とりわけ側枝，分岐根管など拡大清掃の困難な部位を徹底的に消毒するという考えに立脚してホルムクレゾール（FC）のような毒性の強い殺菌剤を使用している．もっとも，FC使用群と未使用群間で根管治療の予後成績に有意差がないことや薬剤による術後疼痛が生じるため，利用者は減少しつつある．

FCには①組織刺激性，②催奇性，③タンパク凝固作用などがある．根管形成が不十分であり，かつ過剰量のFCを根管貼薬するといった誤った使用法は，感染源を取り残したうえに，根尖周囲組織を傷害し，根尖周囲組織の自然治癒力を妨げているにすぎないので厳に慎まなければならない．

日本歯内療法学会（http://www.jea.gr.jp/）は以前「ホルマリン系根管貼薬剤の追放キャンペーン」を実施した．また，米国歯内療法学会（http://www.aae.org/）は根管にFC貼薬すると15分後に尿，血液中からFCが検出されることから，腎臓，肝臓などの他臓器への影響を危惧し，アルデヒド含有の薬剤を根管治療に使用しない方針を立てている．さらに最近では，「シックハウス症候群」や「化学物質過敏症」が社会問題となり，これらの患者はホルマリンに非常に過敏に反応することからも，歯科医院から「脱ホルマリン」を図る時代になったといえる．

Ⅶ．難治性根尖性歯周炎

通常の根管治療では治癒の機転を取らない症例は「難治性根尖性歯周炎」と定義されている．現時点では，根管治療が適切に行え，水酸化カルシウムを根管に貼薬しても治癒の機転を取らない場合に診断される．根管内の事故（穿孔，器具破折），破折および歯内—歯周複合疾患などの「難症例」とは概念が異なる．

根管系の複雑さを考慮すれば根管治療によって根管内の感染源をすべて除去することは難しいことに加えて複数のリスク因子（表5-5）がかかわる場合には，歯周炎と同様に「多リスク因子性疾患」と捉えてリスク診断を行う必要がある．臨床的には，上顎前歯とりわけ側切歯は根尖病変が拡大する傾向があり[27]，根管治療によって治癒したかに思えた場合でも長期的に予後を追うと再発することがある．上顎前歯部では唇側の骨が欠損（dehiscence）していることが多いため，一度根尖病変が形成されると根管治療のみでは骨の再生が十分でないことに加えて，根尖部が骨に覆われておらず再感染を受けやすいのであろう．長期にわたり瘻孔が消失しない場合には，根尖部の細菌感染が持続した結果，歯周病と同様に歯根に歯石様の物質が付着している症例を観察することがある（図5-4a，b）．また，前装冠を装着する際に咬合の診査が不十分でアンテリアカップリングが不適切な場合には患歯に過度の咬合力が加わり，病変が悪化することがある．

これまで，歯内疾患は治療による難治度が評価されず，同じ治療法（根管治療）のみが長期にわたり繰り返されてきた．しかし，ハイリスク症例（図5-3）に対しては，根管治療により臨床症状が消失しないからといって，過度な根管拡大や刺激性の強い薬剤の根管貼薬を長期にわたって繰り返すといった治療には根拠がない．根尖孔外のバイオフィルム感染，異常咬合の関与，未治療根管の存在，破折の可能性などを考慮した診査および治療が必要である．

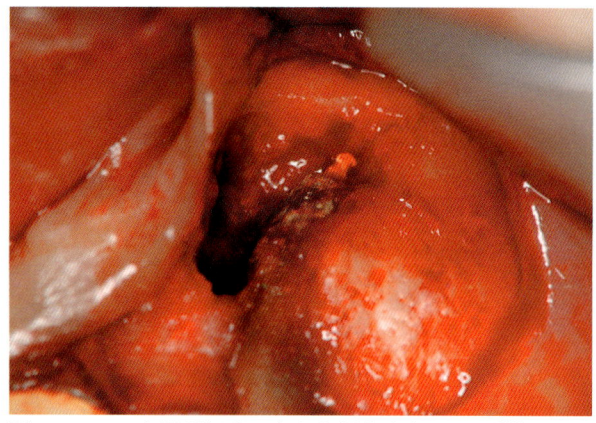

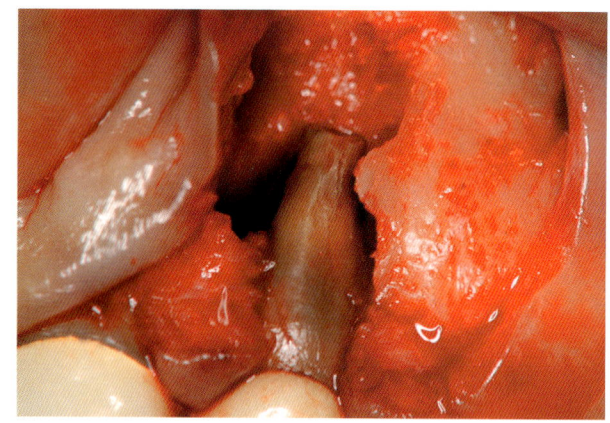

図5-4a, b　上顎側切歯の大きな根尖病変．a：長期にわたり瘻孔が消失しなかったため，根尖部に歯石様沈着物が付着している．b：唇側の骨は欠損している．近，遠心側および口蓋側の骨も歯頸部以外はほとんど残っていない．

|a|b|

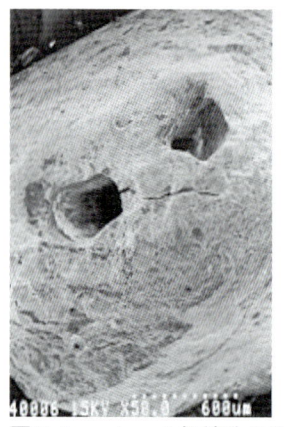

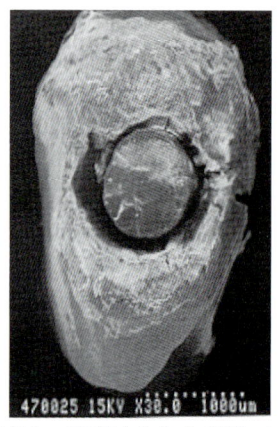

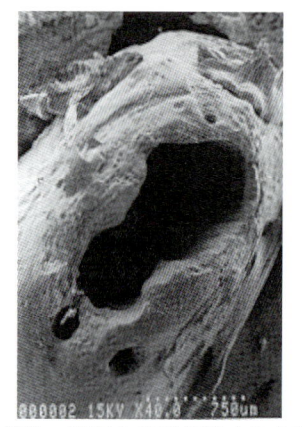

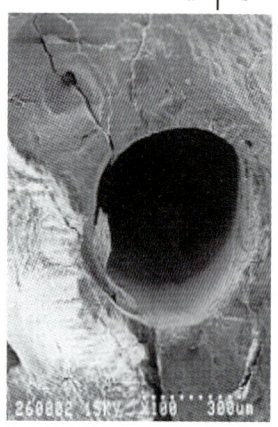

図5-5a〜d　a：根端孔の開口部が2ヵ所認められる症例．b：根端孔の吸収と過剰根管充塡を認めた症例．c：長径1.5 mm以上の根端孔の開口と副根管の開口が認められる．d：ほぼ円形に広く開口した根端孔と，その付近に副根管の開口部が認められる（古澤成博ほか．歯根端切除手術後の摘出根端部の走査型電子顕微鏡的観察．日歯保存誌，2000；43(4)：852-857．より転載[35]）．

|a|b|c|d|

　難治性根尖性歯周炎の病態は細菌学的[28,29]および病理組織学的に研究され，根管内外の細菌および非細菌性因子の関与が指摘されている．囊胞壁周囲の結合組織内に多数のコレステリン結晶[30,31]やシャルコー‐ライデン結晶が観察されている[32]．細菌は検出されていないことから，これらの結晶に対する炎症反応により臨床症状が消失せずに根管治療が失敗したと解釈される．マクロファージあるいは多核巨細胞がこれらの結晶を排除できないため，結晶が根尖病変に蓄積されて炎症反応が慢性化するのであろう[33,34]．

　難治性根尖性歯周炎と診断されて外科的歯内療法を施された患歯の顕微鏡像からは，根尖孔が0.35 mm以上拡大されているか側枝が存在していたとされる[35]（図5-5a〜d）．側枝は解剖学的特徴であり，根尖孔の拡大は，術者による不適切な根管治療の結果と外傷性咬合による歯根の外部吸収の結果と解釈できる．したがって咬合の関与をつねに念頭に入れた診断を行うことが大切である．

　以前，米国歯周病学会（AAP）による歯周病の分類において，「難治性歯周炎」という分類があったが，その後，喫煙，ブラキシズムおよび不十分なルートプレーニング（術者の技量不足）が複合的にかかわると解釈されるようになり，現在の歯周病の分類からは除外されている．

　同様におそらく，術者の技量不足，根管貼薬による炎症反応，咬合の問題あるいは不完全破折が原因となって「難治性根尖性歯周炎」と診断されている症例もかなりあるであろう．

　また，以前AAPで定義された「急速進行性歯周

炎」という分類は，ヨーロッパの歯周病学会では，その存在自体が否定されていることからもわかるように，国によっても疾患に対する見解が異なることがある．臨床的な診断名は専門学会が取り決めているので，将来的に変更される可能性は大いにある．とりわけ，「難治性根尖性歯周炎」のような臨床所見から名づけられた診断名は「症候群」としてみなされるので，正確な病態の把握が求められる．

Ⅷ．感染根管治療の失敗

根管治療の失敗の直接的な原因として，器具破折，穿孔，オーバーあるいはアンダー根充，レッジ形成など処置のミスを考える傾向がある．しかし，その後に細菌感染を生じるまで問題が生じることはほとんどない．治療ミスにより，その後の根管治療が適切に行えずに根管内の感染源が残存するか，感染することによって根尖性歯周炎を生じる[36,37]．また，術前の根尖病変の有無と根管充填の状況によって予後は異なる[38]．

根管治療により根管内の化学的および細菌学的刺激を排除すれば，根尖部の炎症の消退に伴い，肉芽組織中の炎症性細胞および毛細血管系が減少し，根尖病変への骨形成および歯根膜の再生と歯根吸収部へのセメント質添加が促進され，根尖周囲組織の瘢痕化と根尖部の閉鎖が起こり治癒の機転を取る．しかし，根管治療のみでは感染源を除去できない場合には「根管外治療（イオン導入法，根管通過法，高周波治療）」および「外科的歯内療法」が選択される．

根管治療の「成功」とは，根管系のほとんどすべての細菌が除去されるか，もしかりに残存していても，緊密な根管充填により象牙細管内に封鎖されている状態と解釈できる．根管治療についていえば，根管拡大を終えて根管内の感染源を除去できたという判定基準が必要であるが，臨床的には術中にホワイトデンティンが出たこと，術後の臨床症状の改善（瘻孔の消失，腫脹あるいは疼痛の軽減，根管内滲出液および排膿の消失）が見られたことから判断している．また，技術的に根管治療がパーフェクトでなくとも，臨床的な症状が出ておらず患者が満足して歯を維持

表 5-6　Periapical index

スコア	定義
1	根尖部の破壊はほとんど見られない
2	根尖部の破壊はおそらく見られない
3	不明瞭
4	根尖部の破壊はおそらく存在する
5	根尖部の破壊は明らかに存在する

できていれば臨床的には根管治療は成功したとする考え方もある[39]．

治療後に早期に現れる失敗，例えば，急発，歯の動揺，疼痛などには容易に対処できるのであまり問題にはならない．換言すれば，根管治療の失敗は症状が出ないかぎり，あるいは患者がリコールに来院してエックス線写真を取り根尖部に透過像を認めるまで判断できない．患者に自覚症状がなければ成功とするか，エックス線写真上で根尖部に透過像がなければ成功とするか，つまり治療の成功と失敗は判断に利用する指標によっても異なってくる．

Ⅸ．エックス線写真の評価

歯内療法における根尖周囲組織の治癒の評価には，臨床症状に加えてエックス線写真による診査が不可欠である．もっとも，規格化写真を撮っていない場合には，フィルムの角度，エックス線照射角，エックス線の照射線量が異なるので定量的な評価を行うのは難しいので，なるべくエックス線写真を継時的に撮影するように心がける[40]．エックス線写真で予後を評価する場合，Periapical index（PAI）[41,42]が利用されている（表 5-6）．

硬組織の欠損あるいは再生を評価するためには，エックス線写真の読影について知っておく必要がある．エックス線写真に見られる歯槽骨の線状構造は，海綿骨の骨梁構造ではなく皮質骨内面の形態を反映しており[43~45]，海綿骨の喪失は透過像として現れにくい．すなわち，初期あるいは海綿骨内に存在する小さい根尖病変をエックス線写真では鑑別できない．また，エックス線透過像は硬組織が再生されていないことを示してはいるが，すべての症例で根尖病変を指すのではなく瘢痕治癒したものも含まれてい

る[46]．さらに，根管充塡後のエックス線写真からは確実な根管充塡を証明できるわけではない[47]ので，現状では臨床症状の有無（打診痛，根尖部の圧痛）と併せて評価している[48]．

X．急発

根管治療後に疼痛を生じることがある．いわゆる「急発」であり，フェニックス膿瘍（phenix abscess）とも呼ばれる．痛みは強く，たいていは打診痛を伴い接触痛もある．新しく形成されつつある病変は，エックス線的には明らかでないか，わずかに歯根膜腔が拡大している程度にしか判定できない．

急発のメカニズムにはいくつかの仮説がある．ひとつは感染根管内の細菌や象牙質の削片を根尖孔外に押し出したことによる炎症反応の増悪である．また，NaClOとH$_2$O$_2$による過剰な交互洗浄により，気腫様の症状が引き起こされることもある．したがって，根管内容物を押し出さないあるいは根尖孔外へ圧を加えないように工夫した根管治療が必要である．

その他には，根管治療により根尖周囲組織の環境が変わると好気性および嫌気性細菌の混合感染における好気性細菌の割合が急速に増加して細菌叢が変わり，急発を引き起こすとする学説がある[49,50]．

XI．根管治療の予後評価

根管治療の成功は，短期的には根管内の感染源を除去できたこと，長期的には適切な根管充塡により根管系への細菌の再感染を防ぐことによって成し遂げられる．一方，歯内療法の失敗には，短期的には治療後の急発，長期的には根管系への再感染，二次齲蝕および歯牙破折が挙げられる[51]．

根管治療の予後には，術前の根尖病変と臨床症状の有無[52〜54]，未治療根管の見落とし，根管充塡の質[55,56]，充塡の際の感染と根尖病変の大きさの程度[57]，術後の不適切な歯冠修復により生じる外傷性咬合および微少漏洩が関与する[57,58]．根管治療の予後は，根尖周囲のエックス線透過像の変化と炎症反応に起因する臨床症状の有無からも判定される（表5-1）．根管治療の予後が不良な場合，再根管治療か外科治療が選択される．

根管治療の成功率は，過去の治療回数が多ければそれだけ低くなる[59]．また根管治療が繰り返された患歯では，オリジナルの根管を逸脱してレッジ形成や根尖孔の破壊が生じており，根管の感染源除去は困難なことが多い．象牙質への感染が長期間持続すれば，歯質は脆くなり，感染源を除去した後の健全歯質の残存量も減少する．また医原性の問題（穿孔，器具の根管内破折）や根尖病変を有する患歯では，そうでない歯に比較して根管内の感染に加えて根尖外のバイオフィルム感染が考えられるので，根管治療による予後は悪く根管外治療あるいは外科的歯内療法を行う確率が高くなる．

閉鎖根管では，再根管治療の89％が成功し，エックス線透過像がない場合（97.9％）はある場合（62.5％）よりも有意に成功率が高い[60]．エックス線透過像を認める場合，根尖孔外の組織破壊が進行しており，根管外の感染源を除去できていないと考えられる．しかし外科治療をしなくても再根管治療により6割以上は治癒していることから，閉鎖根管でも通常の場合と同様にまず再根管治療を行い，経過観察後に予後不良であれば，外科治療に進むべきである．根管治療の予後は基準のほかに判定時期によっても変わる．根尖病変のある患歯では硬組織形成に時間がかかるので，数年は経過観察が必要とされる[61]．

真性囊胞（true cyst）は自己増殖するので，根管治療では治癒しない[62,63]．一方，囊胞腔が根管と交通しているケース（apical pocket cyst）では，細菌成分による刺激で上皮細胞が増殖するという学説がある．そうであれば，後者の場合には感染源を取り除けば治癒する．もっとも，術前診査により囊胞と肉芽腫の鑑別診断が確実にできるわけではないので[64,65]，臨床的にはまず初めに根管治療を行うことになる．

抜髄あるいは感染根管治療を行った歯は，失活歯なので歯冠修復を行わないと歯冠が破折する危険がある[66,67]．破折は咬合様式や顎運動の影響を大きく受けるため患者の咬合診査とパラファンクションに対する予防処置が必要となるので，根管治療を始める前に根管治療の予後をあらかじめリスク評価して

患者に説明しておくと良い．

XII．再治療の判断

臨床症状およびエックス線診査の結果を指標にして根管治療の再治療が決定されるが，再治療に関する明確な基準があるわけではない[68]．再治療の判定基準は相対的であり，治療の判定を「成功」と「失敗」の2つに分ける「cut-off ポイント」を決定するには無理がある．とりわけ，技術的に困難な症例に対する治療方針の決定は難しい．また，再治療を行う前に，失敗の理由をできるだけ詳細に診断するべきである．もし歯根の垂直破折が原因であれば，歯のみならず早期に歯槽骨吸収が進行するため抜歯を選択する[69]．

根管充填された歯の根尖部に新たにできた，あるいは持続して存在するエックス線透過像は治療の失敗の指標として利用されるが，再治療を行うか否かの判断は，患者の金銭的問題と希望によっても左右される．ブリッジの支台歯になる場合には念のために再根管治療をする傾向がある[70]．

根管治療の失敗の原因でもっとも多いのは根管内の再感染であることからすれば，外科治療を行う前に可能であれば再根管治療を行うべきである．安易な外科治療の選択は避けなければならない．また，患者が訴える「痛み」のみから原因の特定をせずに再根管治療を行うべきではない．とりわけ，顎関節症患者やブラキサーにおいては，大臼歯の痛みには感染による炎症反応に加えて異常な咬合力がかかわる場合が多い．

しばしば，顎全体あるいは側頭部に及ぶ広範囲の痛みを訴える場合には，筋肉の過緊張が誘引になっている．したがって，患者の訴える痛みの症状のみから判断するのでなく，エックス線写真を読影し，根管充填材の質，根尖周囲および根管の存在を示すエックス線透過像を確認し，さらに以前受けた根管治療から現在までの経過を問診して総合的に治療方針を決定するという姿勢がいる．わずかな量の死腔に集積した細菌によって激痛を生じるような炎症反応が惹起されるとは考えにくいし，ルーズな根管充填であれば，溶剤などを使用せずともガッタパーチャを容易に除去できる．

再根管治療を成功させるには，感染源の可及的除去と再感染予防を徹底的に行うことである．根管治療を行っても，根管内滲出液や排膿が止まらない場合には，根管外の感染源が除去できていないと考え，薬剤による根管外治療，イオン導入法や根管通過法を試みる．また治療間の仮封を厳密に行い，根管内への唾液の混入を防止することは当然である．軟化象牙質を徹底的に除去していないと仮封材の封鎖性が低下して再感染するので注意する．ただし，上述した治療を行っても炎症反応が軽減しない場合には，非外科的な感染源の除去が困難と判断し，外科療法を選択する．このような場合には，病理確定診断を行うためにも生検を行うことが望ましい[71]．器具破折などにより再根管治療が不可能な場合にも外科治療を選択する．

無症状であるにもかかわらずエックス線診査により根尖部にエックス線透過像を認める患歯を見つけたら，まず患者に所見，考えられる治療法と予後を説明し，同意を得てから治療を行うようにする．術後に急発を起こすことがあるので，あらかじめ治療により痛みが生じる可能性についても説明しておく．一方，治療の必要性を理解しても治療を受けたくないという患者もいるので，治療決定は相対的である．

実際，長期予後判定の結果，エックス線写真上で根尖周囲に透過像が見られても臨床症状を示さないケースを経験する．根尖病変が存在すれば，「無症候性の菌血症」を生じている状況を説明して根管治療を行うのが望ましいが，患歯に歯冠修復がなされている場合には修復物を除去することに患者が同意しないため，経過観察を行うこともある．修復物や金属性ポストを除去することで穿孔を起こす危険があるし，歯質の削除により治療後の破折の可能性が高まるかもしれないからである．

まとめ

感染源の除去と長期的な患歯の機能回復が困難な症例では，治療方針を立てるうえで治療の永続性を

期待できない．リスクの高い歯はたとえ適切な根管治療を行っても長期的に良好な予後を期待しにくい．米国では，リスクの高い歯を無理に保存しておくよりも，抜歯してインプラント治療が選択される傾向にある．将来的には日本においてもそうなるであろうが，現時点では個々の症例ごとに適切な診断に基づいた説明を行い，患者の希望も取り入れた治療計画を立てる必要がある．患者とのトラブル回避のためにも，インフォームド・コンセントの得られた治療を心がけたい．さらに，歯内疾患における咬合の関与をいつも念頭においた口腔管理が必要である．

参考文献

1. Kakehashi S, Stanley HR, Fitzgerald RJ. The effects of surgical exposures of dental pulps in germ-free conventional laboratory rats. Oral Surgery, Oral Medicine, Oral pathology 1965 ; 20 : 340-349.
2. Sunde PT, Olsen I, Gobel UB, Theegarten D, Winter S, Debelian GJ, Tronstad L, Moter A. Fluorescence in situ hybridization (FISH) for direct visualization of bacteria in periapical lesions of asymptomatic root-filled teeth. Microbiology . 2003 ; 149 : 1095-1102.
3. Iwu C, MacFarlane TW, MacKenzie D, Stenhouse D. The microbiology of periapical granulomas. Oral Surg Oral Med Oral Pathol. 1990 ; 69 : 502-505.
4. Tronstad L, Barnett F, Riso K , et al. Extraradicular endodontic infections, Endod Dent Traumatol. 1987 ; 3 : 86-90.
5. Noiri Y, Ehara A, Kawahara T et al. : Participation of bacterial biofilms in refractory and chronic periapical periodontitis, J Endod, 28 : 679-683, 2002.
6. Sjogren U, Figdor D, Persson S, Sundqvist G. Influence of infection at the time of root filling on the outcome of endodontic treatment of teeth with apical periodontitis. Int Endod J. 1997 ; 30 : 297-306.
7. Ninomiya J, Nakanishi K, Takemoto T, Higashi T, Ogawa T, Kawaguchi H, Yoshino H, Hirakawa M, Shiba H, Hino F, Shibata K, Hino T. Cellular immuno-competence of infected root canal contents in pathogenesis of periapical lesions. J. Endodontics. 1997 ; 23 : 213-6.
8. Waltimo TM, Sen BH, Meurman JH, Orstavik D, Haapasalo MP. Yeasts in apical periodontitis. Crit Rev Oral Biol Med. 2003 ; 14 : 128-137.
9. Egan MW, Spratt DA, Ng YL, Lam JM, Moles DR, Gulabivala K. Prevalence of yeasts in saliva and root canals of teeth associated with apical periodontitis. Int Endod J. 2002 ; 35 : 321-329.
10. Happonen RP. Periapical actinomycosis : a follow-up study of 16 surgically treated cases. Endod Dent Traumatol. 1986 ; 2 : 205-209.
11. Hirshberg A, Tsesis I, Metzger Z, Kaplan I. Periapical actinomycosis : a clinicopathologic study. Oral Surg Oral Med Oral Pathol Oral Radiol Endod. 2003 ; 95 : 614-620.
12. Koppang HS, Koppang R, Solheim T, Aarnes H , Stolen SO. Cellulose fibers from endodontic paper points as an etiological factor in postendodontic periapical granulomas and cysts. J. Endod. 1989 ; 15 : 369-372.
13. Saunders WP, Saunders EM. Coronal leakage as a cause of failure in root-canal therapy : a review. Endod Dent Traumatol. 1994 ; 10 : 105-108.
14. Taylor JK, Jeansonne BG, Lemon RR : Coronal leakage : effects of smear layer, obturation technique, and sealer, J Endod. 1997 ; 23 : 508-512.
15. Fox K, Gutteridge DL. An in vitro study of coronal microleakage in root-canal-treated teeth restored by the post and core technique. Int Endod J. 1997 ; 30 : 361-368.
16. Ricucci D, Grondahl K, Bergenholtz G. Periapical status of root-filled teeth exposed to the oral environment by loss of restoration or caries. Oral Surg Oral Med Oral Pathol Oral Radiol Endod. 2000 ; 90 : 354-359.
17. Walker A. Definite and dependable therapy for pulpless teeth. JADA. 1936 ; 23 : 1418-1424.
18. Weine FS, Healey HJ, Theiss EP. Endodontic emergency dilemma : leave tooth open or keep it closed? . Oral Surg Oral Med Oral Pathol. 1975 ; 40 : 531-536.
19. Neff P. Trauma from occlusion. Restorative concerns. Dent Clin North Am. 1995 ; 39 : 335-354.
20. Harn WM, Chen MC, Chen YH, Liu JW, Chung CH. Effect of occlusal trauma on healing of periapical pathoses : report of two cases. Int Endod J. 2001 ; 34 : 554-561.
21. Kirkevang LL, Vaeth M, Wenzel A. Tooth-specific risk indicators for apical periodontitis. OralSurg OralMed OralPathol OralRadiol Endod. 2004 ; 97(6) : 739-44.
22. 戸田洋一郎，恵比須繁之，笹岡玲子，星川ますみ，武田ゆか，原田　泰，岡田　宏．感染根管の根管内所見と根尖病巣の出現ならびに術後成績との関係．日本歯科保存学雑誌．1988；31(3)：809-815.
23. Peters LB, Wesselink PR, Moorer WR. The fate and the role of bacteria left in root dentinal tubules. Int Endod J. 1995 ; 28 : 95-99.
24. Siqueira Junior JF, Lopes HP Mechanisms of antimicrobial activity of calcium hydroxide : a critical review. Int Endod J. 1999 ; 32 : 361-369.
25. Fava LR, Saunders WP. Calcium hydroxide pastes : classification and clinical indications. Int Endod J. 1999 ; 32 : 257-282.
26. Jiang J, Zuo J, Chen SH, Holliday LS. Calcium hydroxide reduces lipopolysaccharide-stimulated osteoclast formation. Oral Surg Oral Med Oral Pathol Oral Radiol Endod. 2003 ; 95(3) ; 348-54.
27. 千原敏裕ほか．上顎側切歯根尖病巣の発現の実態とその治療経過に関する臨床的研究．日本歯内療法協会雑誌．1992；13：7-15.
28. Sunde PT, Olsen I, Debelian GJ, Tronstad L. Microbiota of periapical lesions refractory to endodontic therapy. J Endod. 2002 ; 28 : 304-310.
29. Tronstad L, Barnett F, Cervone F. Periapical bacterial plaque in teeth refractory to endodontic treatment. Endod Dent Traumatol. 1990 ; 6 : 73-77.
30. Nair PN, Sjogren U, Schumacher E, Sundqvist G. Radicular cyst affecting a root-filled human tooth : a long-term post-treatment follow-up. Int Endod J. 1993 ; 26 : 225-233.
31. Nair PN, Sjogren U, Sundqvist G. Cholesterol crystals as an etiological factor in non-resolving chronic inflammation : an experimental study in guinea pigs. Eur J Oral Sci. 1998 ; 106(2 Pt 1) : 644-650.
32. Silver GK, Simon JH. Charcot-Leyden crystals within a periapical lesion. J Endod. 2000 ; 26 : 679-681.
33. Nair PN, Sjogren U, Krey G, Kahnberg KE, Sundqvist G. Intraradicular bacteria and fungi in root-filled, asymptomatic human teeth with therapy-resistant periapical lesions : a long-term light and electron microscopic follow-up study. J Endod. 1990 ; 16 : 580-588.
34. Nair PN, Sjogren U, Krey G, Sundqvist G. Therapy-resistant foreign body giant cell granuloma at the periapex of a root-filled human tooth. J. Endod. 1990 ; 16 : 589-595.
35. 古澤成博，河野多聞，小室麻美，小海史子，淺井康宏．歯根端切除後の摘出根端部の走査型電子顕微鏡的観察．日本歯科保存学雑誌．2000；43(4)：852-857.
36. Lin LM, Skribner JE, Gaengler P. Factors associated with endodontic treatment failures. J Endod. 1992 ; 18 : 625-627.
37. Sundqvist G, Figdor D, Persson S, Sjogren U. Microbiologic analysis of teeth with failed endodontic treatment and the outcome of conservative re-treatment. Oral Surg Oral Med Oral Pathol Oral Radiol Endod. 1998 ; 85 : 86-93.
38. Basmadjian-Charles CL, Farge P, Bourgeois DM, Lebrun T. Factors influencing the long-term results of endodontic treatment : a review of the literature. Int Dent J. 2002 ; 52 : 81-86.
39. Seltzer S. Root canal failture. In : Endodontology : Biologic Considerations in Endodontic Procedures, 2 nd edition. Philadelphia : Lea and Feibiger, 1988 ; p 439.
40. Goldman M, Pearson AH, Darzenta N. Endodontic success--who's reading the radiograph? Oral Surg Oral Med Oral Pathol. 1972 ; 33(3) : 432-437.
41. Orstavik Halse A, Molven O. A strategy for the diagnosis of periapical pathosis. J Endod. 1986 ; 12 : 534-538.
42. Orstavik D, Kerekes K, Eriksen HM. The periapical index : a scoring system for radiographic assessment of apical periodontitis. Endod Dent Traumatol. 1986 ; 2 : 20-34.
43. Cavalcanti MG, Ruprecht A, Johnson WT, Southard TE, Jakobsen J. Radiologic interpretation of bone striae : an experimental study in vitro. Oral Surg Oral Med Oral Pathol Oral Radiol Endod. 1999 ; 88 : 353-357.
44. van der Stelt PF. Experimentally produced bone lesions. Oral Surg Oral Med Oral Pathol. 1985 ; 59 : 306-312.
45. van der Stelt PF, van der Linden LW, Geraets WG, Alons CL. Digitized pattern recognition in the diagnosis of periodontal bone defects. J Clin Periodontol. 1985 ; 12 822-827.
46. Nair PN, Sjogren U, Figdor D, Sundqvist G. Persistent periapical radiolucencies of root-filled human teeth, failed endodontic treatments, and periapical scars. Oral Surg Oral Med Oral Pathol Oral Radiol Endod. 1999 ; 87 : 617-627.
47. Halse A, Molven O, Fristad I. Diagnosing periapical lesions--disagreement and borderline cases. Int Endod J. 2002 ; 35 : 703-709.
48. Reit C, Grondahl HG. Application of statistical decision theory to radiographic diagnosis of endodontically treated teeth. Scand J Dent Res. 1983 ; 91 : 213-218.
49. Seltzer S, Naidorf IJ. Flare-ups in endodontics : I. Etiological factors. J Endod. 1985 ; 11 : 472-478.
50. Seltzer S, Naidorf IJ. Flare-ups in endodontics : II. Therapeutic measures. J Endod. 1985 ; 11 : 559-567.
51. Lazarski MP, Walker WA 3 rd, Flores CM, Schindler WG, Hargreaves KM. Epidemiological evaluation of the outcomes of nonsurgical root canal treatment in a large cohort of insured dental patients. J Endod. 27 : 791-6, 2001.
52. 見田美千代，恵比須繁之，池田慶子，大竹　毅，松澤裕之，中山靖子，松尾敬志，岡田　宏．感染根管の病原因子の臨床的評価について　歯内治療の予後との関連性　日本歯科保存学雑誌．1988；31(3)795-802.
53. Chugal NM, Clive JM, Spangberg LS. Endodontic infection : some biologic and treatment factors associated with outcome. Oral Surg Oral Med Oral Pathol Oral Radiol Endod. 2003 ; 96 : 81-90.
54. Chugal NM, Clive JM, Spangberg LS. A prognostic model for assessment of the outcome of endodontic treatment : Effect of biologic and diagnostic variables. Oral Surg Oral Med Oral Pathol Oral Radiol Endod. 2001 ; 91 : 342-352.
55. Petersson K, Lewin B, Hakansson J, Olsson B, Wennberg A. Endodontic status and suggested treatment in a population requiring substantial dental care. Endod Dent Traumatol. 1989 ; 5 : 153-158.
56. 佐藤ますみ，恵比須繁之，中村慶子，池辺ゆか，原田　泰，松尾敬志，岡田　宏．根管治療の予後を左右する因子について—特に過剰根管充塡の場合—日本歯科保存学雑誌．1989；32(3)：843-848.

57. Siqueira Junior JF. Aetiology of root canal treatment failure : why well-treated teeth can fail. Int Endod J. 2001 ; 34 : 1-10.
58. Ray HA, Trope M. Periapical status of endodontically treated teeth in relation to the technical quality of the root filling and the coronal restoration. Int Endod J. 1995 ; 28 : 12-18.
59. Sjogren U, Hagglund B, Sundqvist G, Wing K. Factors affecting the long-term results of endodontic treatment. J Endod. 1990 ; 16 : 498-504.
60. Akerblom A, Hasselgren G. The prognosis for endodontic treatment of obliterated root canals. J Endod. 1988 ; 14 : 565-567.
61. Weiger R, Axmann-Krcmar D, Lost C. Prognosis of conventional root canal treatment reconsidered. Endod Dent Traumatol. 1998 ; 14 : 1-9.
62. Simon JH. Incidence of periapical cysts in relation to the root canal. J Endod. 1980 ; 6 : 845-848.
63. Ramachandran Nair PN, Pajarola G, Schroeder HE. Types and incidence of human periapical lesions obtained with extracted teeth. Oral Surg Oral Med Oral Pathol Oral Radiol Endod. 1996 ; 81 : 93-102.
64. Nair PN, Sjogren U, Schumacher E, Sundqvist G. Radicular cyst affecting a root-filled human tooth : a long-term post-treatment follow-up. Int Endod J. 1993 ; 26 : 225-233.
65. Nair PN. New perspectives on radicular cysts : do they heal? Int Endod J. 1998 ; 31 : 155-60.
66. Tamse A, Fuss Z, Lustig J, Kaplavi J. An evaluation of endodontically treated vertically fractured teeth. J Endod. 1999 ; 25 : 506-508.
67. Walton RE, Michelich RJ, Smith GN. The histopathogenesis of vertical root fractures. J Endod. 1984 ; 10 : 48-56.
68. Aryanpour S, Van Nieuwenhuysen JP, D'Hoore W. Endodontic retreatment decisions : no consensus. Int Endod J. 2000 ; 33 : 208-218.
69. Moule AJ, Kahler B. Diagnosis and management of teeth with vertical root fractures. Aust Dent J. 1999 ; 44 : 75-87.
70. Rawski AA, Brehmer B, Knutsson K, Petersson K, Reit C, Rohlin M. The major factors that influence endodontic retreatment decisions. Swed Dent J. 2003 ; 27 : 23-29.
71. Mills JC. The endodontic autopsy : a valid learning tool. J Endod. 1999 ; 25 : 451-452.

第6章
JH エンドシステムによる根管形成法

はじめに

1961年に Ingle によって根管治療の標準化が行われて以来，さまざまな根管形成法が考案され臨床の場で実践されてきた．「JH エンドシステム」は，湾曲根管の形態を保持したまま適度なフレアーを付与することを可能にする根管形成法である．Schilder や Weine らが提唱した，「根管本来の形態を保持した根管形成」の概念に基づき，オリジナルの根管を逸脱しないように工夫され，不必要な象牙質の削除を最小限に止め，MI コンセプトに基づいた「Natural Canal Preparation」である．

すなわち，根管の三次元的な形態を考慮して，根尖側湾曲部をジッペラーの K ファイルを用いて「トルクコントロール」を意識した「ねじれとかき上げ操作」により形成し，アピカルシートの 1 mm 上部からはルーティにマニーの K ファイルを取り付けて「4隅角ファイリング」による全周ファイリングを意識した根管の拡大形成と同時に根管洗浄を行い，歯冠側の直線部分は回転トルクを下げたエアータービンに「JH エンドバー」を付けて類楕円形の根管を半円ずつフレアー形成する根管形成法である．

本章では，根管形成の理論および JH エンドシステムの術式の詳細について解説する．

Ⅰ．根管形成の目的

根管形成の目的は，①根管内壁に付着したバイオフィルムや細菌による分解産物あるいは残存する歯髄組織やプレデンティン層の有機成分を器械的および化学的に除去し，根管内の感染源を臨床的に問題にならないレベルまで可及的に減少させること，②三次元的に根管充塡を行いやすい形態に仕上げること，③修復処置を考慮して，MI コンセプトに基づいて歯質の削除を必要最小限に留めることである．実際，根管系の複雑さを勘案すれば，根管内の感染源をすべて除去できる訳ではない[1,2]．

根管形成により根管内の感染源を除去できれば，「宿主―細菌相互作用」の観点から，細菌の量的減少にともない生体の炎症および免疫反応が減少し，ホメオスターシスにより結果的に臨床症状が消失する．根管形成後に根管系(死腔)を根尖孔まで確実にガッタパーチャで封鎖することにより，患歯を生体にとって為害性のない状態にすることが可能になる．

Ⅱ．根管形成法

1．根管の shaping and cleaning

形成された根管は根尖孔から根管口まで移行的に根管の拡大形成がなされており，オリジナルの根管形態を保ち，根管充塡を容易にする形態であることが理想である．しかし，歯根が湾曲していることか

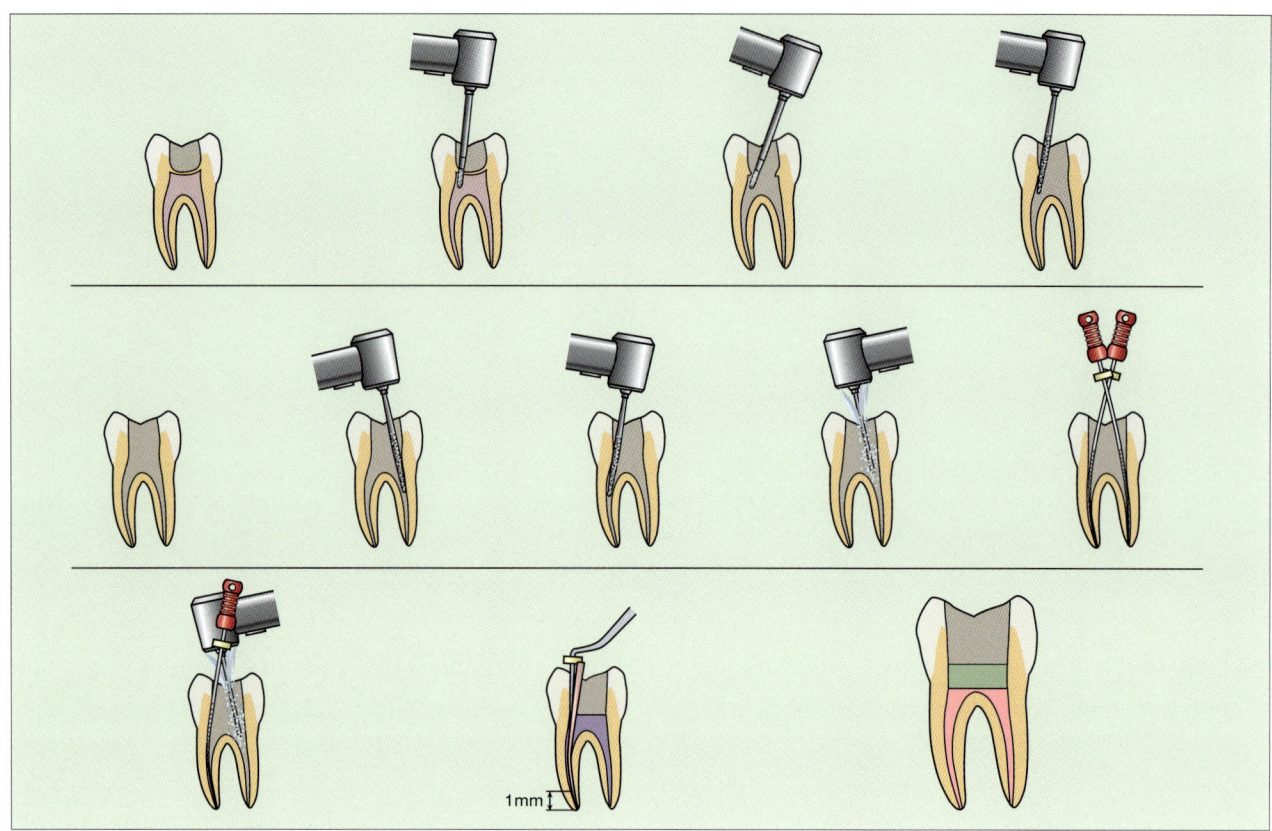

図 6-1　スプレッダーが作業長の 1 mm 手前まで挿入できることが，側方加圧に必要である．そうでなければ，根尖部のガッタパーチャは単ポイント根充と同様で，根管壁に圧接されていないため，アピカルシート部の辺縁封鎖性に疑問が残る．スプレッダーにもストッパーを付けて根管に挿入した長さを確認すれば，器具が適切に根尖付近に到達しているか否かが判断できる．途中で止まっている場合には，フレアー形成不足が原因であることが多い．

らも想像できるように，直線の根管などなく，大半は根尖部 1/3 の部分で三次元的に湾曲している．そのために，①オリジナルの根管壁が均等に形成されており，②器械的清掃が行われていない部分がないこと（全周ファイリング），③根管形成時にアピカルシート部に削片を詰めたり根尖孔外へ根管内容物を押し出さないこと，④根管充填に必要なフレアー形成がなされていること，⑤補綴を考慮して歯質の削除量が必要最小限であることが要求される．

　根管形成の終了段階では，根管充填が容易に行える形態，すなわち，側方加圧充填法でガッタパーチャポイントを指摘した際に，タグバックがあり作業長の 1 mm 手前までスプレッダーが挿入可能なようにフレアー形成がなされているのが理想である[3]（図 6-1）．JH エンドシステムでは，この理想的な根管形態を「側方加圧充填および垂直加圧充填のいずれも可能な形態」と定義している（図 6-2）．

　上述した根管形成を実践するには，複雑な根管形態と使用器具の特性および器具の操作法に習熟しておく必要がある．すなわち，三次元的に湾曲し，断面が類楕円形をした根管系の根管壁のすべての部分に器具を接触させて器械的に清掃するためにいかなるファイル運動をさせるかが根管形成の最重要ポイントである．Schilder（1974）[4] は根管形成を「cleaning and shaping」と述べているが，実際の臨床では「shaping and cleaning」が行われている．

2．使用器具の特性

　根管形成用器具の特性としては「切削効率」，「湾曲根管への追従性（しなり度）」，「曲げトルクに対する耐性」が挙げられる．ISO 規格により，ファイルのテーパーは 2/100 に決められている（図 6-3）が，ファイルの特性はファイルの①断面形態，②材質および③加工方法によって大きく異なる．

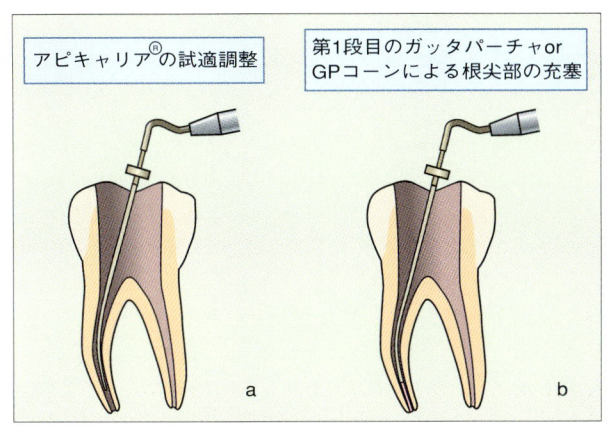

図 6-2　アピキャリアの試適．a：JH アピキャリア®の試適調整．b：第1段目のガッタパーチャによる根尖部の充塞．

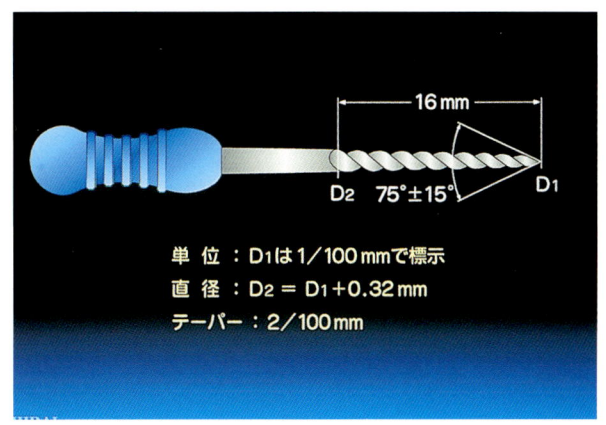

図 6-3　ファイルの ISO 規格，2/100 のテーパー．

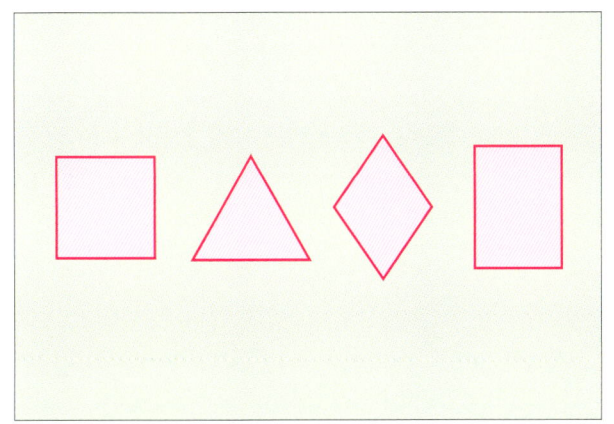

図 6-4　各種ファイルの断面形態．

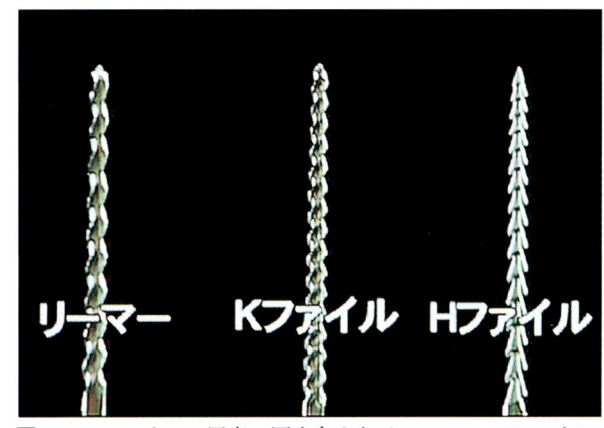

図 6-5　ファイルの写真．図中左よりリーマー，K ファイル，H ファイル．ファイルの先端の長軸に対する角度はリーマー，K ファイルは 45°以下，H ファイルは約 60°から 65°になっており，リーマー，K ファイルは回転運動用に，一方 H ファイルはファイリング運動用に製作されている．

① 断面形態

　従来のステンレススチール製 K ファイルおよびリーマーの断面は，それぞれ正方形，正三角形をしている．最近では，ファイルの「しなり」と「切削性」を追求し，長方形やひし形の断面形態を有するファイルが考案されている（図6-4）．ファイルの断面積を小さくすることで，曲げトルクが低下して器具のしなり度を上げることができる．しなり度と断面形態の関係は，長方形（辺比1：3）＞正三角形＞ひし形＞正方形である．

　一方，切削効率とファイルの断面形態の関係は，長方形（辺比1：3）＞正三角形＞正方形＞ひし形である[4]．根管からの逸脱を防止するために，ファイル先端の切削能力をなくし，「しなり」を考慮して断面を三角形や長方形に加工した K ファイルも開発されている．

　手用根管形成用器具には，リーマー，K ファイルおよび Hedstrom(H) ファイルの3種類があり，それぞれ断面形状と使用する目的が異なっている（図 6-5）．リーマーは緩やかならせん状の刃を持った器具であり，根管に挿入する際の摩擦が少なく，回転させないと根管壁を切削できないので，根尖孔の穿通時に使用すると根管内容物の押し出しが少ない．また，ガッタパーチャを除去する際にも（穿通性が高いので）有利である．

　一方，リーミング（回転）運動は基本的には，先端部での切削を目的としているので，根管壁の全周ファイリングには向いていない．またファイル号数が上がり，根管追従性が低下すると，「直線形成」をしてしまうため，オリジナルの根管を逸脱してレッジ

81

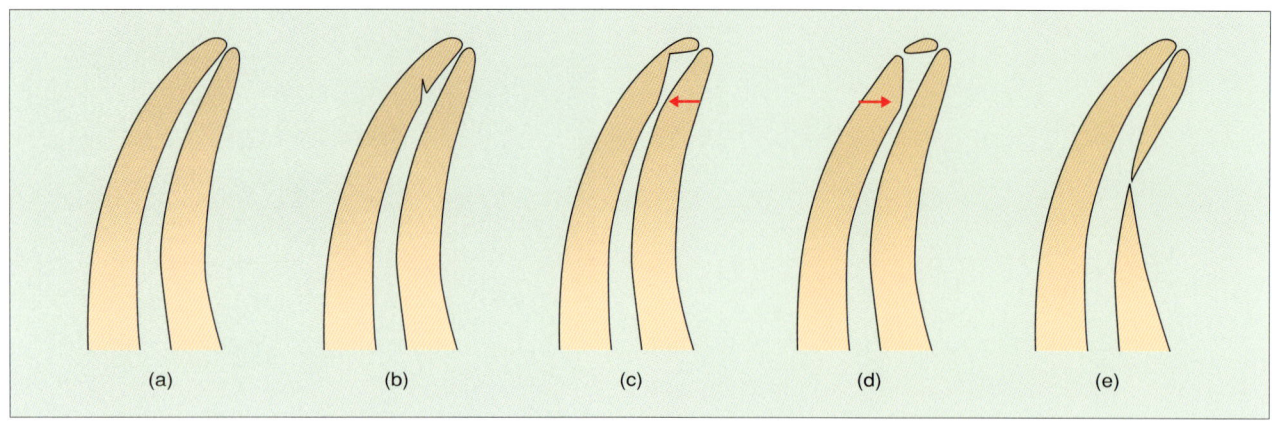

図6-6 湾曲根管の形成を行う際の操作上の誤り．(a)象牙質の切削および歯髄内容物を根尖部付近に押し込んでしまうと作業長が見失われる．これはファイルでrecapitulation（再帰ファイリング）して，こまめに根管洗浄することで避けられる．(b)レッジ：ファイルにプレカーブを付与しない，あるいは強い力でファイルを根管に押し込んだために生じる．(c)ジップ：ファイルを過度に回転させることによって生じる．プレカーブを付与したファイルにトルクを強くかけてひねると生じる．(d)穿孔：太いファイルで過度のファイリングを続けたか，あるいはジップが拡大したために生じる．cとdの最狭窄部（矢印）をエルボーと呼ぶ．こうなると根尖部の過剰に拡大された部位を根管充塡することは非常に難しい．(e)ストリップパーフォレーション：湾曲根管の過度の形成および直線形成によって生じる（Carrotte. British Dental J. 2004；Vol 197：603-613 より引用・改変）．

表6-1 ステンレスとニッケル-チタン合金製ファイルの比較

材質	ステンレス	ニッケル-チタン
1 強度と耐久性	強	劣
2 しなやかさ	劣	大
3 穿通性	ある	弱い
4 切れ味	良い	劣
5 根管逸脱性	ある	ある
6 プレカーブ付与	可	不可
7 加工性	良い	劣
8 コスト	低い	高い
9 破断トルク	高い	低い

形成を起こす危険性が高くなる（図6-6）．

Hファイルは，スクリューに似た切れ刃の形態をしており，根管壁への刃の食い込みが強いため，リーマーとKファイルに比較して切削能力がきわめて高い．しかし上下運動を基本としているため，ストロークが大きくなると根管を直線化してしまい，さらに削った削片を根尖孔部に詰めたり，「溝形成」によるストリップパーフォレーションやレッジ形成を起こしやすい（図6-6）．

Kファイルは，リーミング操作およびファイリング操作を行うことができ，根管形成で使用される頻度がもっとも高い．リーマーよりもらせん状のピッチが密で，根管壁の切削能率は良い．一方，Hファイルほど刃が鋭くないため根管壁への食い込みは少ない．また「探索用プローブ」として根管壁の触診用器具として使用するのにも適している．

②材質

根管形成用器具の材質としては，従来の剛性の高いステンレススチール，フレキシブルなステンレススチール，ニッケル-チタンおよびニッケルアルミニウムが使用されている．それぞれ利点と欠点があるので両者の特徴を熟知して使用する必要がある（表6-1）．

ニッケル-チタン合金製ファイルは「超弾性」および「形状記憶的な性質」を有しているが，これは＃40以下の細いファイルの場合であって，ファイルが太くなると超弾性は低下し，回転トルクに対する耐性が低いためファイルの破断を起こしやすい．また，超弾性の性質を有しているため，根管への適合が良く拡大形成操作が容易に行えるように思うが，形状記憶的な特徴により元の形態に戻ろうとする性質が強く，湾曲根管で切削回数を重ねれば根管の外湾側を過剰に切削して根管から逸脱してしまう．

また力の負荷をやめると元の形態に戻ろうとするのでファイルに「プレカーブ」を付与できない．さらに，ステンレス製ファイルに比較して切削効率や耐久性が低い．とりわけ根尖付近の拡大が不十分になる傾向があるので最近ではエンジンに付けて使用

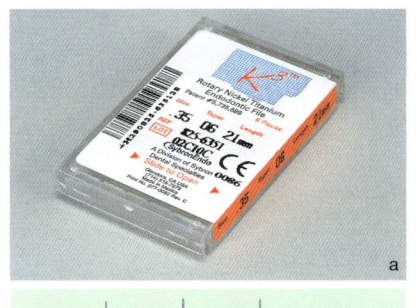

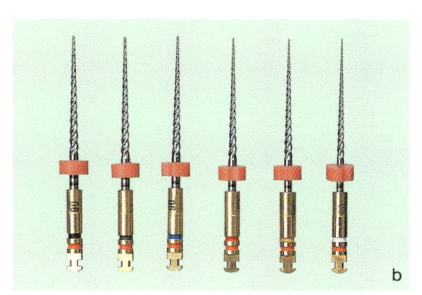

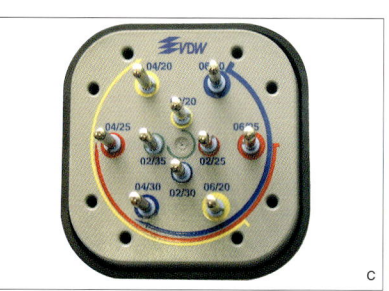

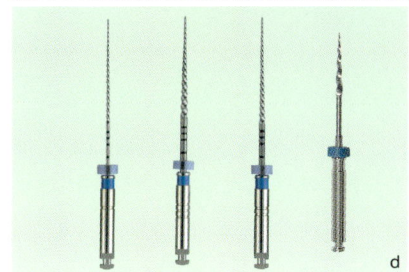

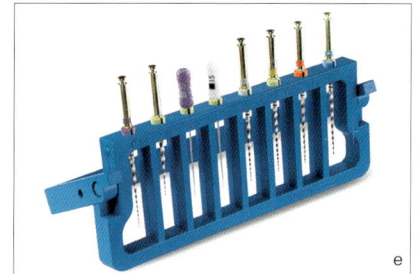

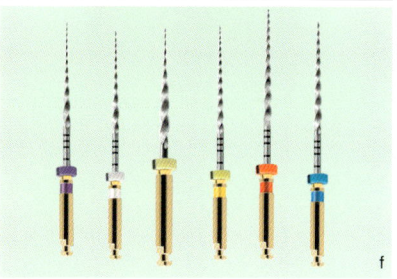

図6-7a〜f 各社のニッケル-チタン製ファイル．a, b：ヨシダ．c, d：茂久田商会．e, f：デンツプライ三金．

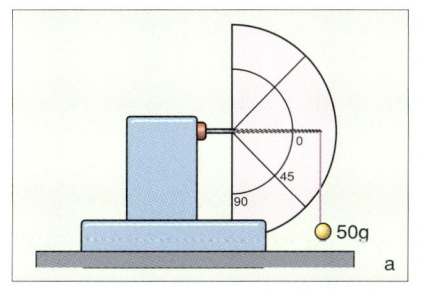

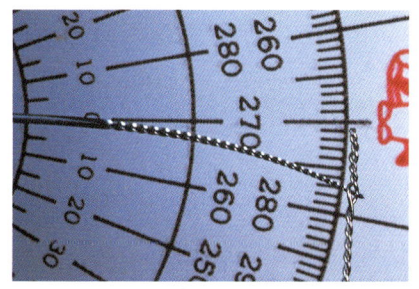

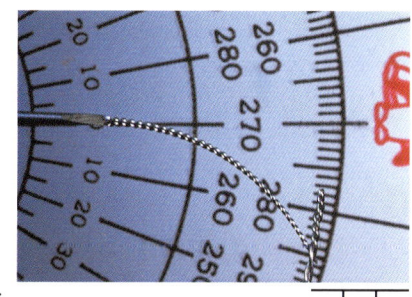

図6-8a〜c ファイルの柔軟性試験装置とファイルのしなり度．メーカー間で差がある．

されている．そのため，ニッケル-チタン回転切削器具（GT rotary, profile, Light speed system など）が開発されている（図6-7a〜f）．個人的な好みと，どのオプションが自分の経験や術式に合っているかを考えて選択されるが，詳細は他書を参照されたい．

③加工方法

ファイルに使用する金属の加工方法の詳細は不明であるが，ファイルの曲げトルクに対する耐性およびしなり度は製品間で大きく異なる[5]．最近では，しなり度が高く，ファイルの先端部に丸みを持たせ切削能力を下げたステンレススチール製のファイル（K-Flexofile, K-Flexoreamer Batt-tip, Flex-R file など）が湾曲根管の拡大形成に推奨されている．これらのファイルは，レッジを作りにくく，切削効率も湾曲根管に対する操作性もニッケル-チタン製ファイルより優れている[6,7]．

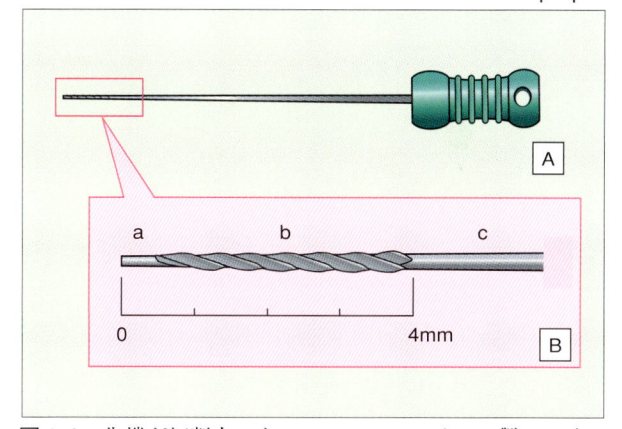

図6-9 先端が切削力のないステンレススチール製ファイル SW instrument．A：SW instrument 全体図．B：拡大図．a：先端部，b：カッティングヘッド，c：シャフト．

実際の器具操作では，ファイル号数が上がるにつれて根管への追従性は低下し，穿通性や切削能力は反対に上がる．したがって，オリジナルの根管を逸脱しない形成には，ファイルにプレカーブを付与して適切な回転トルクで根管形成する必要がある．

ステンレススチール製のKファイルであっても，

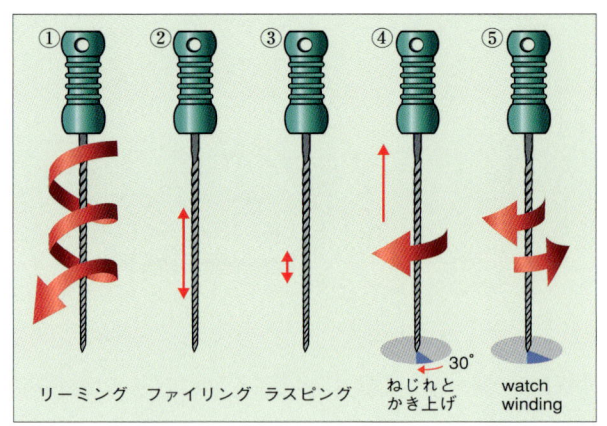

図 6-10 器具操作．①リーミング，②ファイリング，③ラスピング，④ねじれとかけ上げ，⑤watch winding 運動．

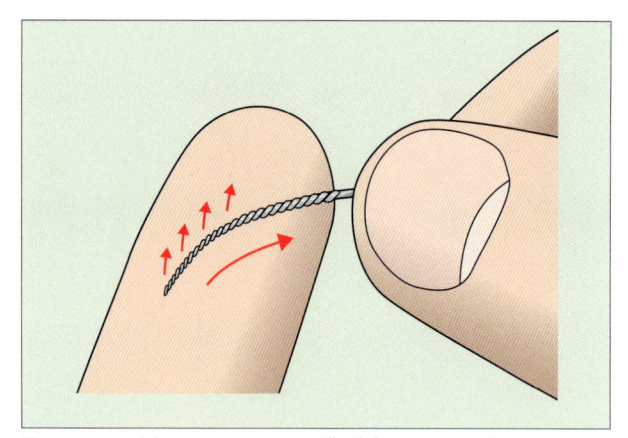

図 6-11 円周ファイリング．溝形成でなく，全周ファイリングする．ファイルの先端は曲げトルクが小さいため，切削時の接触圧は弱い．しならせて接触圧を高め，斜めに引き上げる．

各メーカー間でファイルの柔軟性(しなり度)，いわゆる腰や弾性といった性質にはかなりの違いがある．2つのメーカー間の＃45Kファイルの柔軟性の比較を示す(図6-8a～c)．JHエンドシステムではしなり度の高いジッペラー社のKファイル(図6-8c)の使用を前提としている．

ISO規格で定められた刃部の長さを16 mmから4～5 mmに短くし，ファイルの先端付近のみに付与して根管上部の過剰切削を防ごうとしたファイルも考案されている(図6-9)[8]．

3. 器具操作

近年，根管形成の効率化を目指してさまざまな器具(根管形成用ダイヤモンドポイント，超音波を応用したもの，可聴域振動装置など)が市販されている．これらの装置には一定の効果は認められるが，すべての根管に一律に用いるには無理がある．使用に当たってはこれらの性能的な限界を理解し，最終的な根管形成は手用切削器具で行うのが良い．

器具操作には，「リーミング(回転)運動」，「ファイリング(上下)運動」，「ラスピング運動(わずかな押し引き[上下]運動で根管壁を一層ずつそぎ落とす動き)」および「ねじれとかき上げ運動」がある(図6-10)．

リーミングは時計回り，あるいは反時計回りの回転運動である．また，根管に挿入し，根尖方向に押しながら，時計回りに回転させ，反時計回りに戻す往復回転運動(watch winding)により，根管壁の削片を器具の刃部にからめて根管を拡大する．ファイルの号数が上がるにつれて，ファイルの根管追従性は低下し，根管の直線形成を引き起こしてしまう．

ファイリング運動では，ファイルを根管に挿入して根管壁にファイルが食い込んだら，引き上げて歯質を削除してゆく．しかし，形成時のストロークが長いと根管壁にファイルが当たる部分のみを「溝形成」して根管を「直線形成」することになるので，湾曲根管の根管形成には向いていない[9]．さらに，「根管の直線化」によるストリップパーフォレーションを引き起こす危険性が高い(図6-6e)．最初に測定した作業長が徐々に短くなる場合には，オリジナルの根管を逸脱した根管拡大を行い，湾曲根管を直線化した結果であるに他ならない．

切削効率が高いためにHファイルを多用したファイリング運動を中心とした根管形成を行う臨床家もいると思われる．しかし，前述したようにファイリング運動は湾曲根管に適していないばかりか，たとえ円周ファイリングを行ったつもりでも，切削効率はファイル上部が大きいので，根管口付近ばかりが大きくロート状に拡大され，根尖部付近は十分に拡大されていないという結果に終わる(図6-22c, d参照)．根管壁を滑沢に仕上げることも難しい．

一方，Kファイルをしならせてファイルの先端部を根管壁に押し付けて，直線的に上下運動するのではなく，ファイルを斜めにこすり上げる運動により「円周ファイリング」を行うことができる(図6-

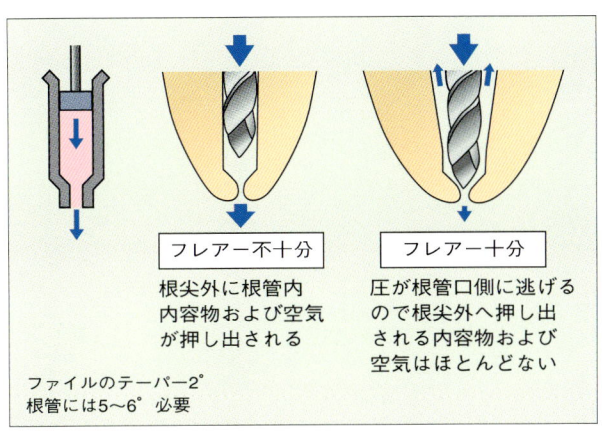

図6-12 Piston in cylinder.

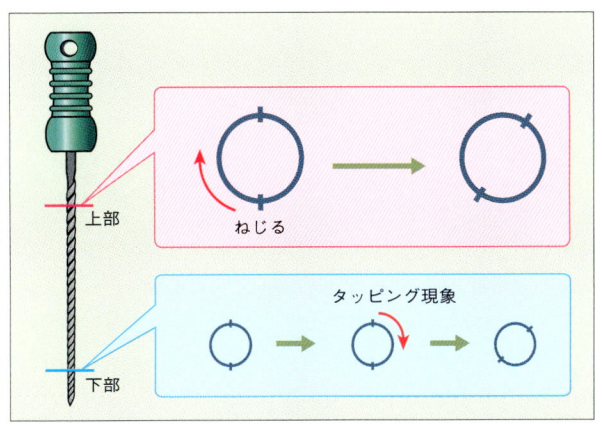

図6-13 ファイルをねじり根管壁に先端部がくい込むと，ファイルにはねじれを解放する力が働く．このファイルの元に戻ろうとする力で根管壁を切削している．

11)．さらに，ファイリング運動はファイルがピストンで根管がシリンダーとすれば，「piston in cylinder」の状態（図6-12）になると削片をポンピング作用によって根尖孔から押し出し，根尖孔外の炎症反応による術後疼痛を引き起こしてしまう．フレアー形成が不十分な形成を行っている場合には根尖部に圧力が加わり術後疼痛を生じやすい．

　根管は「一方通行のトンネル」のようなものであり，出口（根尖孔）から根管内容物や薬剤を押し出さないように配慮しなければならない．そのため，アピカルシート付近ではファイリング操作は行わず，ストロークを1～2 mm以内にする．湾曲根管の形成に当たっては，上記したように，直線化しようとするファイルの切削能力を，いかに湾曲した形に転化できるかがポイントである．

　ラスピングはファイリングに比較して，ストロークが1～2 mm程度のわずかな上下運動で，湾曲根管の形成に適しており，特にファイル号数が#8～#20の時に有効である．Weine（1975）ら[10]はラスピング運動がリーミング運動よりも根管からのファイルの逸脱が少なく湾曲根管の形成に適していることを報告している．

　ねじれとかき上げ運動では，ファイルの「ねじれ」を利用したリーミングとラスピングを同時に行う．すなわち，リーミング操作により，ファイルが根管壁に食い込んだら，1～2 mmかき上げて根管拡大をする．その際に重要なポイントは，「回転トルク」を意識して，根管からの逸脱を起こさないよう，根管壁の歯質を一層掻爬するイメージで行うことである．そして，ファイル号数が上がるごとに回転度数を厳密に守ることが根管から逸脱しない形成を行うコツである．

　ファイルを根管に挿入して時計方向に回転すると，ファイルの弾性により「ねじれ」が発生する．この時，ファイルには回転に対して元に戻ろうとする「剛性」が働き，ファイルの先端に回転トルクが生じる．この「ねじれ」に対してファイルの元に戻ろうとする剛性によって「タッピング現象」が生じて根管壁を切削する（図6-13）．ねじれに対する剛性が高いと，強いタッピング現象が生じて象牙質を切削できるが，逆に根管から逸脱してしまう危険性が高まる．したがって，根管の湾曲に合わせてプレカーブを付与したファイルをトルクコントロール下のタッピング現象とかき上げ運動を合わせて行うことにより，根管の形態に沿った根管形成が行える．

4. 湾曲根管に対する器具操作

　仮に根管が直線でかつ根管が狭窄していなければ根尖孔まで抵抗なくファイルを到達することができる．しかし，実際にはファイルを挿入すると，根尖部の手前で抵抗を感じ，ファイルが進みにくくなる．これは，根管が湾曲しているために，ファイルが根管壁に沿ってしなり，根管の外湾側と摩擦しているためである．

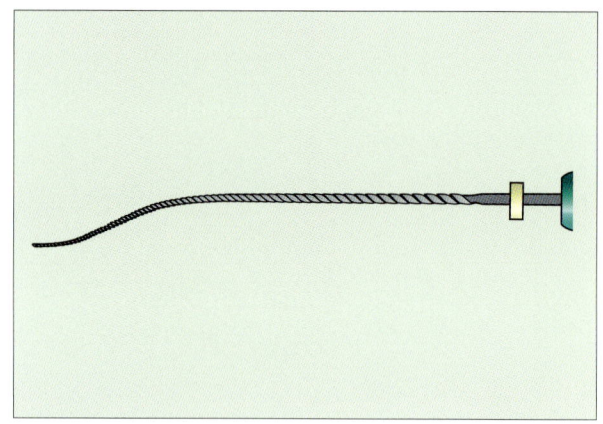

図6-14 細いステンレスファイルを挿入して，根管の三次元的形態の「印象採取」をする．

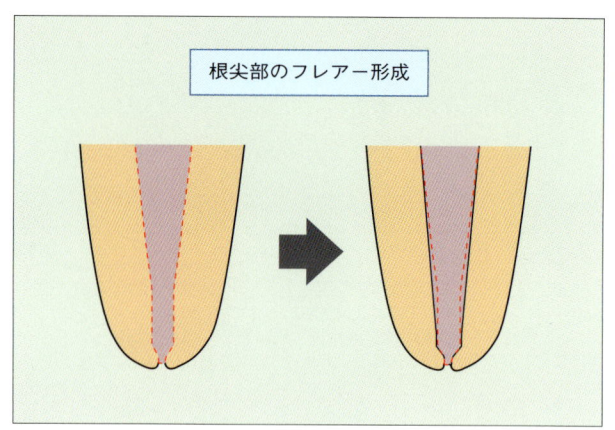

図6-15 根尖部のフレアー形成は難しい．

　この時点でさらに力を加えてリーミング運動を行えば，根管の外湾側にレッジ形成をすることになるので（図6-6b），ファイル号数を下げて，しかも，ファイルの先端にプレカーブを付けて根管の湾曲を探りながら再度根尖孔までファイルを進めると良い．大臼歯の根尖部は根尖孔の手前で湾曲していることが多いため，ファイルの先端に「プレカーブ」を付与していないと根管壁に当たりレッジを形成しやすい．

　湾曲根管に使用する場合，#8～#10Kファイルは先端部分で根管内を探るための「触覚」としても活用できる．また，テストファイル#K10を引き出した際にファイルに付与された三次元的な湾曲（図6-14）を参考にして，ファイルに「プレカーブ」を付与し，根管本来の形態を遵守した形成を行うようにすると良い．そして，エックス線写真では近遠心的な湾曲しかわからないが，頬舌的な湾曲を含めた三次元的な根管系を想定しながら根管形成を行う．

　根管形成においてはファイルが根管の中央に位置し，根管の湾曲に追従して内湾側と外湾側を均等に切削するのが理想であるが，そのような器具はない．湾曲根管では，根管の湾曲にファイルが適合しない場合，根管先端の外湾部と根管中程の内湾部が過度に切削されるので湾曲根管は直線的に形成されることになり，根管から器具が逸脱し，極端な場合には根管壁側面への穿孔が起こる（図6-6d）．しかも，ファイルの号数を上げるにつれて，根管への追従性は悪くなる．

　ファイルにはISO規格により2/100のテーパーが付与されている（図6-3）．把持部に近いほど径が太く，柔軟性は低下する．逆に先端は，先にいくほど細くなり柔軟性が増す．ファイルは号数が上がるに従って硬くなり，ファイル自体の柔軟性は低下する．ファイリング運動を行えば，上に引き上げた時に根管壁とファイルの間に摩擦抵抗が生じて切削が行われる．この時，根管壁の上部のほうがファイルの接触面積は広く，柔軟性も低いため切削量が多くなる．

　一方，根尖部では，切削量が少なく期待するようなフレアー形成ができないので（図6-15），過度な力でリーミングあるいはファイリング操作を行うと，ファイルの把持部，あるいは根管の上部ばかりが拡大されてしまう（図6-22c, d）．根尖部の根管拡大が重要でかつ困難なことを再認識し，いかにして根尖部の形成を行うかの工夫が必要になる．

5．トルクコントロール

　Ingle（1961）[11] やSchilderら（1974）[3] の方法では，90°の回転運動により根管の拡大形成を行っている．そのためか，いまだに「90°の回転運動」といったファイル操作が行われている．しかし，この「1/4回転」には科学的根拠がない．当時は「トルクコントロール」の概念がなく，ファイルのしなり度も低かったので，ファイルが根管から逸脱して根管壁を大きく削除した．

　「リーマーだこを作らないうちは歯内療法に習熟

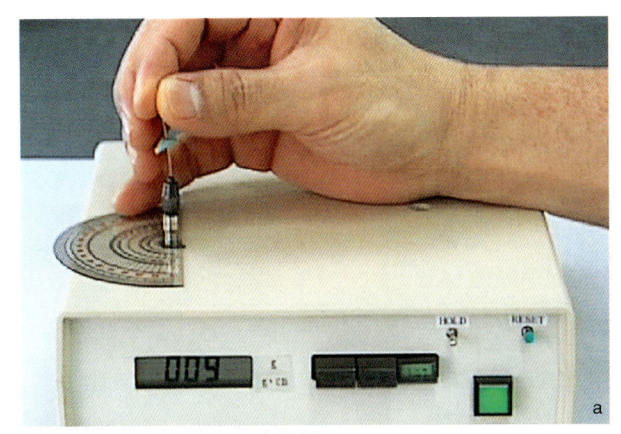

図 6-16a　回転トルク測定装置.

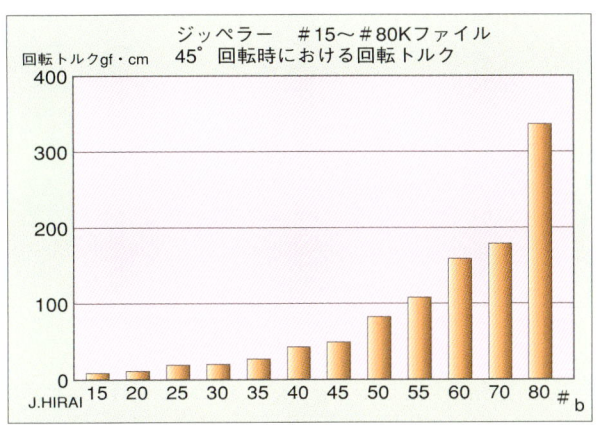

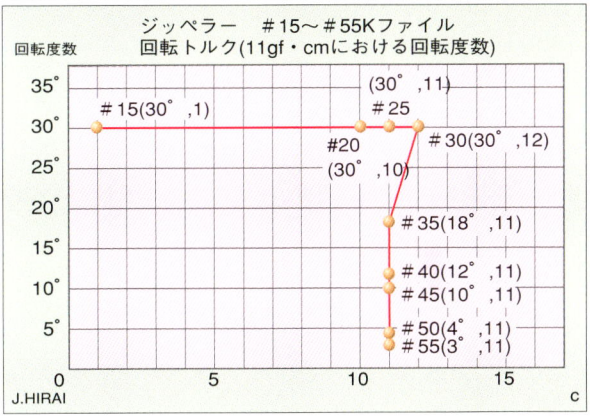

図 6-16b，c　ファイルごとのトルク値. 45°回転時の回転トルク値. レッジをつくらないトルクは 11 gf・cm である. ファイルごとの回転度数で示す.

したとは言えない」という誤った考えがいまだにある. そもそも, リーマーだこができるほどの強いトルクでファイルを回転させれば, レッジを形成したりファイルの断裂を引き起こすことがある[12]. また歯根膜に過度の器械的ストレスを与えるので, 術後疼痛の原因にもなる. ファイル号数が上がれば, 切削効率が上昇し, リーミングであれファイリングであれオリジナルの根管への追従性は低下する.

ファイルの号数が上がるにつれて, 根管追従性が失われるにもかかわらず 1/4 回転ものリーミング操作をすれば, 湾曲根管では容易にレッジ形成が起こる. 日本人の歯は欧米人のそれに比較して, 歯根が短く湾曲しているためオリジナルの根管から逸脱した形成をしないためには厳密な「トルクコントロール」が要求される.

JH エンドシステムにおいてこのトルクコントロールは非常に重要な概念であり, トルクセンサーを試作してジッペラーの K ファイルの号数ごとに根管壁を逸脱しないように回転トルクが 11 gf・cm になる回転角度を決定した (図 6-16a〜c).

最近になって, ファイル操作におけるトルクコントロールの重要性がクローズアップされてきており, 術者の器具操作を評価するために回転トルクを数値化した機械が開発され, 学生教育にも利用されている[13〜15].

6. 各種根管形成法

Ingle によって 1961 年に根管形成用ファイルの標準化が発表されて以来, さまざまな根管形成法 (表 6-2) および根管形成用器具が開発されてきた. 初期の方法では, 切削効率は改善されたものの湾曲根管への対応が困難であった. そのため, 湾曲根管の形態を保持した根管形成法と柔軟性の高い器具, 感染源を根尖孔外へ押し出さないように配慮した方法など, 種々の改良が行われてきた.

これまでに報告された各種根管形成法の優劣は, ①手技の難易度, ②形成時間, ③術後疼痛の有無, ④オリジナル根管への追従性, ⑤細菌学的研究の観点から比較, 検討されている[16〜21]. 根管形成法による術後疼痛には差はなく, 根管内細菌の除去は同程度にできるが, オリジナルの根管の追従性の観点からは, 湾曲根管ではステップバック法よりも Balanced force technique が優れている[22,23].

「ステップバック法」や「クラウンダウン法」は, ファイルの使用順序や根管形成の方向性を示しており, 根管形成の形態には言及していない. また, い

表6-2 これまでに報告された根管形成法[24~31]

1961	Ingle	根管治療の標準化	1984	Morgan	crown down pressureless technique
1969	Clem	step-back technique	1985	平井 順	JHエンドシステム
1974	Schilder	serial preparation technique	1985	Roane	balanced force(BF)technique
1975	Weine	ラスピング運動とフレアー形成を推奨	1987	Ahmad	modified ultrasonic technique
1976	大津晴弘	立体根充法(後のオピアンキャリアメソッド)	1989	Wildey	Senia-Widley instrumentation technique
1980	Martin	超音波振動による根管形成	1991	Buchanan	standardized-taper root canal preparation
1980	Abou-Rass	anti-curvature filing method	1991	Fava	modified double-flared technique
1980	Marshall	crown down pressureless technique	1992	Saunders	modified double-flared technique
1982	Goerig	step-down technique	1994	Torabinejad	passive step-back technique
1983	Fava	double-flared technique	1996	Schafer	combined technique with BF and reaming motion

Ingle JI. 1961, Clem 1969, Weine 1975, 大津 1976, Richman 1977, Martin 1980, Abou-Rass 1980, Marshall 1980, Goerig 1982, Fava 1983, Morgan 1984, Roane 1985, Ahmad 1987, 平井 1985, Wildey 1989, Buchanan 1991, Fava 1991, Saunders 1992, Torabinejad 1994. Schafer 1996. より引用.

かなる方法を用いても複雑な根管系, とりわけ根尖部1/3の部分を完全に形成することは難しい場合がある. 以下にこれまで報告されたいくつかの根管形成法を概説する.

①Standardized technique

Ingleによって1961年に報告された方法で, 当初は根尖部4~5mmの部分をリーミング運動で円筒形に形成し, 残りの根管をファイリング運動で形成している. 根管の直線部には良いが, トルクコントロールの概念がなかったため, 湾曲根管あるいは根尖部の湾曲部の形成には適していない. しかし, この方法は広く普及し, 現在でも大学の学生実習で行われている.

②Step-back technique

Clemは「step preparation」という術式を1969年に発表した[32]. また, Schilderは,「step-back」という言葉を使っていないが, 根尖部の連続的な根管拡大法を1974年に報告した(表6-2). この方法のエッセンスは, 根管充填用のガッタパーチャコーンが止まる「アピカルシート」を形成した点にある.

オリジナルの根管よりもISO規格の2つ大きめのサイズでアピカルシートを形成し, 1mm短くなるごとにファイル号数を1号ずつ上げていき, その後recapitulation(再帰ファイリング)によって根管の段差を移行的に形成するため湾曲根管の形成に向いていると報告された. また, この方法により理論上はテーパー5/100のフレアー形成が可能である. これらの方法は, 現在でも大学の学生実習で行われている. しかし理論的には良いが, 実践は困難である.

③Step-down technique

感染根管内の細菌量は, 根尖部よりは歯冠部のほうに多い. したがって, 最初にファイルを根尖孔部へ挿入する根管形成法では, 歯冠部の細菌を根尖孔外へ押し出す危険がある. そのため, 根管内容物を根尖孔外へ押し出さないように歯冠部から順次根管を拡大, 清掃および洗浄していき, 根尖部へ進めようとする形成法がGoerigによって1982年に報告された(図6-17)[33].

最初に, 歯冠部のフレアー形成はゲーツグリッテンドリルあるいはオルフィスシェーパーで行う. 太いファイルから選択し, 根管を根尖部に向かって形成し, 根管形成が終了したら, 1号ずつ細いファイルに交換し根尖部の2~3mm手前まで根管形成する. この時点で, 根管長を測定するので押し出しが, ほとんどない. そして, 根尖部の根管形成を行い, 最終的に連続的なフレアー形成を行う.

この方法は根管上部から拡大するためファイルのしなりを利用できず, 根尖部の形成が細くなる傾向がある. また断面が類楕円形の根管を円形に拡大することは歯質の過剰切削をすることに他ならない.「Double-flared technique」や「クラウンダウン法」も同様に感染源を根尖孔外へ押し出さないために考案された方法である.

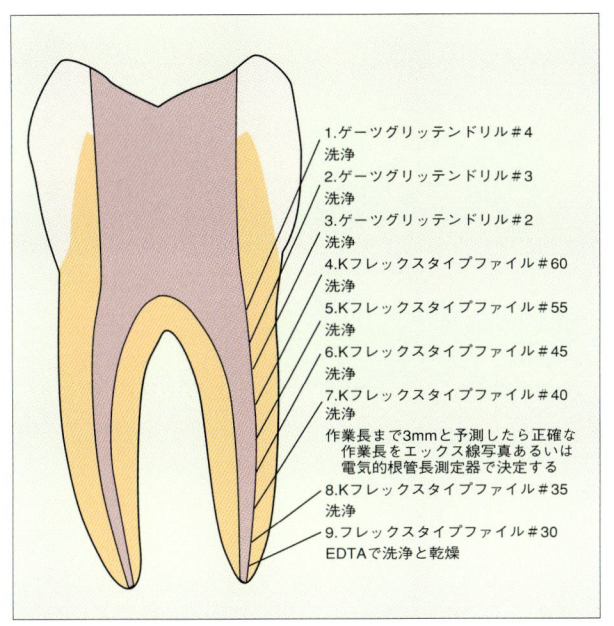

図 6-17 Step-down technique の理論(参考文献 33 より引用・改変).

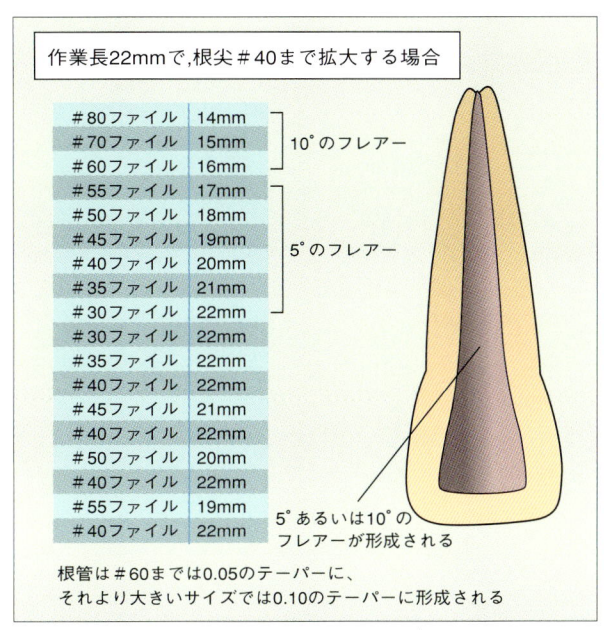

図 6-18 Double-flared technique の理論．Piston in cylinder の状態で根尖孔外に圧を加えてしまわないように根管壁に早期に適切なフレアー形成することを目的とする．

④Double-flared technique

Fava により 1983 年に報告され[34]，直線的な根管あるいは湾曲根管の直線部分に適した方法である（図 6-18）．一方，石灰化した根管，若年者の永久歯，根尖孔が開いている歯，象牙質が薄くて歯髄量が多い歯には向いていない．クラウンダウンで#80から 1mm ずつ根尖方向へ根管形成し，太いファイルから細いファイルへと下げていき，根尖孔の手前から歯冠方向に戻りながらフレアー形成を#40 まで行う．

Step-down technique と同様に，根管内容物を根尖外に押し出さないという利点があるが，広くは普及していない．先端の切削能力の低いファイルを使用した modified double-flared technique では，湾曲根管にも効果的とされている（Fava 1991, Saunders）[35,36]．

⑤Balanced force technique

Roane によって 1985 年に報告された根管形成法である[37]．オリジナルの根管から逸脱しにくいという利点がある．この方法のエッセンスは，フレキシブルなステンレススチール製 K ファイル（Flex-R ファイル：断面を正三角形にしている）を根管に当たるまで挿入して，わずかに根尖方向に押して，180°を超えないような時計回りの回転運動によってファイルの刃を根管壁に食い込ませて削り溝を形成し，「ファイルのねじ山」を形成する．

今度は反時計回りに 180°ねじって削片を根管口方向に移動させ根尖孔外への押し出しを防ぐように配慮されている．180°を超えないようにねじることで，根管からの器具の逸脱を防ぐことができる（図 6-19）．この形成法にはアピカルシートを形成するという概念はない．上記した 2 つの操作をした後に根管からファイルを出し，ファイルに付着した象牙質の削片を拭い取る．ファイルの回転がきついと感じた場合には，1 つ細いファイルに代える．特に反時計回りの回転運動ではファイルの破断が起こりやすいので注意する．

この方法には JH エンドシステムのようにファイル号数に応じたトルクコントロールの概念がないため，ファイル号数が上がるとレッジ形成などの問題が生じるリスクが高くなる[38]．また，回転させて象牙質を削り，逆回転させるという一連の動きには，器具が破折しない範囲で器具のトルク限界を感じ取るための手指の感覚が必要である．

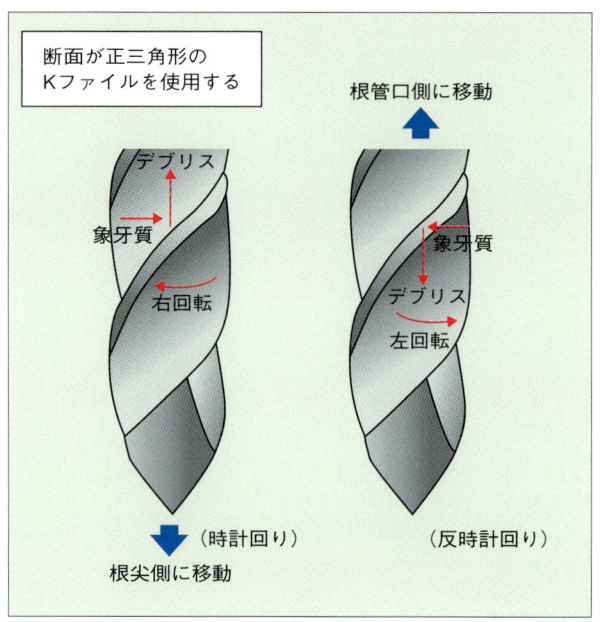

図6-19 Balanced force technique の理論．ファイルを反時計回りに回転させて切削する．

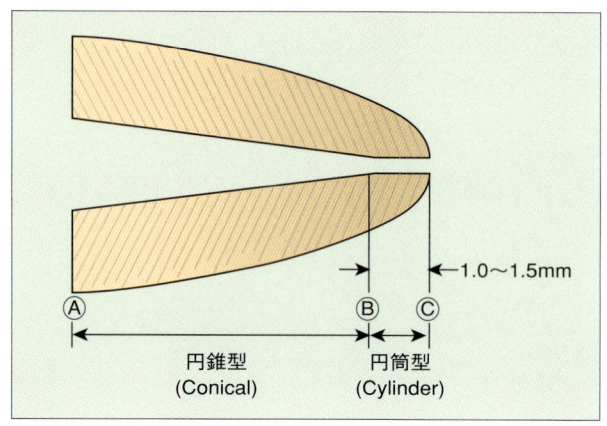

図6-20 オピアンキャリア法の原理．

⑥オピアンキャリア法

　Schilderによって報告された垂直加圧根管充填法に改良を加えて1976年に大津晴弘により発表された根管形成法である[39,40]．「ストークス流れの理論」に従って過熱して流動化したガッタパーチャをゆるやかなテーパーのある根管に連続的に充填する．そのため，根管形成においては根管上部を「円錐形態」，根尖部を「円筒形態」に形成する（図6-20）．円錐形態は根管充填時のガッタパーチャの内分圧を高め，根管壁への緊密性を高める．

　円筒形態の部分は根尖部の歯質の保護と過剰形成の防止，根管充填時のガッタパーチャによる過剰圧流の緩衝の目的がある．垂直加圧根管充填のために根管の直線形成を行うため歯質の削除量が多いという欠点を補う改良法も報告されている[41,42]．

Ⅲ．日本におけるバーティカルコンデンセーション法の変遷——大谷歯内療法研究会のあゆみ——

　1970年に村岡 博によって大谷 満を主任講師として，「大谷歯内療法研究会」が発足されて以来，歯内療法を中心に，歯科医学，口腔と全身とのかかわり，倫理的問題などが包括的に取り上げられ，有志による活発な勉強会が行われてきた．

　根管形成および根管充填法については，第3回大谷歯内療法研究発表会（1973年）において，大津晴弘が「Opian carrier法」を発表した．1978年米国歯内療法学会（第7回大谷歯内療法研究発表会を兼ねる）において，大谷 満が「Eco-mechanical instrumentation of the root canal」および大津晴弘が「Opian Carrier Method for Gutta-Percha」の演題で発表およびテーブルクリニックを行った．1982年第12回大谷歯内療法研究発表会において，大津晴弘が「Opian carrier Methodにおける実際的PadのControlについて」さらに，筆者（平井 順）が「私のOpian Carrier Method」を発表した．

　その後の月例集談会では，「JHエンドバーによるハイスピード根管形成法（平井 順・1985）」，「ナチュラルフォームのプレパレーションとENDO SYSTEM（平井 順・1991）」，「オピアンキャリア法（大津晴弘・1991）」，「ジェントル・エンドドンティクス（平井 順・1994）」，「オブチュレーションシステム研修会（大谷 満・1996）」，「平井 順 エンド実習コース（平井 順・1998）」が行われた[43,44]．

　以上の概略からわかるように，大谷歯内療法研究会から日本を代表する3つのバーティカルコンデン

セーション法が生み出されており，広く普及しつつある．以下に3つの術式を紹介する．

1．オピアンキャリア法

半流動体のガッタパーチャを根管充填する理論は，ニュートン流体式で表わすことができる．図6-20のようにA→Bへガッタパーチャを充填すると，Bの部位で圧力が0になり，BC間を通過するガッタパーチャの内部圧は低くなり，根尖外への器械的刺激が緩和される．

2．大谷 満 オブチュレーションシステム

形成はクラウンダウンで行う．天蓋除去後に＃15Kファイルを根尖孔に通したら，根管口付近の形成をバーで行い，次いで，根管中央をバーで拡大し，根尖1/3をstep back法で拡大する．

根管充填では，スプリット法あるいはオピアンキャリア法において，充填するガッタパーチャ間の継ぎ目が難しく，上手くできない場合には，死腔ができるという欠点（第7章図7-33参照）を解消するためにオブチュレーションシステムでは，オブチュレーションヒーターで軟化したガッタパーチャを根管に1回で填入するため死腔を作りにくい[45]．このシステムはWarm gutta percha technique methodとして東洋化学研究所から発売されている．

3．JHエンドシステム

オピアンキャリア法やsectional gutta-percha obturation[46〜48]（第7章図7-12参照）を参考にして，従来，垂直加圧法は直線根管にしか適応できないというドグマを打ち破り，三次元的な根管の湾曲を保持した根管形成を行い，複雑な根管系を三次元的に緊密に根管充填するために独自の低温融解性ガッタパーチャであるナチュラルガッタJHおよびJHアピキャリア®を製作して構築された方法である[49〜51]．

Ⅳ．JHエンドシステム

JHエンドシステムは，1985年に平井 順によって発表された根管形成法である．垂直加圧根管充填

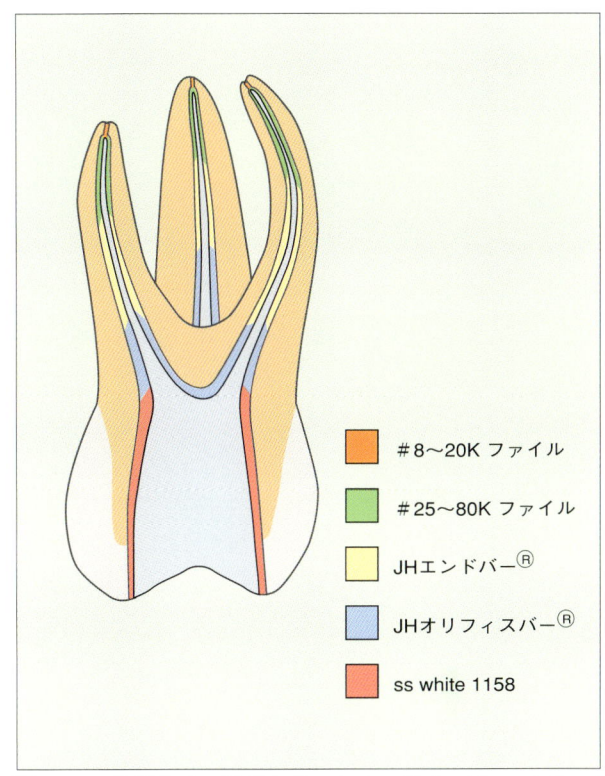

図6-21 根管本来の形態を保つための形成．Natural Canal Preparation. 根尖孔部1mm，根尖部1/3，根管中央部，根管口部，根管を直線部分と湾曲部分とに分けて，直線部分は器械拡大域とする．湾曲部分は手指でする「手用域」とする．

用の根管形成，とりわけ湾曲根管に対しては歯の過剰切削と根尖部1/3の形成不足が問題となる．そのためJHエンドシステムは，オリジナルの根管形態を保持しつつ，根管充填に必要なフレアー形成を付与できる根管形成法（Natural Canal Preparation）（図6-21）として考案された[52〜56]．

オリジナルの根管形態を保持したままで適度なフレアー形成ができるため根管形成後の根管充填では，側方加圧法と垂直加圧法の両方が適応可能である．

1．JH透明根管模型

根管治療は，三次元的に湾曲し断面形態が類楕円形の根管の内壁に付着するバイオフィルムあるいは歯髄組織や象牙芽細胞層などの有機物をすべて除去して細菌が増殖しにくい環境を構築する作業である．しかも，目で見えない根管をエックス線写真と手指の感覚を頼りに，オリジナルの根管形態を保った根管形成を行う技術である．

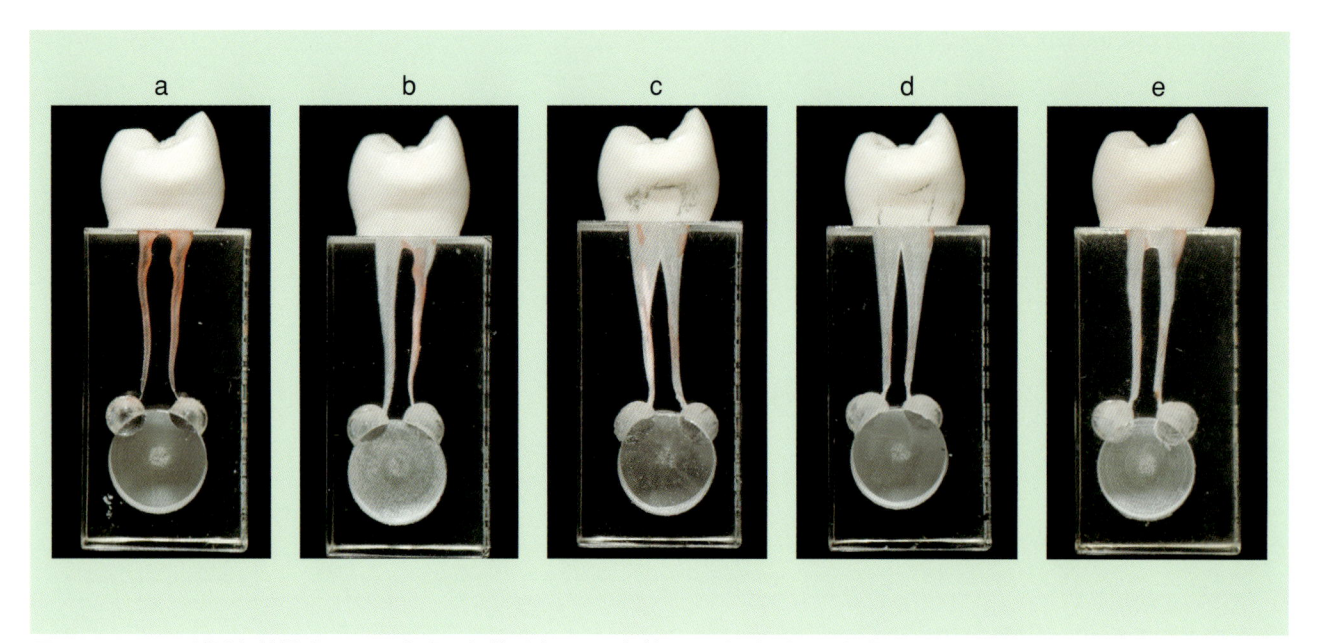

図6-22 a：JH透明根管模型．b：理想的な根管形成の例．根管の原形を維持した根管形成ができている．c〜e：不適切な根管形成の例．c, dファイリング操作による根管拡大．c：過度なファイリング操作により，根管間の歯質が必要以上に削除されている．Hファイルを用いてこのような形成を行えば，strip perforationを起こしたり，早期に歯牙破折を生じるリスクが高くなる．根管上部がロート状に大きく削られている反面，根尖1/3の部分は，直線的でかつ細く形成されている．d：cと同様に大きなファイリング操作により，根管が直線化されている．このような形成が行われると，作業長が短くなる．e：フレアー形成が不十分な根管形成．レッジを形成している．また，根管壁を形成できていない部分がある．根管は直線形成に近く，根管口付近に段差がある．

根管形成の研究や実習には，天然歯とアクリル製の透明根管模型が使用されている．透明根管模型では，根管の断面は円形であり，天然歯の根管とは異なるが根管形態が規格化されているので術式の再現性を図ることが可能である．また，肉眼的に根管拡大できたか否かを明視下で確認することができる．さらに，湾曲根管を想定し根尖方向にいくに従って直径が小さくなり，30°や45°に湾曲しており，ファイルで拡大すると根管拡大された様子が計測できるし，肉眼および顕微鏡レベルで評価できるという利点がある．しかし，従来の透明根管模型は，根管の断面が円形であるため実際の歯の根管を反映していないことに注意する必要がある．

JH透明根管模型は，天然の上顎小臼歯の歯冠と歯髄腔の印象を採って製作されているため，通常の透明根管模型とは異なり，根管断面が天然歯と同様の類楕円形になっている．根管形成では，根管壁のバイオフィルムを器械的に除去するために根管壁の全周を均等に切削することが望まれる．そのため，JH透明根管模型では，根管壁に赤い塗料が塗布されており，全周ファイリングできているか否かがわかるように配慮されている（図6-22）．

2．JHエンドシステムで使用する器具

天蓋除去には，カーバイドバー・サージカルレングス＃1557（前歯，上下顎小臼歯の単根歯）あるいはカーバイドバー＃1558（大臼歯，複根歯）を使用する（図6-23a）．髄腔開拡の軸壁形成にはJHオリフィスバー＃8（図6-23b）が，各根管の方向に対して根管口まで挿入できるようにJH 01（前歯，上下顎小臼歯，単根歯）やJH 02（大臼歯，複根歯）（図6-23b）を用いて形成する．根管の探索や内容物の除去には，エンド用エキスカとスクレーパー（図6-23c）を使用する．なお，JHエンドエキスプローラーは根管内の探索およびガッタパーチャの除去に有効であり，JHエンドマイクロキュレットはイスムスやフィンの部分の掻爬および清掃に便利である（図6-23d）．

根管形成用のファイルはジッペラー社のKファイル（図6-23e）のみを使用する．根管中央部の形成にはJHエンドバーを用い（図6-23f），根管口には

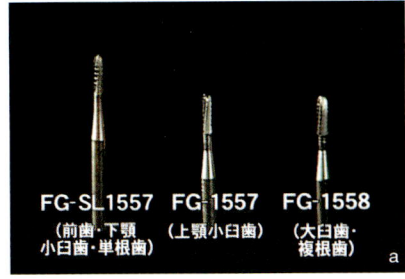

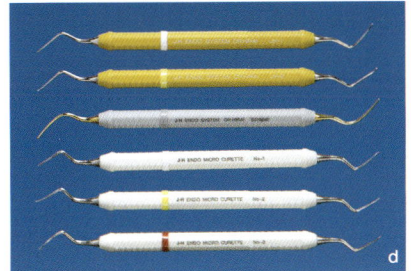

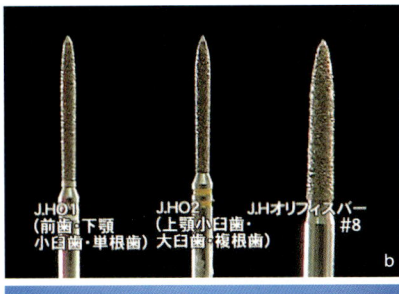

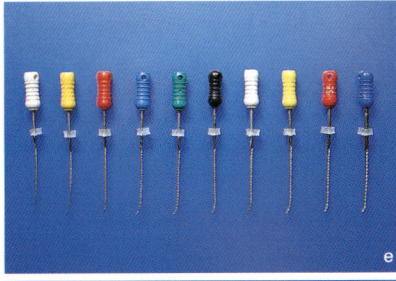

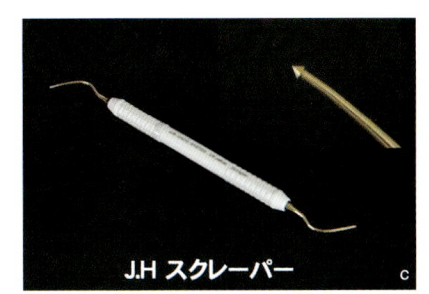

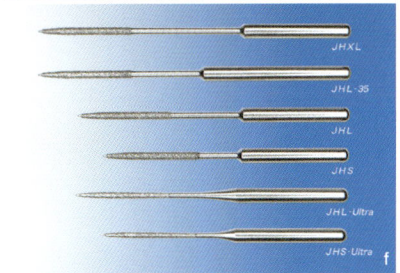

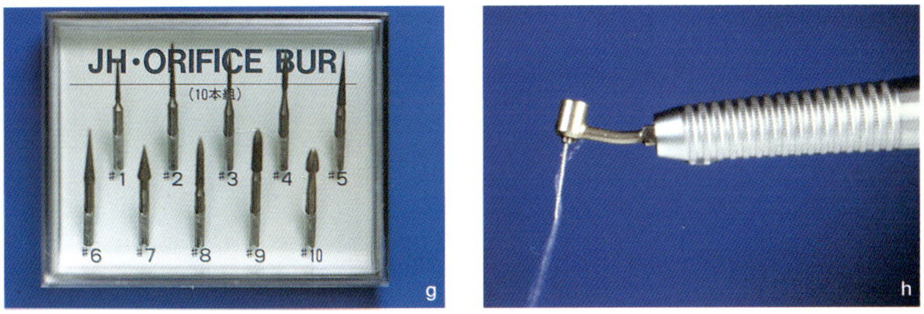

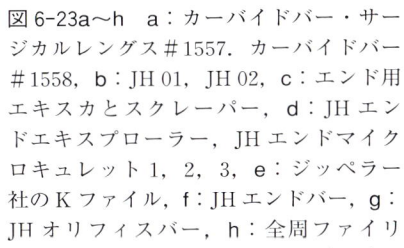

図6-23a〜h　a：カーバイドバー・サージカルレングス＃1557，カーバイドバー＃1558，b：JH 01，JH 02，c：エンド用エキスカとスクレーパー，d：JHエンドエキスプローラー，JHエンドマイクロキュレット1，2，3，e：ジッペラー社のKファイル，f：JHエンドバー，g：JHオリフィスバー，h：全周ファイリング用の器具．マニーのKファイルをルーティに付けて行う．エアースケーラーに付けるマニーKファイルは，マニーのKファイルをつまんでハンドルを火炎であぶって引き抜き，エアースケーラーに付けて使う．キャビテーション効果より，直接根管壁に押し付けて根管形成する．右回りにして刃を根管壁に噛み込ませるようにする．

JHオリフィスバー（図6-23g）を使用する．全周ファイリングにはマニーの＃25あるいは＃30Kファイルをルーティのヘッドに付けてファイルをしならせ，ファイルの先端部で根尖部の根管壁を斜めにかき上げるように行う（図6-23h）．

3．Natural Canal Preparation

Grossmanの根管拡大の条件は，①オリジナルの根管よりも3サイズ大きく，②ホワイトデンティンが出て，③ポイントが根尖に適合できることであった[57]．一方，Weine(1989)は[58]，「オリジナルの根管形態を保持した根管形成」を提唱した．JHエンドシステムの根管形成では，①Weineと同様にオリジナルの根管形態を保持し，②エンド用エキスカ®かスクレーパー®で根管の滑沢さを確認し，③JHアピキャリア®の先端が根尖孔から3mm手前まで楽に挿入可能な形態を根管拡大の必要条件としている[52〜56]．

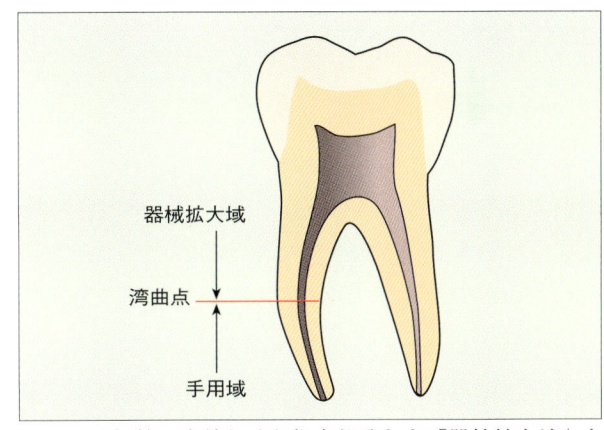

図6-24　根管の直線部分と根尖部分とを「器械拡大域」と「手用域」に分けて形成する．

根管形成とは根管の根尖部に限定された操作ではなく，髄腔開拡から始まる一連の操作のすべてを含むので，根管形成を行うためには以下の諸点に注意する．

①歯を主に4つの部分に分けて，順次根管形成を行う（図6-21）．

a．歯冠部の形成（髄腔開拡）

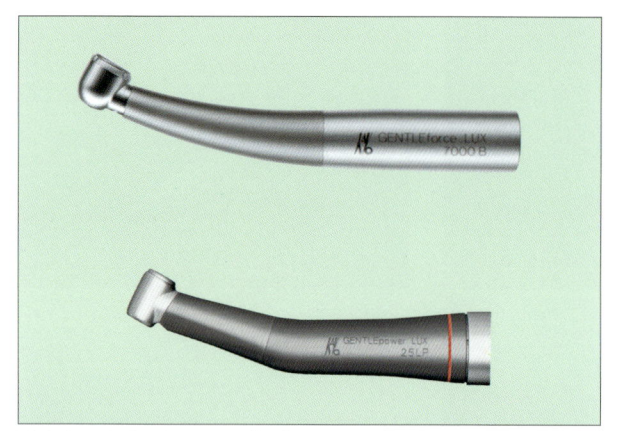

図 6-25　KAVO のハンドピース．

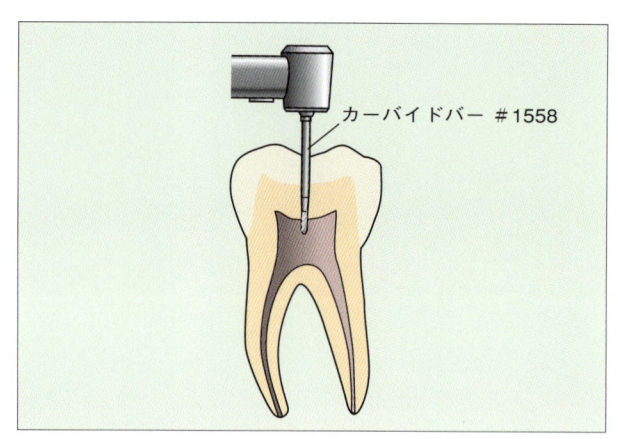

図 6-26　髄腔穿通．

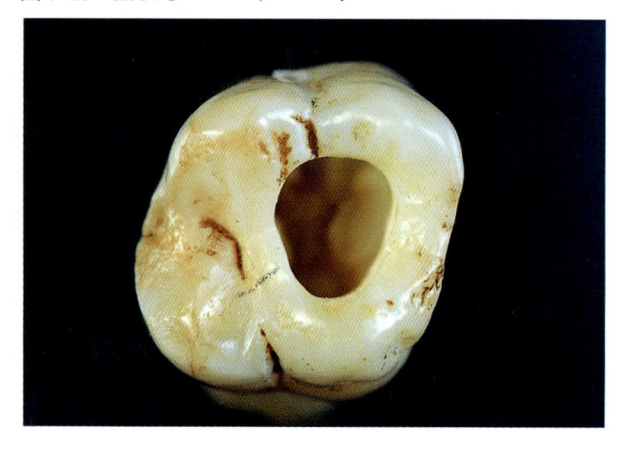

図 6-27　外形線．外形線の目安として，2 mm 幅の JH オリフィスバー＃8 が歯根に対して平行に根管口の入り口に直達できるようにする．複根歯については，各々の根管の歯根軸に対して JH オリフィスバー＃8 が平行に根管口の入り口に直達できる窩洞内壁の連結した線を外形線とする．

　b．根尖側の湾曲部の形成（いわゆる根尖部の根管形成）
　c．アピカルシートの 1 mm 上部から湾曲点までの形成
　d．湾曲点から上部の形成
②歯の解剖学的形態を考慮に入れ，メタルコアの印象が採れる程度まで根管形成を行う．
③根管全体が滑らかな漏斗状（フレアー）になるように形成する．
④湾曲根管では根管口付近ではその湾曲を修正するように形成し，根尖部付近ではその解剖学的形態を可及的に保持した形成を行う．
⑤手用および回転切削器具を用途に応じて使い分ける．すなわち，根管口から湾曲部までを切削量が多くかつ穿孔の危険がない「器械拡大域」と考え，切削効率の高い回転切削器具である JH エンドバー（図 6-23f）および JH オリフィスバー（図 6-23g）を使用して形成する．一方，根尖部の形成では，根管の本来の形態を保持しながら繊細な操作が求められる部分を「手用域」とし（図 6-24），しなり度の高いジッペラー社の K ファイルにプレカーブを付与して，根管固有の形態に合わせて適切なトルクコントロール下の「ねじれとかき上げ運動」によって形成する（図 6-10）．

V．JH エンドシステムによる根管形成の実際

1．髄腔開拡

　髄腔開拡は，「髄腔穿通」，「天蓋除去」および「歯冠の軸壁（窩洞内壁）の形成および根管口の便宜形態の付与」の 3 ステップに分けて行う．根管充填後のコア形成時に穿孔などの事故が起こる危険性を考えれば，根管形成終了時にコア形成も終了していることが理想的である．したがって，外形線はコア形成を意識して，コア作製の限界である 0.8 mm の幅があり歯冠部の軸壁の外開きには 6°程度のテーパーを付与する．6°のテーパーはコーヌス角が基準になっている．

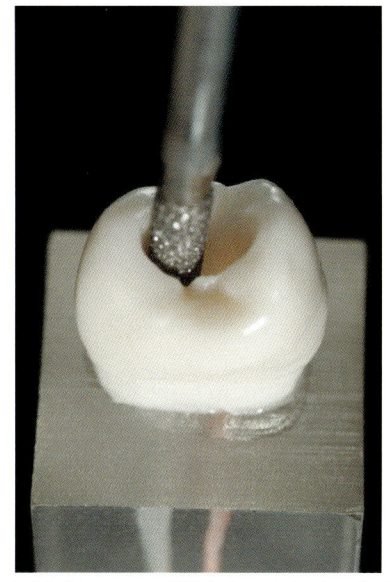

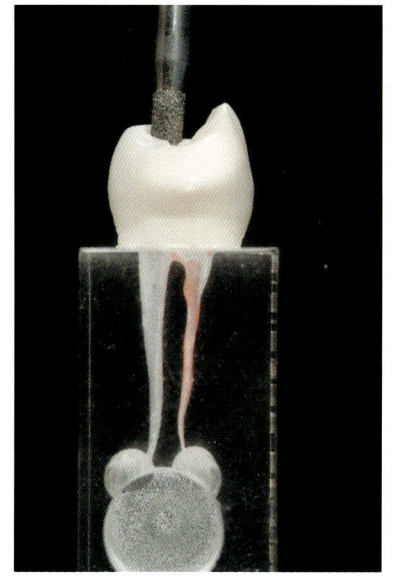

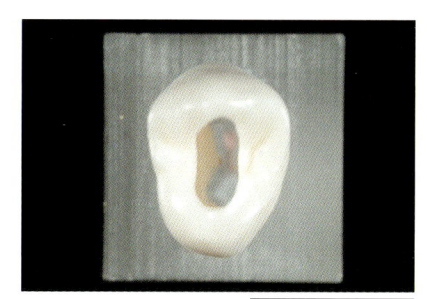

図6-28a〜c　天蓋除去．オリフィスバー8番が根管方向に根管口まで入ることが天蓋除去終了の基準になる．

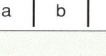

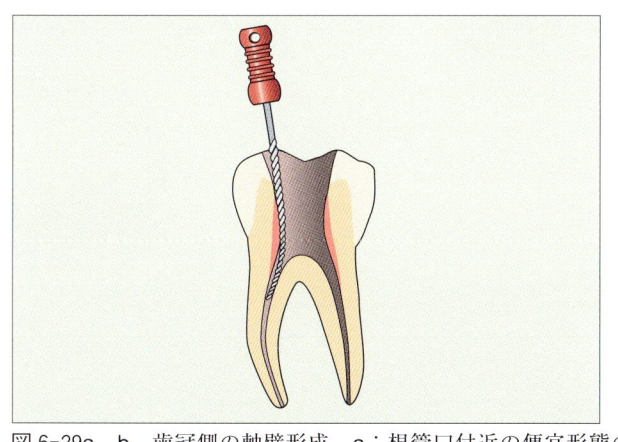

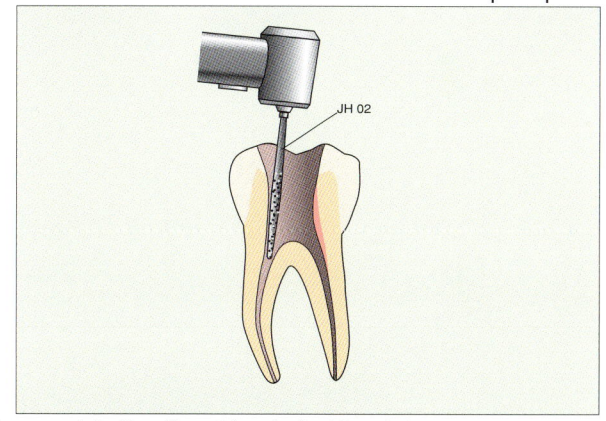

図6-29a，b　歯冠側の軸壁形成．a：根管口付近の便宜形態の付与．b：各根管の軸に平行な便宜形態の付与．ファイルの挿入操作を容易にするためにエンド三角を除去する．また，JH 01あるいは02を使用する際には，先端部のダイヤモンドの付いていない部分で根管口にバーを下ろしていき，バーが当たったらわずかにバーを引いて歯軸方向に1 mmずつ上方にバーを上げながら根管内壁の形成を行い，下方向にバーを押して根管口部を大きく開けないように留意する．クラウンダウン法のように，最初に根管口部を大きく開けてしまうと，ファイルのしなりが利用できなくなり，根尖部のフレアー形成ができなくなる．長さがあるためファイルがカーブできるのであり，最初は根管上部が狭いほうが良い．

①髄腔穿通

　KAVO 5倍速マイクロモーター（図6-25）にカーバイドバー・サージカルレングス＃1557あるいはカーバイドバー＃1558を付けて行う．これらのバーの作業長は7 mmしかないため，髄床底を削る危険がない（図6-26）．バーを歯の長軸に合わせて設定された外形線（図6-27）の中央をバーの先端部の隅角部で「ピッキング運動」により切削してゆき，バーが髄腔に穿通して抵抗がなくなるまで行う．最初に髄角へ穿通すると，根管口と勘違いすることがあるので外形線の真ん中に穿通して，穿通後にその高さで水平方向に拡大すると髄床底を傷つけずに天蓋除去を行える．

　KAVOのチェアーは回転数やトルクが自由に設定できるので，術者ごとの最適な使用条件を設定することが可能である．使用する回転切削器具や持ち方により手指の感覚は大きく異なる．タービンを強く握ると指先の感覚が鈍るので，柔らかく包み込むように持ち根尖孔にファイルを到達させた時の手指の感覚と同様に，指先の感覚を研ぎ澄ませ，歯を切削する際の触覚や切削音の違いを聞き分ける聴覚も身に付けると良い．

第6章

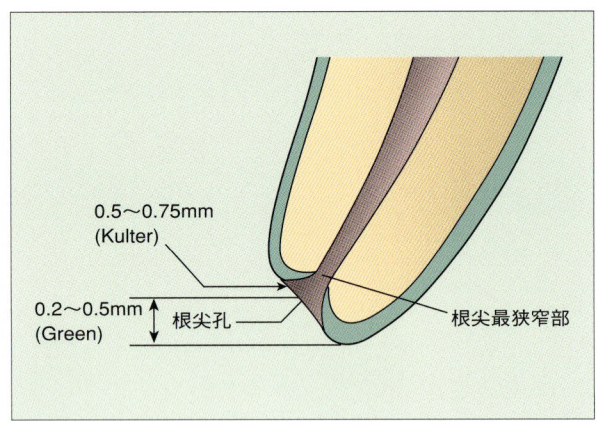

図 6-30 生理的根尖孔部.

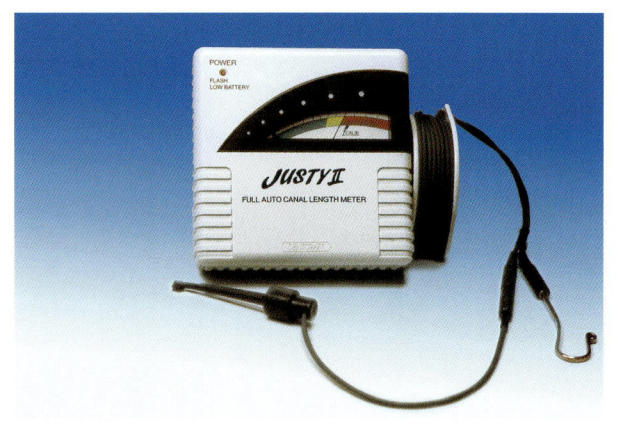

図 6-31 電気的根管長測定器．JUSTY Ⅱ．現在，JUSTY Ⅲ を準備中（ヨシダ）．

②天蓋除去

髄腔穿通した際の深さを保ちながら，髄角を含んだ外形線に沿って髄床底を削らないように天蓋を除去する．また，歯の強度を維持するため，辺縁隆線と斜走隆線を超えないように，また髄角を取り残さないようにする．髄角を取り残すとこの部分に残存した歯髄組織が変質して歯冠部の変色の原因になる．

実際の臨床では，どこまでやれば良いかの判断基準が曖昧なために不必要な時間を費やすことがある．基準（目標）があれば，無駄な作業時間を節約できる．JHエンドシステムにおける天蓋除去終了の基準は，2mm幅のオリフィスバー8番の先端が根管口に接触することである（図6-28a〜c）．

③窩洞内壁の形成および根管口の便宜形態付与

根管口はエンド用エキスカで探す．ファイルのように刃が付いていないので，歯質を削らないため根管を削片で詰めることがない．イスムス部はエンド用エキスカで清掃する．

次いで先端にダイヤモンドが付いていないフレーム状のバーJH 01あるいはJH 02を用いて，ファイルが根管内へ誘導されやすいように，JH 01あるいはJH 02の先端部のふくらみを利用して，「エンド三角」を除去し，髄角内側壁と根管壁が連結した形にアクセスオープンする（図6-29a，b）．JH 01およびJH 02はファイルを根管口からスムーズに根尖方向に進むように工夫して製作されている．

複根管では，各根管を軸として，それぞれの根管への直線的なアクセスが得られる形態にする．ただし，複根管歯の場合には，根管口を広げすぎると，ファイルのしなりを利用できないので，JH 02バーで根管口を拡大しないように，ダイヤモンドがない先端の部分を触覚として使い，バーを根管口に試適して当たった位置から少し上方に引いて水平方向に決して根尖側方向へは押さないようにして軸壁の形成をする．根管口部の拡大は根尖部の拡大が終了した後に行う．

2．作業長の決定

根管形成を行う最初のステップは，根管の作業長を決めることである．まず，基準点から生理的根尖孔，すなわち根尖孔の最狭窄部であるセメント質—象牙質境界部までの長さを測定する（図6-30）．＃15Kファイルを用いて根尖孔を穿通させ，生理学的根尖孔までの距離を手指の感覚，エックス線写真による診査および電気的根管長測定器を用いて調べる（図6-31）．

根管の直線部分ではファイルは容易に挿入できる．＃15Kファイルを根管に入れて軽く押し，きつくなったら少し引いて再度押す．ファイルを挿入するのがきつくなり「ギシギシ」いうのは根管の湾曲部をファイルの先端が進んでいるために生じる摩擦抵抗のためである．＃15Kファイルで根尖孔に穿通できない根管では，根管の根尖部が非常に狭いのでファイル操作で生じた削片を根尖部に詰めてしまい穿通が困難になるので，2，3回のファイルの上下

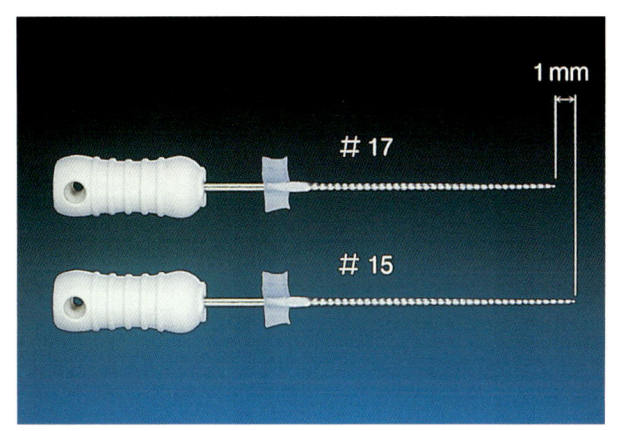

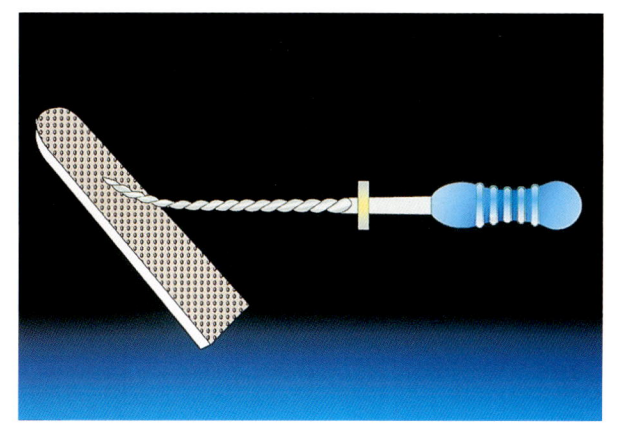

図 6-32a, b　中間ファイルの作製　#15 K ファイルを 1 mm 切り, 爪やすりを使い先端を軽くファイリングすると #17 オリジナルの K ファイルができる. 同様に, #10 K ファイルを 1 mm 切ると #12 K ファイル, もう 1 mm 切ると #14 K ファイルができる. #10 K ファイルは根尖孔を穿通するが, #15 K ファイルは穿通しない場合に, #12 あるいは #14 を使用する.

操作で根管の湾曲度と狭さを診査する.

　削片の目詰まりは根尖孔付近の湾曲している部分に生じやすい. ファイルを引く時に粘り(抵抗)があるか否か, 押した時に「コツコツ」いうかで対処法が異なる. 粘りのある場合には, ファイルは根管を捉えているが根管が狭いので穿通できないと考え, #10, #8 K あるいは #6 K ファイルを回転しないでラスピング運動によって穿通を試みる.

　狭窄あるいは閉鎖根管に対しては, #6, #8 および #10 K ファイルの先端部を切断してファイルの腰を強くするとともに, 爪やすりで先端部を先鋭にし, 先端を根管の湾曲に沿ってプレカーブさせた改造ファイルを使用して, 30°以内のねじりとラスピング運動で根尖孔の穿通を試みる. まさに, 根管との知恵比べといえよう. #15 K ファイルで穿通した後に #20 が穿通しにくい時には, #15 K ファイルの先端を 1 mm 切断して爪やすりで先端部を先鋭にした #17 K あるいは 2 mm 切断した #19 K の「中間ファイル」をあらかじめ製作しておくと便利である(図 6-32a, b).

　ダイヤモンドディスクで #10 K ファイルの先端を先鋭にした改造ファイルを用いた watch winding 運動(時計のリューズを巻く動作, 正逆方向に小刻みに揉み込むような動作(正逆交互回転))による穿通が有効であると報告されている[59].

　一方, ファイル先端が根管壁に「コツコツ」当たる場合には, 石灰化しているわけではなくファイル

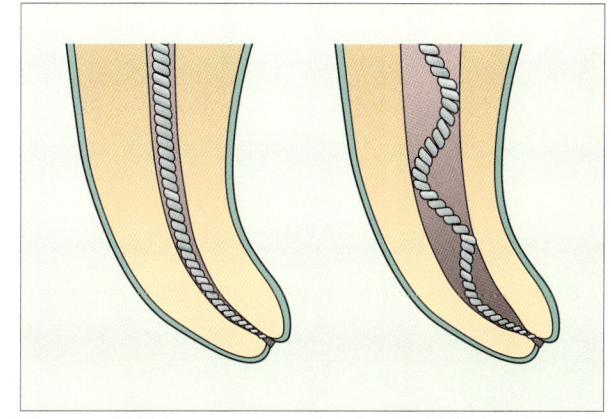

図 6-33　根管内のファイルのしなり.「刀と鞘」の関係. 根管はファイルの納まる鞘である. 鞘効果が失われるとファイルは波状に屈曲したり中折れを起こす.

の先端が根管壁に当たっているので, オリジナルの根管を探すためにファイルの先端を曲げてプレカーブを付与し, いろんな方向に根管に挿入して一番無理なく入る方向を探す. この操作によりオリジナルの根管の三次元的な湾曲がわかる. 一般的には, 根尖部の根管外湾側にレッジが形成されるので, オリジナルの根管は反対側にあると考えて良い. 抜髄では根管が狭いことが多く, 感染根管の再治療ではレッジを生じていることが多い.

　すでに大きく拡大された感染根管の再治療において, 細いファイルを根管に挿入するとファイルが根管内で曲がりやすい(中折れ現象). 細い根管の先端に仕事をさせるにはファイルと根管が「刀と鞘」の関係になっている必要がある(図 6-33). そのため, #8 や #10 K ファイルの先端を 2, 3 mm 切断して

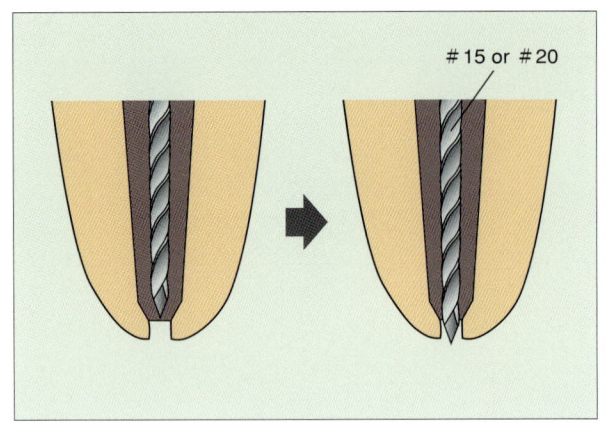

図6-34 左:ファイル尖端が生理的根尖孔に達しても根尖孔の拡大はできない．さらに0.1 mm程度ファイルを根尖孔から押し出してからファイルにひねりとかき上げ運動をさせる．右:根尖孔の歯質を一層除去するには，ファイル先端ではなく刃が接触する必要がある．

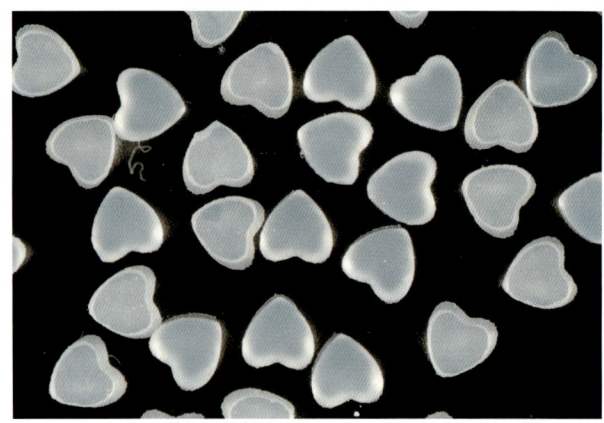

図6-35 JHエンドシステムで使用しているハート型のストッパー．回転度数がわかる工夫がなされている．

作製した「腰の強い中間ファイル」にプレカーブを与えて根尖部の穿通を行うのも有効である(図6-32a, b)．#8や#10Kファイルで根尖孔を穿通できたら，#15Kファイルを歯の基準点になる部位に押し付けてストッパーを合わせ根管長測定を行う．

最近の測定器は非常に正確に根管長を決定することが可能である[60,61]が，電池が少なくなったり，根尖孔が開いている患歯や根尖部に削片が詰まってしまった場合には，正確な根管長測定が行えないことがあるので，機械のみを盲信しないように心がけ，根管の長さと湾曲を予測して作業長を測定する．予想よりも根管長が長かったり，患者が痛みを訴える場合，overinstrumentation(ファイルを根尖孔から外部に押し出すこと)している場合が多い．拡大号数よりも1号低いペーパーポイントを根管に挿入し，ポイントの先端に血液や滲出液が付着していることを確認したら，電気的根管長測定器の不具合(接触不良や電池切れ)を調べ，必要を応じてファイルを根管に入れてエックス線写真撮影して根管長を確認すると良い．

また，根管長測定器のメーターの動きや音に注目しすぎるあまり，ファイル操作が乱暴になってはいけない．もう少しで生理的根尖孔に達すると思うあまり，ファイリング運動やリーミング運動を過度に行い，根尖部に削片を詰めたり，レッジを形成することがある．#8から#20のファイルを使用する場合には根管が狭いので，特に削片が詰まりやすく，また削片が根尖孔外に押し出されると根尖部の圧痛や歯根膜炎を生じる原因になる．

ファイルの先端が生理的根尖孔に到達しても，根尖孔部の拡大ができたわけではなく，ファイルをさらに根尖孔方向にストッパー半分(0.1 mm)程度が沈み込むようにラスピング運動か30°のねじれとかき上げ運動を数回行い，ファイルの刃先で根尖孔周囲を拡大し，ファイルに抵抗がなくなったことを確認して根尖孔の形成を終了する．

すなわち，ファイルの先端が歯根膜に接触した位置では，ファイルの刃は根尖孔の手前にあるので，根尖孔からわずかにファイルの先端を出し，ファイルの刃のある部分で根尖孔付近の拡大を行う(図6-34)．メーターが生理的根尖孔を示したからといって，すぐにファイルを引き抜くと，根尖部の目詰まりや残髄の原因になる．また，根尖孔が開いている場合には細菌の取り残しを生じる．

もし，ファイル号数が上がるたびに根管長が徐々に短くなる場合には，オリジナルの根管を逸脱して根管を直線形成している証拠なので，習慣的に行っている器具操作を修正する必要がある．プレカーブを付与せずにファイリング運動のストロークが大きい根管形成を行っている場合に生じる現象である(図6-22d)．根管長測定の際に使用するラバーストッパーは，メーカーによっては数回上下に動かしただ

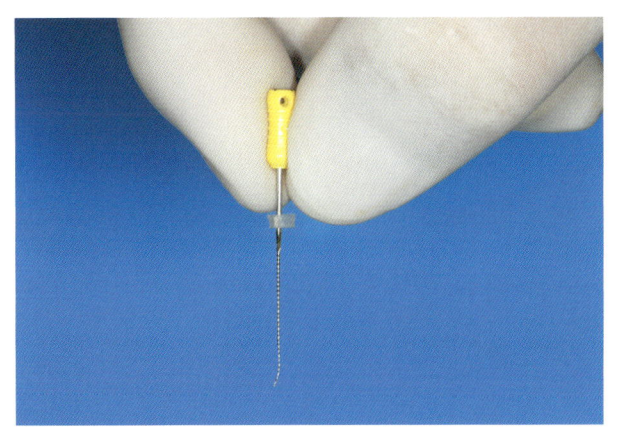

図6-36 ファイルのハンドル部分の持ち方は指で抱きかかえるように持つ．

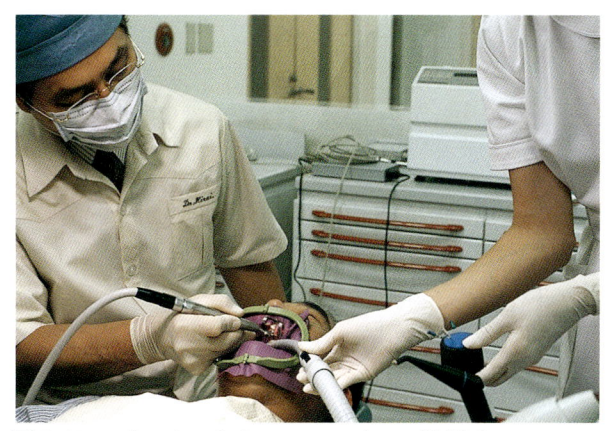

図6-37 4 hand technique．ファイルの清掃は，アルコールガーゼでファイルをつまんでもらい，回して刃の間に付着した削片を除去する．

けでゆるんでしまうものがある．動くようなら交換するかストッパーの穴の開いていない部分に穿通してゴムの弾力でファイルに食い込んでいるのを確認してから使用する．JHエンドシステムでは1.5mm厚のハート型ストッパー（サカセ化学）を使用している（図6-35）．

また，あらゆる操作を行っても根尖孔まで器具を穿通できなくとも，根管内の感染源が量的に100から1へ減少したとすれば，当然，炎症反応も比例して減少するので根尖孔の穿通に多大な時間を費やすことなく，次のステップへと進む．

3．根尖側湾曲部の根管形成

トルクコントロール下でのねじりとかき上げ運動により根管形成を行うには，ファイル号数の上昇に伴うファイル剛性の変化と根管切削能力を熟知しておく必要がある．#8～#10Kファイルは柔軟性に富み，根管を変形させることなく使用できる．#15～#25Kファイルは，ファイル全体の柔軟性は残っているがファイル先端部の柔軟性は減少し，根尖部付近の湾曲は直線化される傾向にある．#30Kファイルからは，ファイル先端の柔軟性は完全に失われ根尖部の外湾曲壁に強く接触するため，過度なリーミングやファイリング操作によってレッジ形成や穿孔を生じる（図6-6）[62]．

したがって，まず根管追従性の高い#8～#10Kファイルによるねじれとかき上げ運動あるいはラスピング運動で，ファイルの先端がわずかに根尖孔を

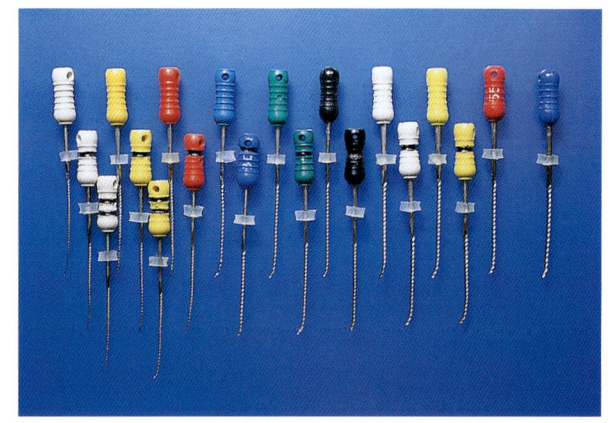

図6-38 プレカーブを付与したKファイル．

超えて，ファイルの刃の部分で根尖孔付近の根管の拡大と形成を行う（図6-34）．手首を使ったストロークの大きいファイリング運動ではなく，親指と人差し指でファイルのハンドル部の上と下端をつかみ（図6-36）わずかな上下運動を行う．上下運動のストロークが大きいファイリング運動では削片を根管に詰まらせてしまうので根尖部付近では行わない．

#15～#20Kファイルを使用する時には，根管の直線化によるオリジナルの根管の変形を可及的に避けるため，ファイルの回転を30°に制限した1mm幅の小刻みなねじれとかき上げ運動を組み合わせた根管形成を行う．これにより，回転トルクをコントロールしてオリジナルの根管からの逸脱を防げる．根管洗浄は，ルーティにマニーのKファイルを取り付けて行うが，詳細は後で述べる．

根尖孔の形成が終了したら，#25Kファイルから上のファイルで根尖孔よりも1mm上方にアピカ

ルシートを形成する．そのため，作業長が決まったら，アシストにストッパーの位置を指示し，①アピカルシートの拡大形成，②根管の拡大形成（根管洗浄），③recapitulation，④根管の拡大形成（根管洗浄）のサイクルをアシストとの4 hand techniqueで行う（図6-37）．

＃25Kファイルからはファイルのしなりはあまり期待できないので，すべてのファイルの先端にプレカーブ（図6-38）を与える．この操作はきわめて重要で，このプレカーブによりファイルは根管の真ん中に位置することになり，根管形成が根管に対して均等に行えるようになる．根管の三次元的な湾曲にファイル先端を合わせたらファイルの30°以下のねじれと根管壁にかみ込んだファイルを1～2mmかき上げる運動を1秒間に2回のテンポでリズミカルに3秒間（計6回）行い拡大形成する．

アピカルシートを根尖孔の1mm手前に形成するため，ファイルを上下運動する間に，削片がアピカルシートから根尖孔までの間に詰まるので，ねじりとかき上げ運動は6回以上やらない．また，かき上げ操作のストロークが長いと根管の直線化が起きるので，根尖部の湾曲部の形成がうまくできない．＃25でプレカーブを与えたファイルを根管に挿入したら，時計回りに90°ずつ（もっとこまかくやっても良い）無理なく根管に挿入し，一番根尖方向に無理なく入る方向を探す．アピカルシートの1mm手前までファイルが挿入されていることを確認し，アピカルシートまでの1mmのみをファイルで拡大形成する．

湾曲根管の形成で，＃25以上のファイルにプレカーブを付与しないと，作業長の数mm手前でファイルが進みにくくなる．これは，しなり度の低いファイルの中央部あたりが根管内壁に，先端付近が外壁に当たっているためである．この時点で無理な力でファイルを根尖方向に押し込んだりファイルにトルクをかけるとレッジ形成を起こしたり，根管の直線形成を起こすため，根尖部の根管形成が難しくなる．トルクセンサー（図6-16）を使用してジッペラー社のKファイルをねじった際のレッジを作らず根

管形成を行うに最適なファイルの回転度数を調べると，＃10～＃30では30°，＃35で18°，＃40で12°，＃45で10°，＃50で4°，＃55で3°であった．根尖部1mmを形成するためには上記した角度でファイルをひねって生じる回転トルクで根管の形成が十分行える．

＃40ファイルを根管に挿入し，作業長の1mm手前まで到達していたら＃35までの根管形成が終了したということで＃35の根管充填が可能になる．もし，1mm手前までファイルが挿入できていない場合，フレアー形成が不十分か湾曲の強い根管であるので，中間ファイルを使用したり，フレアー形成をやり直したりする．根管がかなり湾曲していると，号数を上げて最初にファイルを入れた際に，多少きつい感触がある．根管形成後には，根尖孔から3mm手前までアピキャリアが挿入できる必要がある．そうでないとフレアー形成が不十分ということである．しかし，根管充填可能と根管形成の終了とは別問題であり，症例ごとに拡大号数は異なる．

湾曲根管を形成する場合，ファイルのしなりを利用して根管に追従した根管形成を行うが，その際に，ある程度根管の長さが必要で「刀と鞘」の関係のように根管に沿ってファイルがしなった状態で根管形成を行うことを理解する（図6-33）．クラウンダウン法のように最初に根管口部を大きく拡大してしまうと，このファイルのしなりを利用できず，歯冠側の歯質が大きく削られている反面，根尖部の形成は細くなる．

また必要以上に根管壁を削除するので，歯質の厚みがなくなり破折を起こすリスクが高くなる．したがって，残根の場合には歯冠軸壁がないので，ファイルのしなりを利用できないため「直線形成」になる傾向がある．残根ではラバーダムもかけられないので，レジンなどの材料で隔壁を作ってから根管形成を行うと良い．

4．根尖孔付近の清掃

アピカルシートを生理的根尖孔の1mm手前に形成するということは，根管を拡大する際に発生する

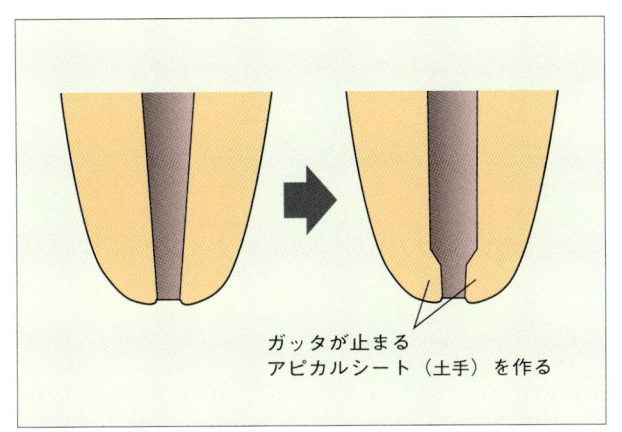

図 6-39　根尖孔が破壊されている場合のアピカルシートの形成.

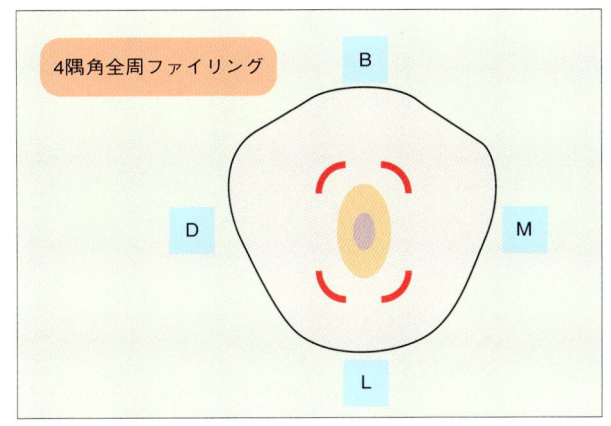

図 6-40　4 隅角ファイリング.

象牙質の削片を根尖孔部に押し込むこと，あるいは根尖孔外に押し出すことに他ならない[63]．そのため，拡大号数を上げるたびに＃15 K ファイルを根管長に合わせ，30°のねじれとかき上げ操作により，アピカルシートから根尖孔部に溜った象牙質削片をからめて除去することで根管孔の目詰まりを避けることができる．穿通用のファイルも考案されている[64]．また，この操作が必要な理由としては，ガッタパーチャポイントで根管充塡を行う際に，根尖部に垂直および側方圧が加わりやすいことが挙げられている[65]．

穿通を確認したら再度ルーティで根管洗浄を行い，浮遊した削片を洗い出すと同時に拡大形成して次のステップへ移る．上記の操作を繰り返し，根尖部根管の形成拡大が＃35 号までできたら，根管の中央および根管口部の形成を行う．

最後の清掃および recapitulation では＃20 K ファイルで行い根管形成を終了する．もっとも，根尖孔が破壊されていたり，開いている場合では，根尖孔部の感染源を除去するために，オリジナルの根尖孔より 2 サイズは大きめのファイルで根尖孔周囲を形成し，1 mm 引いた長さを作業長としてアピカルシートを形成する（図 6-39）．

この recapitulation（再帰ファイリング）により根尖孔付近を清掃するという概念は非常に重要であるにもかかわらず，米国ですら 50％の歯学部でしか教えられていない[66]．

5. 根管の拡大形成と根管洗浄

根管の拡大形成時には象牙質の削片をアピカルシートから根尖孔までの部位に押し込んで目詰まりを起こしたり，根尖孔外に押し出す危険がつきまとう．したがって，根管内に浮遊する削片をまめに根管外へと洗い流す必要がある．また根管の湾曲部から根管上部の形成は，フレアー形成を意識して根管壁の全周ファイリングを行う．

JH エンドシステムでは，この洗浄とフレアー形成を同時に行っている．ファイルの腰が強く剛性の高いマニー社製の＃25 あるいは＃30 K ファイルを KAVO 社製のソニックフレックスとヨシダ社製のルーティに接続して（図 6-23h）使用する．根管拡大が＃35 以上になれば全周ファイリングをマニーの＃30 あるいは＃35 K ファイルで行えば，切削効率が良い．形成に当たっては，根管の直線化を起こさないように，ファイルを根管に挿入し，先端が当たった位置からわずかに上方に引き，ファイルを 45°にしならせてファイルの先端部が根管壁に接触するように当て，歯質の厚みを考慮したアンティカーバチュア法（Abou-Rass）[67]を意識した全周ファイリングをしながらソニックフレックスの水流で削片を根管外に洗い流す．この際，ファイルはつねに下から上へ根管壁をゴシゴシこするように斜めに「面形成」するようにする．

16 mm の刃全体を使うようなファイリング運動を行うと，根管中央の内湾曲壁，根管上部では根管の湾曲と反対側の根管内壁が削れてしまい，ストリッ

図6-41a，b　根管口付近の便宜形態の付与．根管の形態を考慮し，半円ずつ形成する．

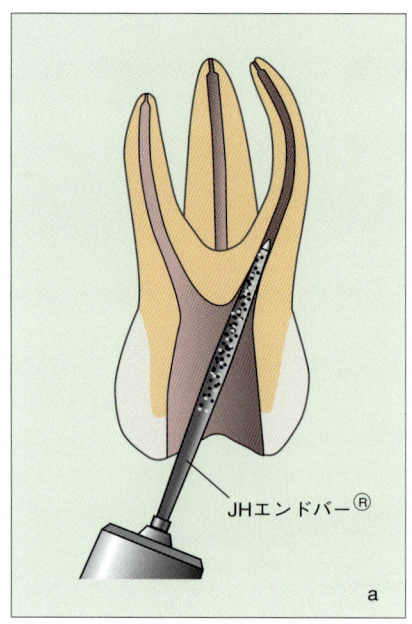

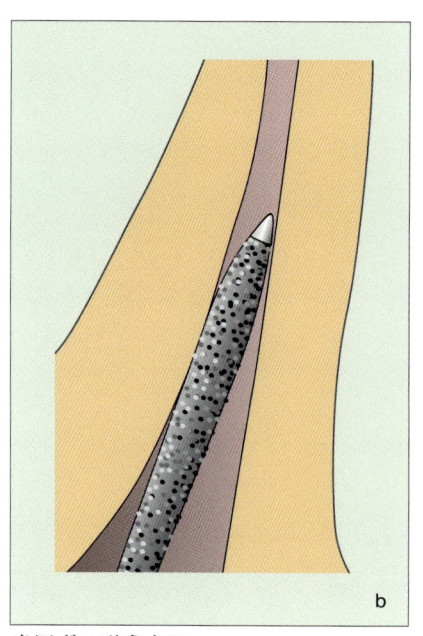

プパーフォレーション（図6-6e）を起こす危険があるので注意する．また，根管口付近ばかりが大きく削合されてしまい，歯頸部の歯質が薄くなる（図6-22c，d）．

　根管には近心，遠心，頰側，舌側の4つの内壁と，それら内壁が作る隅角を有している（図6-40）．したがって，根管のフレアー形成はこの4つの隅角の拡大形成を行うことで可能になる．4隅角の形成を行う際には，ファイルの先端が内壁に当たるようにファイルをしならせて，内壁に対するファイル先端の接触圧を維持したまま時計回りに斜め上方に6回ずつファイリングすることで，部分的に過度なファイリングを避けた広範囲のファイリングが可能となる．その際，根尖孔に削片を押し込まないように，ファイル先端を下から上へと動かす．適切なフレアー形成をすることで器具操作が容易になり，ファイルを根尖付近で操作しても「piston in cylinder」の状態にならないので削片が詰まりにくく，また根尖部に操作時の圧力が加わりにくい（図6-12）．

6．根管中央および根管口付近の形成

　根尖部1/3を#35まで形成したら#40Kファイルがアピカルシートの1mm手前までくることを確認する．そして，根管中央および歯冠側1/3の直線部分の形成には，JHエンドバーを低トルク下で使用する．根管の断面は類楕円形なので，半円ずつ形成することで歯質の薄い部位を過度に切削することなくオリジナルの根管形態を保った形成が可能になる（図6-41a，b）．JHエンドバーを根管に入れ，バーの先端が根管壁に当たると1mm程度引き，バーの先端部のふくらんだ部分で根管壁を一層研磨する意識で半円形成しながらバーを1mmずつ上方に上げて半円ずつ根管壁を形成する．

　この際，低トルク下（0.4気圧）でタービンを使用するため，バーを強く根管壁に押し付けるとバーの回転が止まるため，フェザータッチで行う．JHエンドバーを使用した後にJHオリフィスバーで根管口部をファイリング操作で広げて仕上げる．オリフィスバーはファイリング操作でやすりがけの要領で根管口部を移行的に形成する．最後にルーティで洗浄し，根尖孔を#15および20Kファイルで清掃した後，クイックエンド（ヨシダ）あるいは根管内バキュームで根管を乾燥し，拡大号数よりも1つ小さい号数のペーパーポイントを挿入して根管の乾燥を確認してから根管充填を行う．上述した一連の流れを図6-42で解説する．

JH エンドシステムによる根管形成法

図 6-42-①〜㊶　JH 透明根管模型を用いた Natural Canal Preparation.

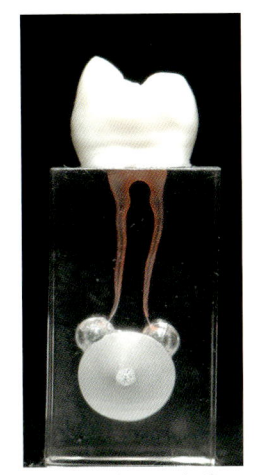

図 6-42-①　形成前．近心面観．

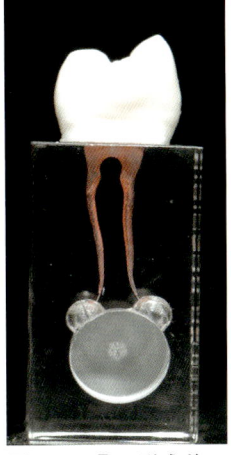

図 6-42-②　形成前．遠心面観．

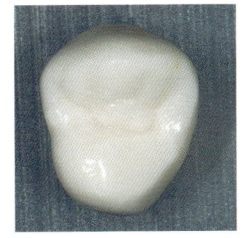

図 6-42-③　咬合面観．

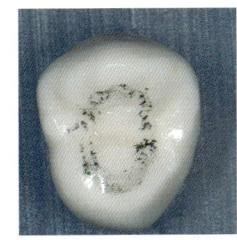

図 6-42-④　外形線．

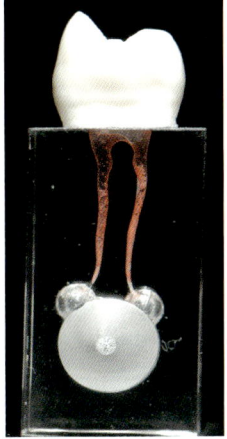

図 6-42-⑤　#20 近心面観．

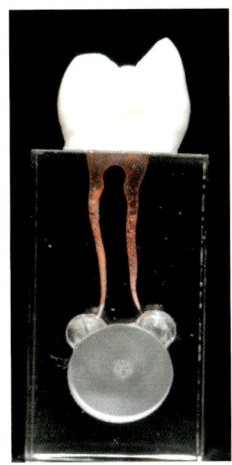

図 6-42-⑥　#20 遠心面観．

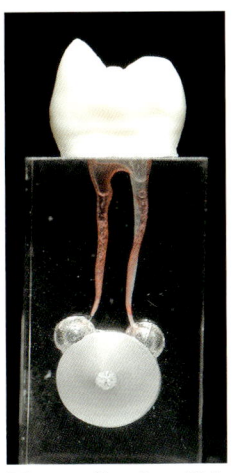

図 6-42-⑦　#25 近心面観．

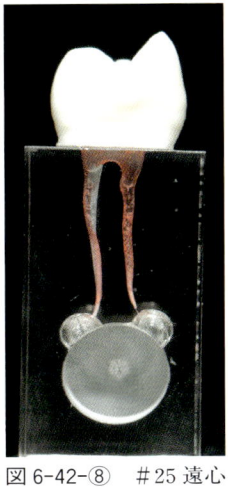

図 6-42-⑧　#25 遠心面観．

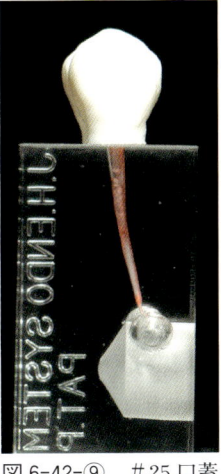

図 6-42-⑨　#25 口蓋側面観．

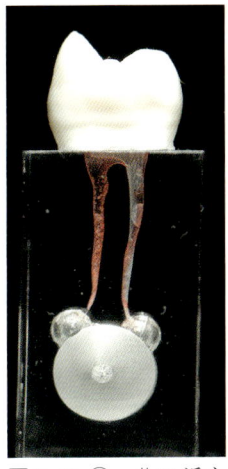

図 6-42-⑩　#30 近心面観．

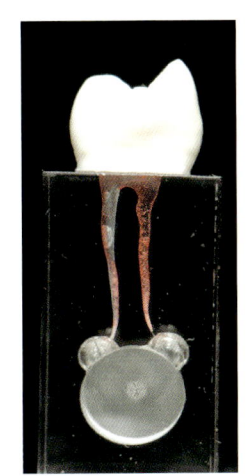

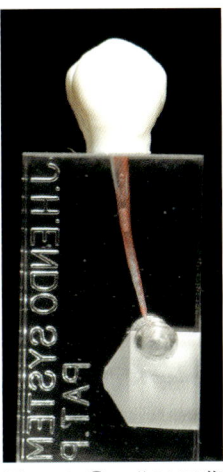

図 6-42-⑪　#30 遠心面観．

図 6-42-⑫　#30 口蓋側面観．

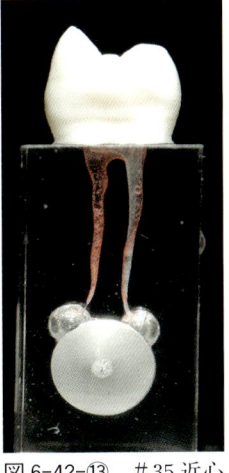

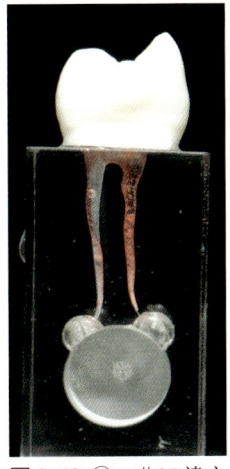

図 6-42-⑬　#35 近心面観．

図 6-42-⑭　#35 遠心面観．

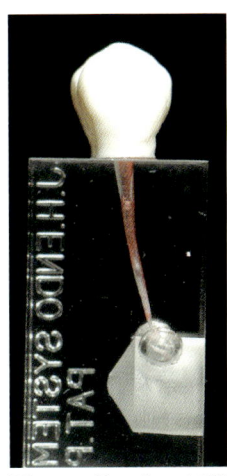

図 6-42-⑮　#35 口蓋側面観．

103

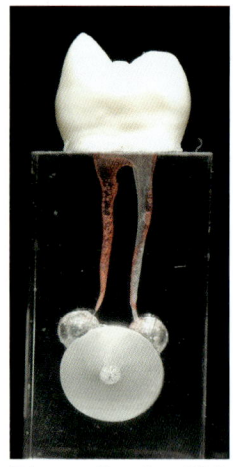

第6章

図 6-42-⑯　#40 近心面観． 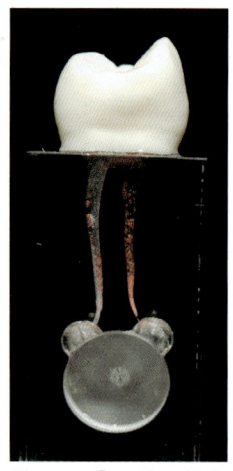
図 6-42-⑰　#40 遠心面観． 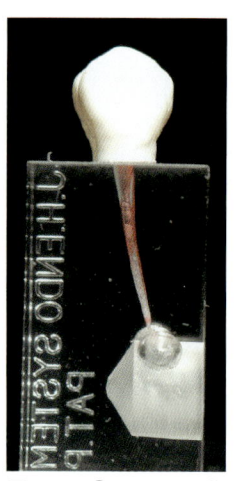
図 6-42-⑱　#40 口蓋側面観． 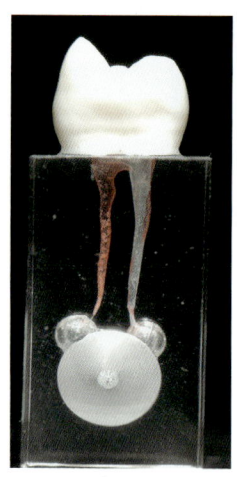
図 6-42-⑲　#45 近心面観． 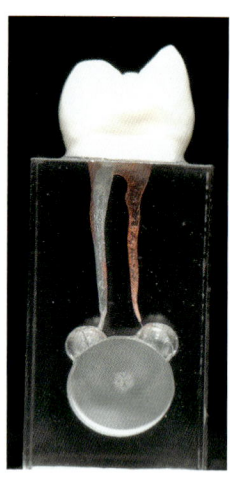
図 6-42-⑳　#45 遠心面観．

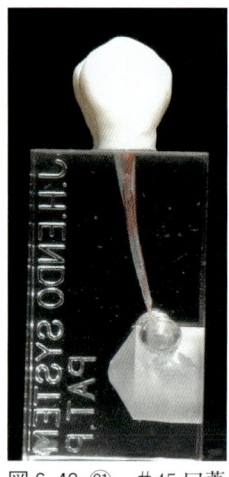

図 6-42-㉑　#45 口蓋側面観． 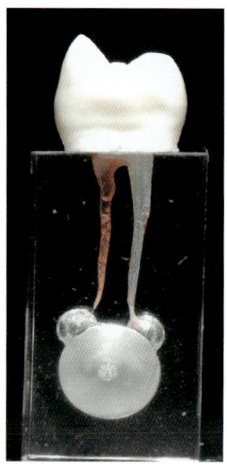
図 6-42-㉒　エンドバー，オリフィスバー使用後．近心面観． 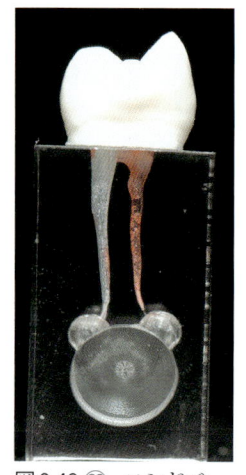
図 6-42-㉓　エンドバー，オリフィスバー使用後．遠心面観． 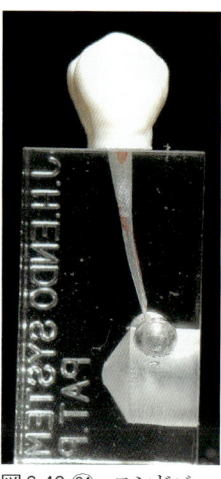
図 6-42-㉔　エンドバー，オリフィスバー使用後．口蓋側面観． 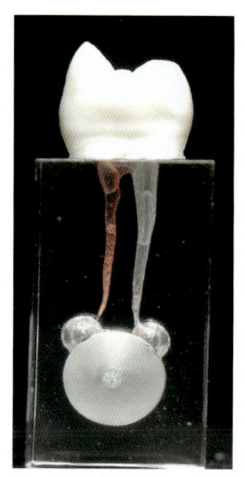
図 6-42-㉕　#50 近心面観．

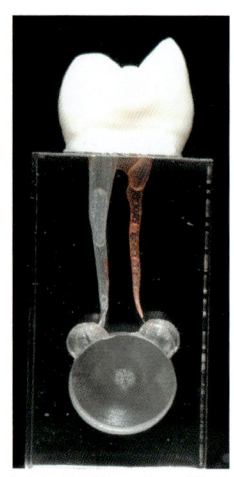

図 6-42-㉖　#50 遠心面観．
図 6-42-㉗　#50 口蓋側面観． 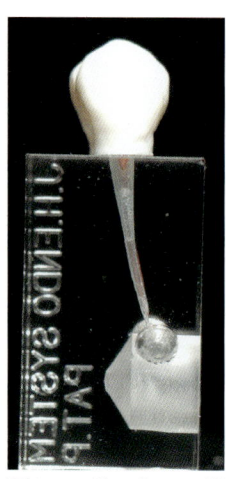
図 6-42-㉘　#55 を 1 mm 手前まで近心面観． 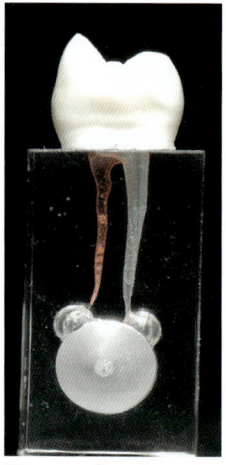
図 6-42-㉙　#55 を 1 mm 手前まで遠心面観． 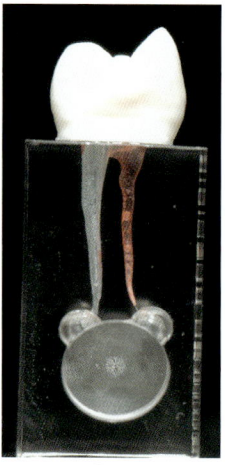
図 6-42-㉚　#55 を 1 mm 手前まで口蓋側面観．

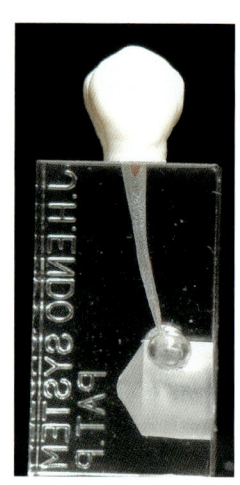

JHエンドシステムによる根管形成法

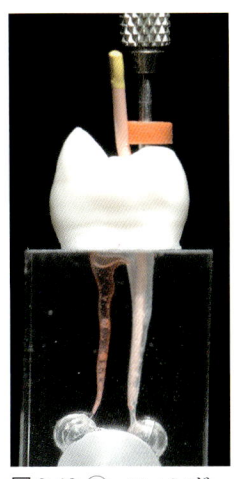

図6-42-㉛ フィンガースプレッダー挿入．近心面観．

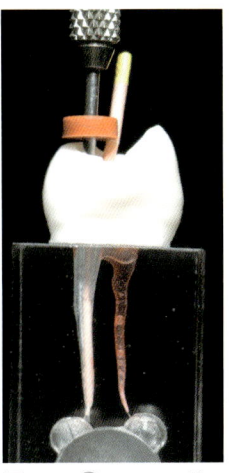

図6-42-㉜ フィンガースプレッダー挿入．遠心面観．

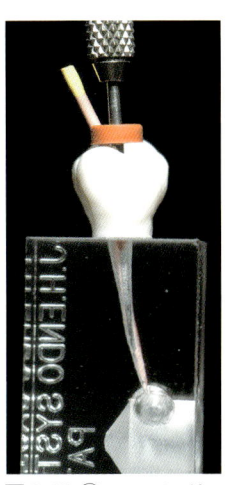

図6-42-㉝ フィンガースプレッダー挿入．口蓋側面観．

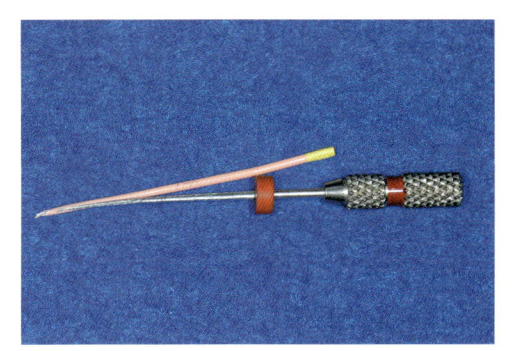

図6-42-㉞ フィンガースプレッダーがガッタパーチャーの先端にまで到達している．

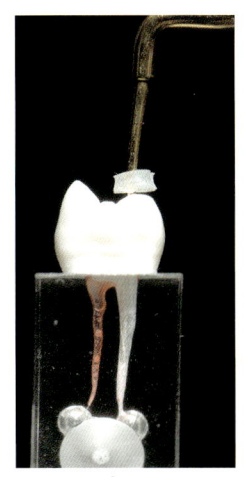

図6-42-㉟ アピキャリア挿入．近心面観．

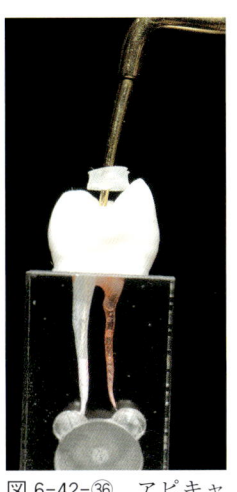

図6-42-㊱ アピキャリア挿入．遠心面観．

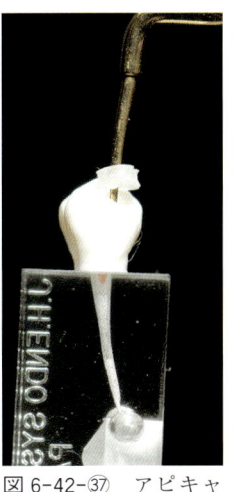

図6-42-㊲ アピキャリア挿入．口蓋側面観．

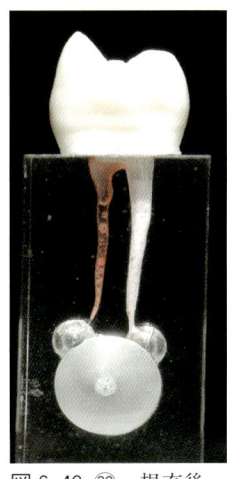

図6-42-㊳ 根充後．近心面観．

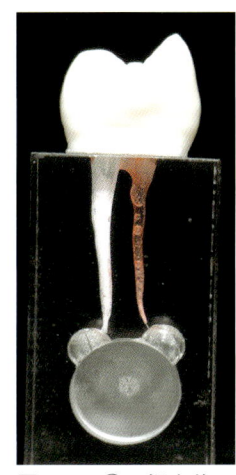

図6-42-㊴ 根充後．遠心面観．

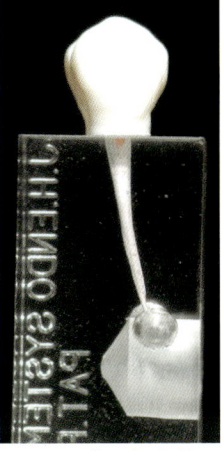

図6-42-㊵ 根充後．口蓋側面観．

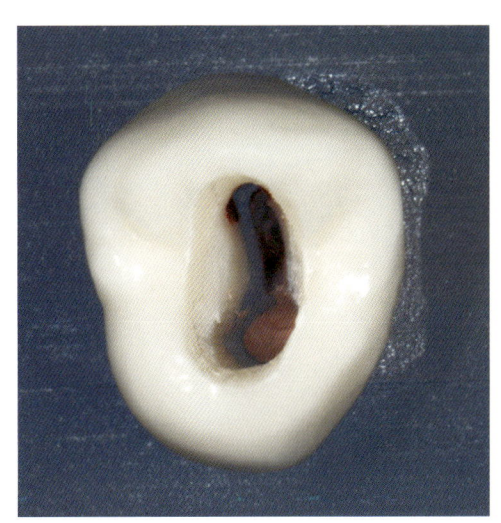

図6-42-㊶ 根充後．咬合面観．

表6-3 根管形成法の比較

	JH エンドシステム	ニッケル-チタンファイルによるクラウンダウン法
①切削方向	根尖→歯冠側	歯冠→根尖側
②ファイルの太さ	根管径より細い	根管径より太い
③ファイルの動き	ラスピング，ねじれとかき上げ	回転
④全周ファイリング	可能	困難
⑤湾曲根管	プレカーブ付与可能	ファイルの弾性が問題に
⑥ファイルの破折	起きにくい	突然起きる
⑦メリット	根管の原型を確保した形成が可能	テーパー形成を標準化する

まとめ

歯内療法のクオリティーを上げるためのJHエンドシステムの詳細を解説した．JHエンドシステムは，最近普及しつつあるニッケル-チタン製ファイルをエンジンに取り付けて，クラウンダウン法で形成する，いわゆる「根管の標準化」を目的とした根管形成法ではない．WeineやSchilderが提唱した「オリジナルの根管形態を維持した根管形成」を行うために個々の患歯の根管形態を保持しつつ，必要最小限のフレアー形成を付与するための術式である（表6-3）．

これまで，さまざま根管形成法や器具が開発されているが，根管形成法はいまだに完成された術式とはいえない．操作性，効率および安全性を追求してさらなる改良が必要であろう．

多くの臨床家は，卒前に習った方法に固執する傾向があるが，根管形成の器具も方法も随分と改良が加えられている．もはや古典的な理論と術式では質の高い根管治療を実践できないことは明らかである．JHエンドシステムが根管治療の質を高めるためのヒントになれば幸いである．もっとも，根管系とりわけ根尖部の複雑さを考慮すれば，すべての症例について根管内の感染源を根管形成のみで除去できるわけではない．症例に応じて，水酸化カルシウムの貼薬，イオン導入法あるいは外科的歯内療法を選択する必要がある．

参考文献

1. Luks S, Bolatin L. The myth of standardized root canal instruments. N Y J Dent. 1973 ; 43 : 109-111.
2. Yu DC, Schilder H. Cleaning and shaping the apical third of a root canal system. Gen Dent. 2001 ; 49 : 266-270.
3. 勝海一郎, 都築民幸, 中村秀己, 中村恭政. 根管充塡の科学(3)ラテラル・コンデンセーション法における緊密な根管封鎖におよぼす各種要因(その1) 日本歯科評論 1992 ; 599 : 157-170.
4. Schilder H. Cleaning and shaping the root canal. Dent Clin North Am. 1974 ; 18 : 269-296.
5. Krupp JD, Brantley WA, Gerstein H. An investigation of the torsional and bending properties of seven brands of endodontic files. J Endod. 1984 ; 10 : 372-380.
6. Schafer E. Root canal instruments for manual use : a review. Endod Dent Traumatol. 1997 ; 13 : 51-64.
7. Tepel J, Schafer E. Endodontic hand instruments : cutting efficiency, instrumentation of curved canals, bending and torsional properties. Endod Dent Traumatol. 1997 ; 13 : 201-210.
8. Wildey WL, Senia ES. A new root canal instrument and instrumentation technique : a preliminary report. Oral Surg Oral Med Oral Pathol. 1989 ; 67 : 198-207.
9. Vessey RA. The effect of filing versus reaming on the shape of the prepared root canal. Oral Surg 1969 ; 27 : 543-547.
10. Weine FS, Kelly RF, Lio PJ. The effect of preparation procedures on original canal shape and on apical foramen shape. J Endod. 1975 ; 1 : 255-262.
11. Ingle JI. A standardized endodontic technique utilizing newly designed instruments and filling materials. Oral Surg Oral Med Oral Pathol. 1961 ; 14 : 83-91.
12. Chernick LB, Jacobs JJ, Lautenschlager EP, Heuer MA. Torsional failure of endodontic files. J Endod. 1976 ; 2 : 94-97.
13. Blum JY, Machtou P, Micallef JP. Qualitative description of a new preparation technique : the balanced-force motion using the Endographe. J Endod. 2001 ; 27 : 503-507.
14. Blum JY, Machtou P, Esber S, Micallef JP. Analysis of forces developed during root canal preparation with the balanced force technique. Int Endod J. 1997 ; 30 : 386-396.
15. 小林千尋, 吉岡隆知, 村手佐子, 福元泰恵, 尤 郁晴, 石塚智康, 菊池和泉, 岩波真紀子, 須田英明. 根管形成時にファイルに加わる応力の動的観察(1)手指での根管形成. 日歯保存誌. 2002 ; 45 : 1044-1048.
16. Wildey WL, Senia ES, Montgomery S. Another look at root canal instrumentation. Oral Surg Oral Med Oral Pathol. 1992 ; 74 : 499-507.
17. Hankins PJ, ElDeeb ME. An evaluation of the Canal Master, balanced force, and step-back techniques. J Endod. 1996 ; 22 : 123-130.
18. Wu MK, Wesselink PR. Efficacy of three techniques in cleaning the apical portion of curved root canals. Oral Surg Oral Med Oral Pathol Oral Radiol Endod. 1995 ; 79 : 492-496.
19. Siqueira JF Jr, Araujo MC, Garcia P, Fraga RC, Dantas CJ. Histological evaluation of the effectiveness of five instrumentation techniques for cleaning the apical third of root canals. J Endod. 1997 ; 23 : 499-502.
20. Fava LR. Single visit root canal treatment : incidence of postoperative pain using three different instrumentation techniques. Int Endod J. 1995 ; 28 : 103-107.
21. Coldero LG, McHugh S, MacKenzie D, Saunders WP. Reduction in intracanal bacteria during root canal preparation with and without apical enlargement. Int Endod J. 2002 ; 35 : 437-446.
22. Backman CA, Oswald RJ, Pitts DL A radiographic comparison of two root canal instrumentation techniques. J Endod. 1992 ; 18 : 19-24.
23. Baumgartner JC, Martin H, Sabala CL, Strittmatter EJ, Wildey WL, Quigley NC. Histomorphometric comparison of canals prepared by four techniques. J Endod. 1992 ; 18 : 530-534.
24. Martin H, Cunningham WT, Norris JP, Cotton WR. Ultrasonic versus hand filing of dentin : a quantitative study. Oral Surg Oral Med Oral Pathol. 1980 ; 49 : 79-81.
25. Marshall J, Pappin JB. A crown-down pressureless preparation root canal enlargement technique. Technique manual. Oregon Health Sciences University, Portland, OR, 1980.

26. Morgan LF, Montgomery S. An evaluation of the crown-down pressureless technique. J Endod. 1984 ; 10 : 491-498.
27. Ahmad M, Pitt Ford TJ, Crum LA. Ultrasonic debridement of root canals : acoustic streaming and its possible role. J Endod. 1987 ; 13 : 490-499.
28. Buchanan SL. Cleaning and shaping the root canal system. In : Cohen S, Burns RC. Pathways of the pulp. 5 th ed. St. Louis, Mosby Year Book 1991 : 166-192.
29. Torabinejad M. Passive step-back technique. Oral Surg Oral Med Oral Pathol. 1994 ; 77 : 398-401.
30. Torabinejad M. Passive step-back technique. A sequential use of ultrasonic and hand instruments. Oral Surg Oral Med Oral Pathol. 1994 ; 77 : 402-405.
31. Schafer E. Effects of four instrumentation techniques on curved canals : a comparison study. J Endod. 1996 ; 22 : 685-689.
32. Clem WH. Endodontics : the adolescent patient. Dent Clin North Am. 1969 ; 13 : 482-493.
33. Goerig AC, Michelich RJ, Schultz HH. Instrumentation of root canals in molar using the step-down technique. J Endod. 1982 ; 8 : 550-554.
34. Fava LR. The double-flared technique : an alternative for biomechanical preparation. J Endod. 1983 ; 9 : 76-80.
35. Fava LR. One-appointment root canal treatment : incidence of postoperative pain using a modified double-flared technique. Int Endod J. 1991 ; 24 : 258-262.
36. Saunders WP, Saunders EM. Effect of noncutting tipped instruments on the quality of root canal preparation using a modified double-flared technique. J Endod. 1992 ; 18 : 32-36.
37. Roane JB, Sabala CL, Duncanson MG Jr. The "balanced force" concept for instrumentation of curved canals. J Endod. 1985 ; 11 : 203-211.
38. Kyomen SM, Caputo AA, White SN. Critical analysis of the balanced force technique in endodontics. J Endod. 1994 ; 20 : 332-337.
39. 大津晴弘．オピアン・キャリア法．東京，クインテッセンス出版 1989．
40. 大津晴弘．私の立体的根管充填法．日歯医師会誌．1976 ; 29 : 567-573.
41. 速見勝彦．Opian Carrier Method による歯質保存を考慮した湾曲根管形成．日本歯内療法協会療誌．1991 ; 12 : 59-61.
42. 速見勝彦．Opian Carrier を改良した F.F. Carrier による根管充填 日本歯内療法協会療誌．1993 ; 13 : 56-63.
43. 1970-1990 大谷歯内療法研究会 20 年記念誌．
44. 1970-2000 大谷歯内療法研究会 30 年記念誌．
45. 大谷 満 大谷エンドドンティクス 東京，第一歯科出版 1995.
46. Fahid A, Taintor JF. Sectional warm gutta-percha technique. Gen Dent. 1985 ; 33(5) : 440-444.
47. Haddix JE, Minden NJ, McGinty DT. A modified sectional cone obturation technique. Quintessence Int. 1994 ; 25 : 245-249.
48. Jerome CE. Warm vertical gutta-percha obturation : a technique update. J Endod. 1994 ; 20 : 97-99.
49. Greene HA, Wong M, Ingram TA 3 rd. Comparison of the sealing ability of four obturation techniques. J Endod. 1990 ; 16 : 423-428.
50. Veis A, Beltes P, Liolios E. Sealing ability of thermoplasticized gutta-percha in root canal obturation using a sectional vs. a single-phase technique. Endod Dent Traumatol. 1989 ; 5 : 87-91.
51. Veis AA, Molyvdas IA, Lambrianidis TP, Beltes PG. In vitro evaluation of apical leakage of root canal fillings after in situ obturation with thermoplasticized and laterally condensed gutta percha. Int Endod J. 1994 ; 27 : 213-217.
52. 平井 順．JH エンドシステム 根管形成パート 2．日本歯科評論 1996 ; 640 : 119-124.
53. 平井 順．根管形成の効率化 JH エンドバーの開発から臨床応用まで．日本歯内療法協会療誌 1985 ; 6 : 88-93.
54. 平井 順．長期歯牙保存への第一歩(3)/JH エンドシステム 根管形成パート 1．日本歯科評論．1996 ; 639 : 127-134.
55. 平井 順．長期歯牙保存への第一歩(4)/JH エンドシステム 根管形成パート 2．日本歯科評論．1996 ; 640 : 119-129.
56. 平井 順．長期歯牙保存への第一歩(5)/JH エンドシステム 根管形成パート 3 日本歯科評論．1996 ; 642 : 147-157.
57. GrossmanLI, Oliet S, Del Rio C E（鈴木賢策：監訳 松本 元，新田光朗：共訳）．グロスマンエンドドンティクス 11 th ed 医歯薬出版，東京，1992
58. Weine, FS. Endodontic Therapy 4 th ed., C. V. Mosby Company, ST. Louis 1989 ; 152-190.
59. 小林千尋．改造 K ファイルの臨床的評価．日本内療誌 1995 ; 16 : 201-206.
60. Pratten DH, McDonald NJ. Comparison of radiographic and electronic working lengths. J Endod. 1996 ; 22 : 173-176.
61. Ponce EH, Vilar Fernandez JA. The cemento-dentino-canal junction, the apical foramen, and the apical constriction : evaluation by optical microscopy. J Endod. 2003 ; 29 : 214-219.
62. Buchanan LS. Management of the curved root canal. J Calif Dent Assoc. 1989 ; 17(4) : 18-25, 27.
63. Fairbourn DR, McWalter GM, Montgomery S. The effect of four preparation techniques on the amount of apically extruded debris. J Endod. 1987 ; 13(3) : 102-108.
64. Goldberg F, Massone EJ. Patency file and apical transportation : an in vitro study. J Endod. 2002 ; 28(7) : 510-511.
65. Gimlin DR, Parr CH, Aguirre-Ramirez G. The effect of apical foramen patency on condensation stresses. Endod Dent Traumatol. 1986 ; 2(6) : 252-255.
66. Cailleteau JG, Mullaney TP. Prevalence of teaching apical patency and various instrumentation and obturation techniques in United States dental schools. J Endod. 1997 ; 23(6) : 394-396.
67. Abou-Rass M, Frank AL, Glick DH. The anticurvature filing method to prepare the curved root canal. J Am Dent Assoc. 1980 ; 101 : 792-794.

第7章
JH エンドシステムによる根管充填法

はじめに

いかなる根管充填が最良であるかについての統一見解はまだない．根管充填が行われるようになって100年以上経った現在もより良い方法が探し求められている．根管充填法には，主にガッタパーチャとシーラーを併用した側方加圧充填法と，Schilderによって紹介された垂直加圧充填法とがある．ほとんどの根管に対しては，正しく操作されていれば側方加圧法と垂直加圧法のいずれでも緊密な根管充填が可能である．

しかし，根管系の複雑さを勘案した場合，垂直加圧法は主根管以外の側枝の充填にも優れ，根未完成歯，内部吸収を有する患歯および樋状根にも対応できる．本章では，根管充填の理論と実践における留意点，JHエンドシステム専用に開発された根管充填用の器具である「JHアピキャリア®」および「ナチュラルガッタJH」を使用することで，湾曲根管を三次元的に，緊密に根管充填することを可能にした垂直加圧充填法の詳細を解説する．

I．根管充填の目的

根管充填の目的は，抜髄および感染根管治療の最終処置として，根管形成後の根管系を三次元的に封鎖して「死腔」をなくし，根管あるいは象牙細管内に存在するわずかな細菌を封じ込め，根管と根尖周囲組織との交通を遮断し，根尖部および口腔内から根管への再感染を防止することである．

根管（死腔）には自然治癒力がないが，根尖周囲組織にはあるので適切に根管充填がなされていれば，多くの場合治癒の機転を取る．この根管充填が適切に行われず死腔が残存していると，体液が死腔に浸潤して変性し異物反応を起こしたり，アナコレーシスにより根管に再感染が生じる．もっとも，根管形成が不十分なために細菌が残存したまま根管充填したケースも多いと思われる．また根管充填後の仮封に不備があれば歯冠側からの微少漏洩（coronal microleakage）が起こり根尖性歯周炎を再発する．この意味で，根尖孔の封鎖と同様に歯冠側からの根管の封鎖は根管の再感染防止のために重要である．

II．根管充填法

根管治療の最終的な目的は，感染源を可及的に除去した根管系の三次元的な緊密な充填であり，長期にわたる根管充填の成功は適切な根管形成ができているか否かにかかっている[1]．

根管内の感染源を除去できていれば根管充填をしない，あるいは不十分でも病変が治癒したという症例報告がある[2,3]．これらは「感染源除去」の重要性を強調している．しかし，死腔には容易に細菌感染が生じるので，いつもこのような治癒形式を期待で

表7-1 ガッタパーチャを用いた根管充填法

1. ガッタパーチャポイントをそのまま用いる方法	①単一ポイント法(Single cone method) ②逆ポイント法(Inverted cone method)
2. 自家製のポイントを製作する方法	ロールポイント法(Rolled cone method)
3. 側方圧により圧接を行う方法	①側方加圧充填法(Lateral condensation method) ②加熱側方加圧充填法(Warm lateral condensation method) 　a. 超音波の応用(Thermomechanically softened gutta-percha method) 　b. 高周波電気メスの応用 　c. エンドテック(Endotec) 　d. タッチンヒート(Touch' n-heat)
4. 垂直圧により圧接を行う方法	①ウォームガッタパーチャテクニック(Vertical condensation method with gutta-percha) ②分割ポイント法(Sectional method) ③オピアンキャリア法 ④JH エンドシステム ⑤ダブルインジェクション法
5. 側方圧および垂直圧により圧接を行う方法	側方垂直加圧充填法(Lateral and vertical condensation method)
6. 溶媒による軟化充填法(拡散法：Diffuion method)	①クロロパーチャー法(Chloropercha method) ②改良クロロパーチャー法(Modified Chloropercha method) ③ユーカパーチャー法(Gutta-percha-eucapercha method)
7. 機械的摩擦熱による軟化充填法(Thermomechanical condensation method)	①マクスパーデンコンパクター法(Mcspadden compaction method) ②TLC ガッタパーチャコンデンサー
8. 熱により軟化したガッタパーチャを根管に注入する方法(インジェクション法：Thermoplastisized injection-molded gutta-percha method)	①オブチュラ(Obtura heated gutta-percha delivery system) ②ウルトラフィル(Ultrafil) ③オブチュレーションシステム
9. 熱により軟化したガッタパーチャを根管に送り込む方法	NT コンデンサー法
10. 熱により軟化したガッタパーチャを根管に挿入する方法	①サーモフィル法(Thermofil endodontic obturation) ②サクセスフィル法(Successfil solid core technique)
11. 根管内のガッタパーチャを熱により軟化させる方法	System B

参考文献7, 8より引用・改変.

きる訳ではなく根管内の死腔をガッタパーチャのような充填材で封鎖して再感染を防止する必要がある．

根管形成後に象牙細管に残存する細菌あるいは微少漏洩により死腔に侵入する細菌の種類や病原性については，これまでの研究から細菌および非細菌因子のいずれにも強い病原性を有すると考えられるものはない．特異的細菌による病因性も考えられるが[4]，非特異的細菌説[5,6]の立場から，死腔の体積に比例して異物とりわけ細菌量が増えると考えて良く，生体防御反応を打ち破る程度の細菌および増悪因子が量的に存在しなければ，臨床症状としては現れないのであろう．したがって，主根管の確実な拡大清掃と封鎖が最重要になる．体積的にわずかな側枝にガッタパーチャが充填できていても，いなくても，それほど大きな影響は出ないであろう．

これまで，さまざまな根管充填法が報告されている(表7-1)[7〜9]．また，根管充填には，半固型材(ガッタパーチャ)，固型材(銀ポイント)および糊剤が用いられてきた．現在は，ガッタパーチャを使用した根管充填法が主流であり，成分の違いにより軟化させずに使用するガッタパーチャと低温あるいは高温可塑性を有し垂直加圧充填に用いられるものとがある．

ガッタパーチャを使用した根管充填法には，大きく分けて「側方加圧充填法」と「垂直加圧充填法」

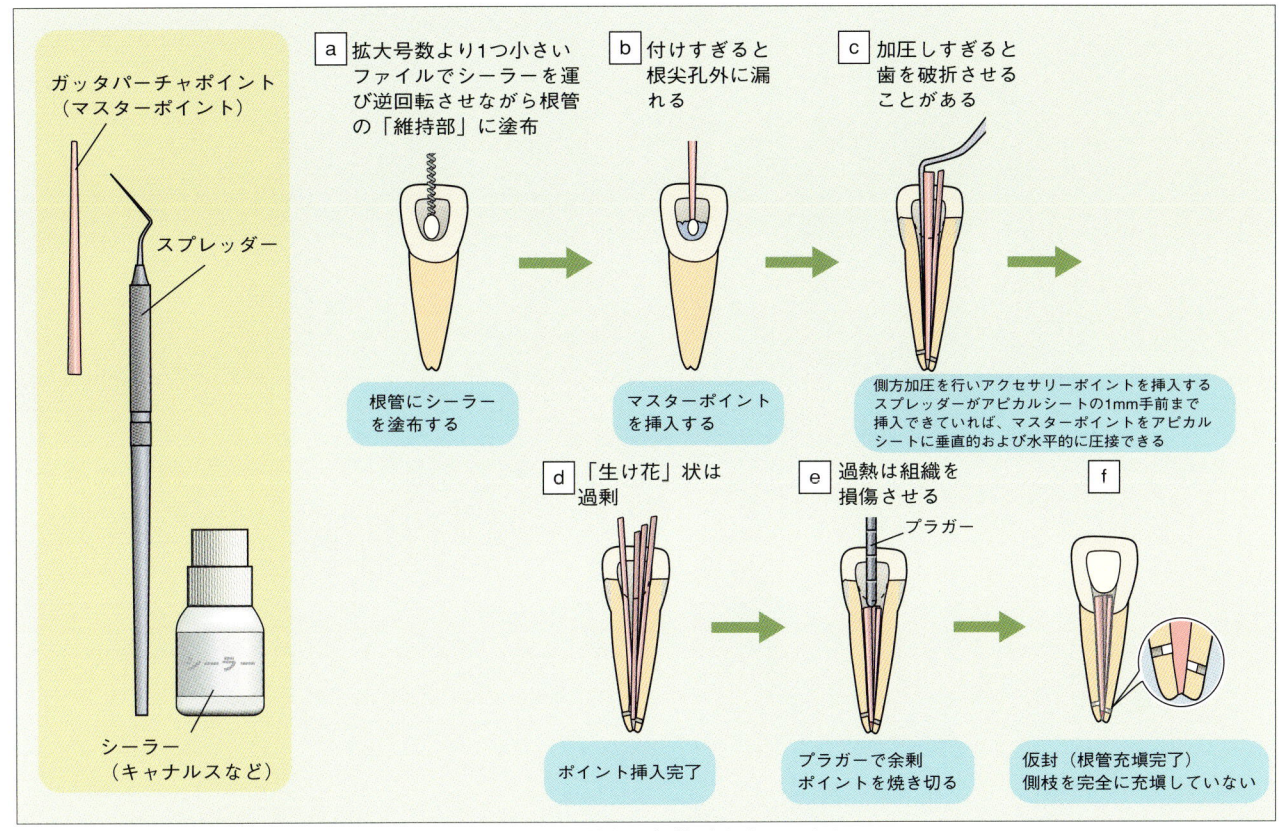

図 7-1 側方加圧根管充填法ではガッタパーチャによって複雑な根管系を充填できない．

とがある．この2つの方法の優劣に関しては，透明根管模型や抜去歯を根管充填後に，「根管充填の程度」や「根管封鎖性」についてエックス線写真や色素浸透試験および顕微鏡を用いたギャップ試験などから調べられている．また，「作業時間」や「根尖孔からのガッタパーチャの突出度」も比較の基準にされている．

主根管の充填に関しては，2つの方法に有意な差は認められていない[10〜14]．一方，側枝の根管充填に関しては，垂直加圧充填法（Ultrafil, Obtura）が優れている[13〜17]．垂直加圧充填法には多くの方法があり，Thermafil は作業時間が短い[10]という利点が報告されている．根尖孔からのガッタパーチャの突出度については，各方法に有意な差がないとするものと[11]，側方加圧充填法のほうが垂直加圧充填法よりもガッタパーチャが突出する割合が少ないとする報告がある[12]．

一般的に，垂直加圧充填法では側方加圧充填法に比較して根尖方向への力の制御が難しい．以上のことから，臨床的には，死腔の体積を考慮すると，主根管の封鎖には差がないので，両者のいずれでも良いことになるが，側枝，内部吸収を有する患歯や樋状根などの複雑な根管の充填では垂直加圧充填法のほうが優れている[18, 19]．

1. 側方加圧充填法

側方加圧充填法は日本や米国の歯学教育におけるスタンダードな根管充填法として広く採用されている．この方法は術式が比較的簡単で，メインポイントの試適により作業長までガッタパーチャが挿入でき，「タグバック」を確認できれば，過剰あるいは不足根管充填を起こす危険性が低い優れた方法である[20, 21]（図 7-1）．

側方加圧充填法では熱可塑性のないガッタパーチャポイントをシーラーと併用して使用する．コールドガッタパーチャを使用するため根管の凹凸には適合しにくく，主根管の封鎖はできても複雑な根管系，とりわけ根尖部 1/3 の側枝，フィン，レッジを緊密に充填することはできない．もっとも，根管充填の主目的は主根管の封鎖であり，側枝にガッタが充填

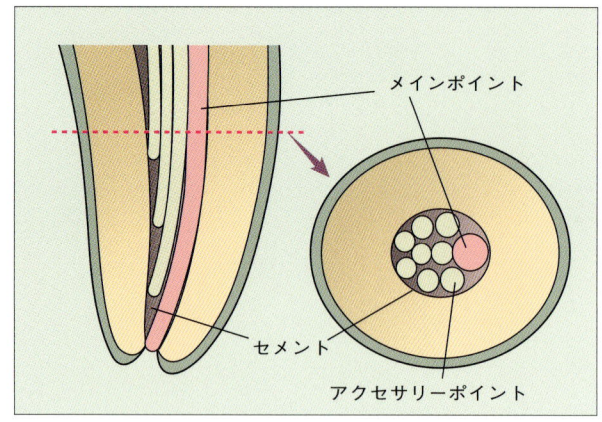

図7-2 シーラーの海にガッタパーチャが固まっている．一方，垂直加圧充填法では，均等なガッタパーチャによって根管充填が可能である（図7-12参照）．

されていなくとも，側枝の占める体積は主根管に比較してわずかであるし，側枝がセメント質を超えて歯根膜に交通していなければ，ほとんどの症例において臨床的な問題にはならないと思われる．

側方加圧充填法では，メインポイントとアクセサリーポイントを使用しスプレッダーで根尖方向へ加圧してガッタパーチャをアピカルシートおよび根管壁に押し付けて根管封鎖し，さらにわずかな隙間をシーラーで封鎖する．したがって加圧が不十分な場合にはガッタパーチャが変形せず，ガッタパーチャ間の空間をシーラーで埋めることになる．このシーラーはいずれ溶出して死腔ができる危険がある．Schilder（1983）は側方加圧充填法を「ガッタパーチャポイントがセメントの海の中で固まっている状態」と表現した（図7-2）[22]．正しいスプレッダー操作ができていなければ，このような状態になるであろう．

また，側方加圧充填法では，ポストコアの印象時に根管上部の根充材を除去しなければならないが，ポスト形成により根管封鎖性が低下することが報告されている[23,24]．さらに，ポストの先端は骨支持のある歯根部まで入っていることが望ましいが[25]，歯冠側のガッタパーチャを除去する際にもっとも穿孔する危険性が高い[26]．根管の断面は楕円であり，回転切削器具では断面が円形に削るということを理解して根管の歯質を削り過ぎないように注意する．また根管の直線部を超えない長さのコア形成が必要である．

上述したように，側方加圧充填法は学生時代に習った術式であり，広く普及している割には必ずしも良好な結果が得られていない．側方加圧充填法を行ううえで，根尖部の封鎖性を高めるにはいくつかの留意点がある．ここでは，①側方加圧充填法に適したフレアー形成，②スプレッダーの使用法，③ガッタパーチャの精度，④シーラーの細胞傷害性，⑤実際の術式の点について解説する．

①側方加圧充填法に適したフレアー形成

側方加圧充填法では，シーラーを併用してガッタパーチャをスプレッダーで側方加圧するわけであるが，スプレッダーで緊密な側方加圧充填をするために必要な根管のテーパーは7/100であるとされる[27]．テーパーが大きくなるとそれだけ歯冠部歯質の削除量が大きくなり，歯の破折を招きやすくなるので，実際の臨床では7/100のテーパーは付与できないにしても少なくとも5/100は必要であろう．テーパー2/100のファイルを使っていかにして5/100のテーパーを根管に付与するかが根管形成のポイントになる．例えば，step-back preparation法では，ファイルの号数が上がるたびに作業長を1mm上げることで，根管にテーパー5/100のフレアーを付与している（図7-3）．フレアー形成が不十分な場合には，スプレッダーが根尖付近まで挿入できないので，根尖部の根管充填は「単一ポイント根充」の状態となり，根管の封鎖性は低下する．

側方加圧する際には作業長の部位にリーマーと同様にスプレッダーにストッパーを付けておけば，自分の行っている側方加圧法は適切か否かがわかるであろう．もし，作業長の1～2mm手前までスプレッダーを挿入できていない場合には，根管形成におけるフレアー形成が不十分な可能性が高い．側方加圧根管充填による根尖部の封鎖が不十分なのは根管形成，とりわけフレアー形成不足である場合が多い．根管形成が不適当であれば，いかなる技術も過剰な力を加えても正しい根管充填はできない．この点では垂直加圧充填法と何ら変わらない．

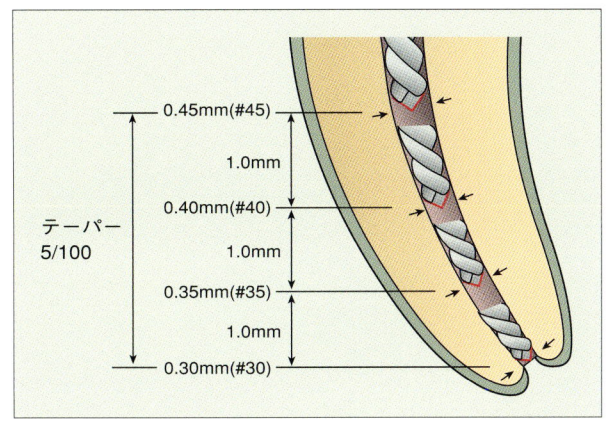

図 7-3 step-back preparation 理論上はテーパー 5/100 のフレアー形成ができる．

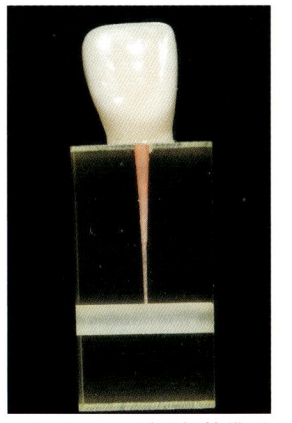

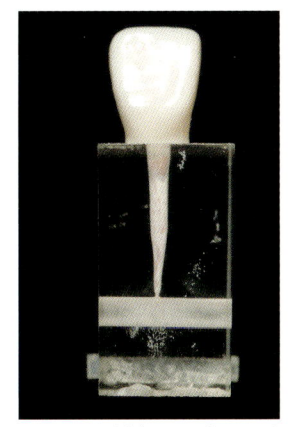

図 7-4 スプレッダーによる「くさび効果」．垂直および水平方向に力が加わりガッタパーチャがアピカルシートと根管壁に圧接される．

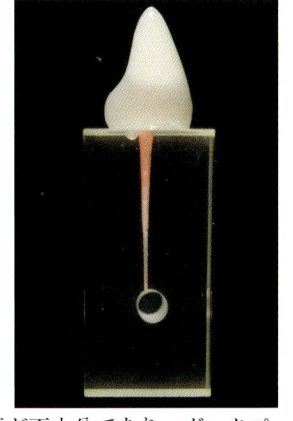

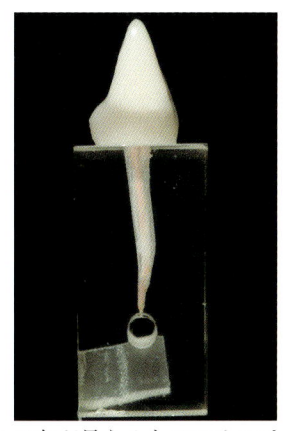

図 7-5a〜d 透明根管模型．シーラーしか見えないものは側方加圧が不十分であり，ガッタパーチャの色が見えるものではスプレッダーによる側方加圧が正しく行われている．

| a | b | c | d |

②スプレッダーの使用法

「側方加圧充塡法」の名前から，スプレッダーを根管内に挿入して，水平方向に動かし，ガッタパーチャを根管壁に押し付けて充塡するように誤解しやすいが決してそうではない．水平方向にスプレッダーを乱暴に動かすと，患歯の破折を招く危険がある．根尖部の封鎖を考えた場合，スプレッダーは，根管に挿入して根尖方向に押し，1/4 程度の正逆回転運動させることで，「くさび効果」が生じメインポイントを根尖（垂直）方向および水平方向に加圧してアピカルシートおよび根管壁に圧接することができる（図 7-4）．スプレッダーは，それ自体にテーパーが付いているので，垂直方向に加圧するだけで水平方向にもガッタパーチャポイントを加圧することができる．したがって，スプレッダーが作業長の 1〜2 mm 手前まで挿入できなければ，ガッタパーチャによる側方加圧が不十分になり根尖部の封鎖性は低下する[28〜32]．

スプレッダーを挿入する際には，作業長の位置を知るためにラバーストッパーを付けて，スプレッダーが作業長 1 mm 手前まで挿入されていることを確認すると良い．その際，スプレッダーによる加圧力は 1 kg 以下で十分である．スプレッダーが根尖付近まで到達していなければ，スプレッダーによる加圧（1 kg 以上）を増しても封鎖性が向上しないばかりか破折を生じる危険がある[33,34]．透明根管模型での根管充塡時にガッタパーチャの色が見えず，シーラーの白色のみが見えるような場合，ガッタパーチャが正しく加圧できていないことを示している（図 7-5a〜d）．

メインポイントを挿入した後にスプレッダーで加圧する場合，スプレッダーは根管の外湾に沿って根尖方向に進みやすいため外湾曲方向（湾曲の背中）を意識してスプレッダーを挿入する（図 7-6）．一方，

第7章

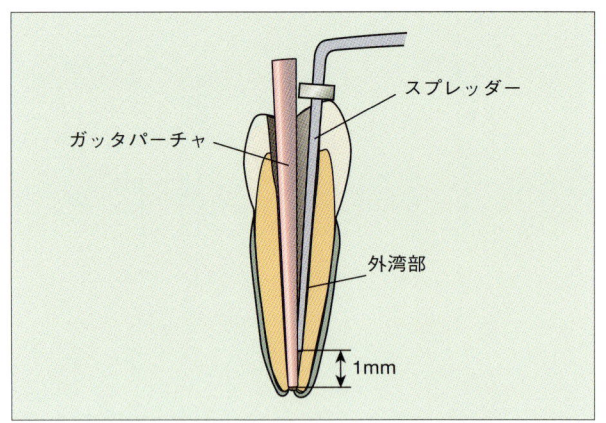

図7-6 根管の外湾部にスプレッダーをその先端がアピカルシートの1mm手前までくるように挿入する．

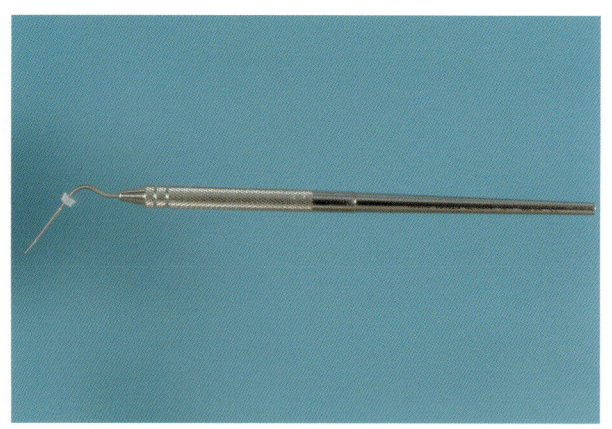

図7-7 ニッケルチタン製のロングスプレッダー．

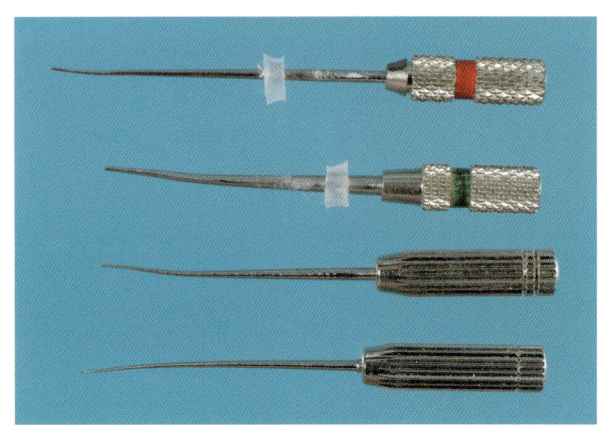

図7-8 フィンガースプレッダー．フレキシブルなニッケル-チタン製スプレッダー（ナビ・フレックス，Brasseler社製，テーパーは 0.04, 0.06）．超弾性のため湾曲根管に沿った挿入が可能．

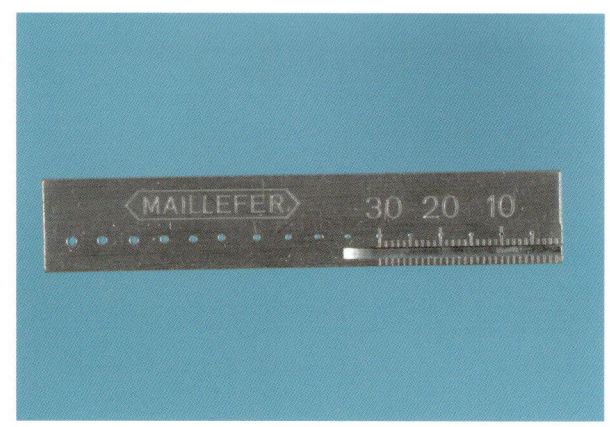

図7-9 エンドゲージ．

内湾曲方向にスプレッダーを挿入すると，スプレッダーがガッタパーチャに突き刺さり，スプレッダーを根管から引き抜く時にガッタパーチャも一緒に歯冠方向に移動してしまう危険がある．したがってスプレッダーを引き抜く際には，スプレッダーを1/4程度正逆回転させながらスプレッダーとポイント間の隙間を作り摩擦をなくしながら引き抜く．そして，歯根の破折がないように，頰舌あるいは近遠心方向にスプレッダーを強く押し付けないようにする．

スプレッダーにはステンレス製およびニッケル-チタン製のものがある．しなりの低いステンレス製のスプレッダーは，湾曲根管に追従しないため比較的直線的な根管にしか使用できない．湾曲根管の根管充填においては，湾曲に追従するしなやかさのあるニッケル-チタン製のスプレッダーが優れている（図7-7）．

スプレッダーには把持部が短いものもある（図7-8）．「フィンガースプレッダー」は，親指と人差し指で操作するファイル操作に似ており力の制御が容易にできるので湾曲根管の根管充填に特に向いている[35]．最近は，根管の湾曲に追従するようなニッケル-チタン製のフィンガースプレッダー（デンツプライ）（テーパーは4/100，その他）も販売されている．

③ガッタパーチャの精度

ファイルやガッタパーチャの精度はISO規格により規定されており，それぞれの規格誤差が異なる．ファイルとガッタパーチャの許容誤差は，それぞれ，±0.02 mm，±0.05 mmであり，根管形成したファイルとポイントの号数は一致しないと考えたほうが無難である．

したがって，仮に理想的な根管形成がなされたと

しても，根管へのガッタパーチャの適合性には問題が残るので，購入したガッタパーチャの精度に関しては，一度詳細に調べる必要がある．マスターポイントの試適の際に，使用する大きさのガッタパーチャの太さをゲージで測定し，形成した根管に適合するガッタパーチャを選択する必要がある（図7-9）．

またメーカー間で器具の精度に差があることが報告されている[36]．このような点も側方加圧充填法の欠点とみなされるが，適切な根管形成とスプレッダー操作でカバーできる．以前はhand-rollという手作り生産であったが，最近では機械化されており精度の高いアクセサリーポイントが利用できる（東洋ガッターポイント；東洋化学）．また，アクセサリーポイントはスプレッダーのテーパーに合わせたものを使用し，根尖孔付近に死腔を作らないようにする．

④シーラーの細胞傷害性

側方加圧充填法では，マスターポイントのタグバックを確認するが，これは根管を三次元的に封鎖できることを意味しない．ガッタパーチャ間の隙間をシーラーで埋めているわけであるが，シーラーの細胞傷害性と継時的な収縮特性を考えると，長期的な根管封鎖には疑問が残る．とりわけ前述したようにスプレッダーの位置が根尖孔の1〜2mm手前まで到達しておらず，十分な側方および垂直加圧がなされていないと，シーラー層は厚いまま固まるので長期的にはシーラーが溶出して再感染する可能性がある．

根管充填材の細胞傷害性はin vitroの実験系で評価されることが多いが[37]，泥状で時間が経つと硬化するシーラー類の細胞傷害性は低い[38]．一方，色素浸透試験による微少漏洩試験の結果からは，シーラーを使用したほうが封鎖性は良いとされる．

シーラーには酸化亜鉛ユージノールセメント（キャナルスなど），酸化亜鉛非ユージノールセメント（キャナルスN），水酸化カルシウム（シーラペックスなど）およびハイドロキシアパタイト系のものもある．ユージノールを含まないキャナルスNを使用すると術後の炎症反応が生じにくい．シーラーには脂肪酸やユージノールが含まれており，ガッタパーチャ成分

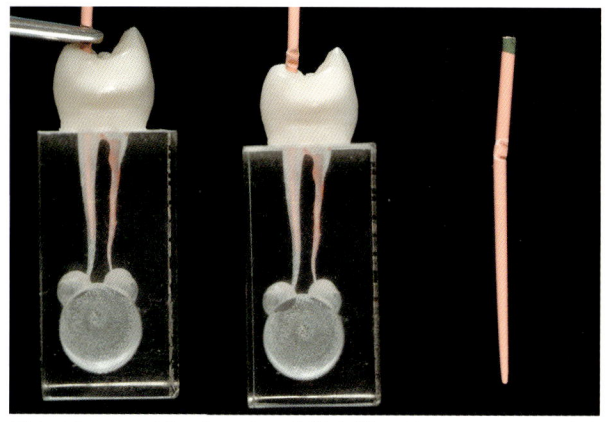

図7-10a〜c　ピンセットで基始点部のガッタパーチャポイントを圧接して圧痕を付ける．

| a | b | c |

の30％を占める酸化亜鉛がユージノールと反応するとガッタパーチャが軟らかくなるので，ガッタパーチャをシーラーにあらかじめ漬けてしまうと，先端がゆがみやすくなるためシーラーには使用直前に付けるようにする．

⑤実際の術式

根管形成後，根管を乾燥してマスターポイントを試適する段階では，マスターポイントは製造品間の誤差が大きいので，タグバックの有無と根管長の一致の両方を確認する．使用したファイルと同じ号数のポイントの直径のわずかな違いにより，マスターポイントが作業長まで挿入できないことがある．その際には，1つ小さい号数のガッタパーチャポイントの選択や，尖端を切断してサイズを調整する．

シーラーを適度な粘稠度に練り，拡大号数よりも1つ小さい号数のファイルに付け根管に挿入して逆回転させて歯冠方向に引き上げながら根管壁に満遍なくシーラーが付くようにする．シーラーの量はわずかで良いが，コールドガッタは，根管の凸凹に適合しにくいので，死腔を作らないためにも根管壁に均等にシーラーを付けるように心がける．ガッタパーチャポイントの先端がアピカルシート付近まで挿入できることを確認してからピンセットで基始点部をつぶして痕をつける（図7-10a〜c）．アピカルシート付近まで挿入できない場合には，フレアー形成が不足しているので再根管形成をする．

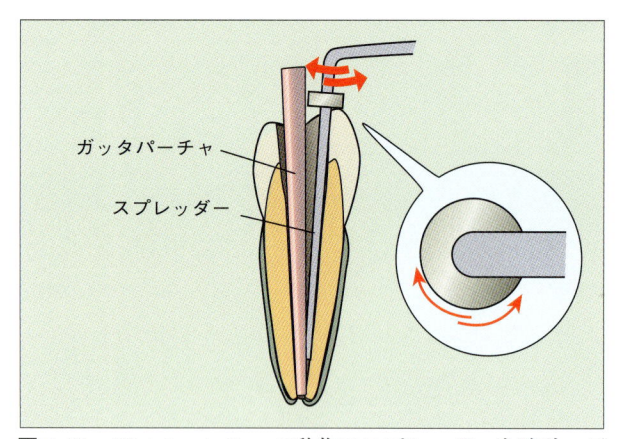

図7-11 Watch windingの動作でスプレッダーを時計・反時計回りに回しながらガッタとのすき間を作り，引き抜く．

マスターポイントをポンピングして根管内に残留した空気が根尖孔外に出ないように配慮してアピカルシートまで挿入し，スプレッダーを根管の外湾部に挿入しストッパーの位置を参考に，根尖孔付近まで挿入できていることを確認し，数回1/4正逆回転運動して「くさび効果」によりガッタパーチャを側方および垂直方向に圧接する．スプレッダーを引き抜く時は，歯根の破折を招かないように頰舌あるいは近遠心方向に強く押し付けるのではなく，1/4程度の正逆回転運動させながらスプレッダーとポイントの間にすき間を作ってから引き抜く（図7-11）．できた隙間にスプレッダーと同じあるいは小さめのテーパーのアクセサリーポイントを挿入し，上述したスプレッダー操作を繰り返し，スプレッダーが作業長の4〜5 mmまでしか挿入できなくなるまでアクセサリーポイントを入れ加圧操作を繰り返すことで根尖部の緊密な根管充塡ができる．

2．垂直加圧充塡法

垂直加圧法はSchilder（1967）によってwarmed gutta-percha technique（ウォームガッタパーチャ法）として紹介され[39]，ウォームガッタパーチャのフローを利用して根管系を三次元的に緊密に閉塞させる根管充塡方法である（図7-12）．垂直加圧充塡法には軟化温度が低く流動性の良いガッタパーチャが必要となる．

この術式はその後に改良が加えられ，Obtura，マックスパーデン法，Thermofil法，Ultrafil法，NTコンデンサー法およびSteve Buchananにより開発されたSystem Bなど数多くの術式が報告されている（表7-1）．術式を正確にマスターするにはハンズオンを受ける必要があると思われるので，詳細は他書を参照にされたい．

日本では，垂直加圧法は大津による「オピアンキャリア法」[40,41]，そして大谷による「オブチュレーションシステム」[42]として普及した．オピアンキャリアとは「オーツ（大津）and キャリアメソッド」からの造語で，考案時は「立体根管充塡法」と呼ばれた．垂直加圧法の最大の利点は，根尖部の根管系の複雑な形態に対応できることである．三次元的に緊密な根管充塡が可能で側枝も充塡できる．もっとも，側方加圧充塡法と同様に三次元的に適切な根管形成ができていることが前提である．

したがって，内部吸収，側枝が疑われる場合，根未完成歯，樋状根管あるいは穿孔のある場合には，側方加圧充塡法より垂直加圧充塡法が適応されるべきである．さらに，側方加圧充塡法では根管充塡をした日にはシーラーが十分に固まっていないので，ポスト形成と印象を次回に行うが，垂直加圧充塡法では側方加圧充塡法のように充塡したガッタパーチャをポスト形成のために除去する必要がないので経済的であるのみならず，根管充塡後直ちにポストの印象採得が可能である．

セメント系のシーラーは必要か否かについてはシーラーの細胞傷害性と根管封鎖性が議論されるが，いまだに統一見解は得られていない．また，シーラーを使用しない場合にはセメントのエックス線造影性にマスキングされることなく，根管充塡の状況が把握できる[26]．

垂直加圧充塡法の欠点としては，便宜的な歯質の切削量が多いこと，根尖孔外へのガッタパーチャの溢出量のコントロールができないと術後疼痛が出たり，過剰根管充塡になりやすいことが挙げられ，操作には熟練を要する．

Ⅲ．根管充塡の時期

根管形成により感染源を除去した後に根管が乾燥

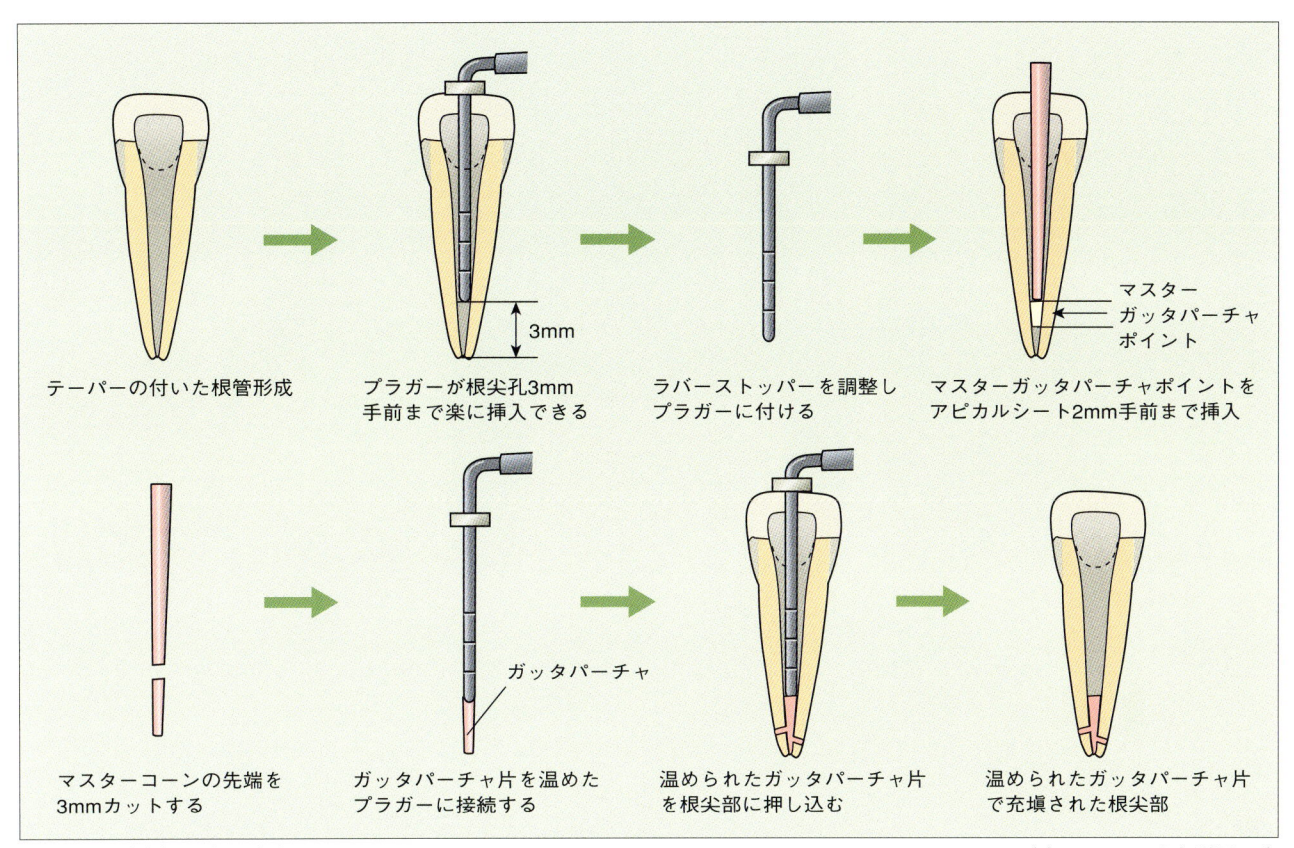

図7-12 垂直加圧充塡法(Fahid A, Taintor JF. Sectional warm gutta percha technique. Gen Dent. 1985 ; 33(5) : 440-444. より引用・改変).

できればなるべく早く根管充塡する．打診痛が完全に消失していなくとも，前回に比較して軽減していれば問題にはならない．ブラキサーでは打診痛が持続することがある．症状にこだわるあまり，1年以上も根管治療が繰り返された症例をみかけることがあるが，感染源除去を目的として根管拡大形成を2回以上繰り返しても炎症症状の改善がみられない場合には根管内の異物以外の原因を疑う必要がある．根管拡大形成後に仮封しても微少漏洩により，次回来院時に根管内細菌の量が上昇していることから，根拠のない根管充塡の延期は再感染の危険を招く．

最近，欧米の歯内療法の専門家たちは，「1回根管充塡法(即日根管充塡法)」を選択する傾向にある．もちろん根管貼薬は行わない．根管貼薬は，薬物で根管内の細菌を殺菌するというよりは，次回来院時までに仮封材と歯質の隙から微少漏洩が生じても根管が再感染するのを防止するという位置づけに変わってきている[43]．米国では抜髄であれば，症状が軽度なら約8割，強くても約5割，感染根管治療では，症状が軽度なら6割，強くとも3割は1回法が行われている[44]．

ただし，根管内が乾燥できないくらい根管内に血液あるいは滲出液を認める場合には，緊密な根管充塡を行えないので水酸化カルシウムを根管貼薬し，次回以降なるべく早く根管充塡を行う[45]．根尖病変が大きく滲出液や排膿が持続する時には根管内の感染源を除去しても根尖病変内の細菌感染が持続していると考え，水酸化カルシウム系薬剤を根尖外に注入し，滲出液を止めてから根管充塡を行うことがある．

1回法と2回法とでは，有意な差はないとする結果[46]と動物実験および臨床研究から2回法のほうが良いとする報告[45,47]がある．1回根管充塡法を行っても2回法と比較して有意な差がないのであれば，多くの症例で根管形成後に即日根管充塡法をしても良いことになる．根管形成が適切になされて感染源が除去できていれば，なるべく早く根管充塡したほうが良いと思われる．

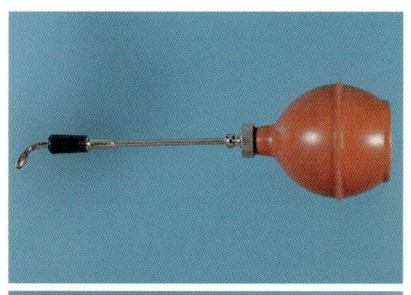

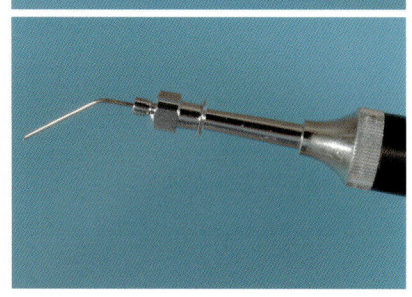

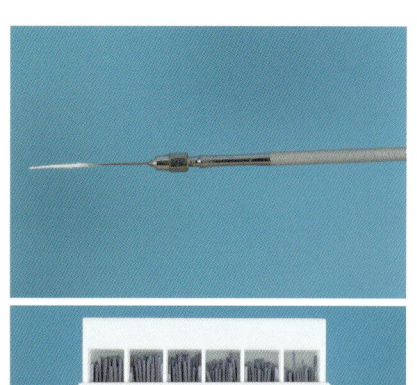

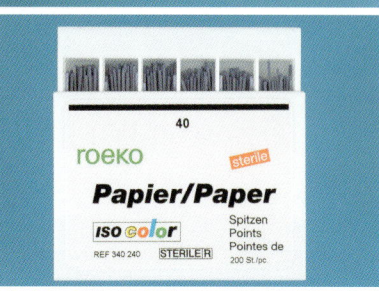

図7-13a〜d　根管の乾燥に用いる器具．a：ゴム気銃，b：ブローチ綿栓，c：根管内バキューム，d：ペーパーポイント

　もっとも1回（即日）根管充填法の適応症に関しては，確立された基準はない[48]．長期間来院ができない場合（旅行，海外出張，妊娠など），歯冠の崩壊が大きかったり，歯肉縁下齲蝕があり仮封が適切にできないため微少漏洩による根管の再感染を生じる可能性が高い場合，根管内に異物が存在していたり石灰化やレッジ形成が顕著なため2回目以降の治療効果が期待できない場合，小児や身障者で治療を理解できなかったり治療の機会を確保しにくい症例では適応になる．また，臨床症状がなく，エックス線写真から根尖病変を認められず根管内の環境が良いようであれば，即日根管充填法でも問題はないであろう[49]．

　抜髄後に出血が認められ，痛みの強い場合には，根管形成後に水酸化カルシウムを貼薬して次回以降に根管充填を行う．その際，もし仮封が不適切であれば微少漏洩により根管内は再感染を生じるので，封鎖性の高い仮封材を使用する．実際には，根管形成後に根管充填を行うタイミングは，臨床症状の消退，根管内の乾燥の可否，細菌検査などを指標に決定される．しかし，臨床症状に関しては，それほど信頼度の高い基準があるわけではない．

　器具操作にも依存するが，根管治療後に「急発」を起こすことがある．急性症状を有する歯，打診痛が強い場合には，臨床症状の軽減を確認した後に根管充填を行うほうが無難である．根管充填が適切と思われても，術後疼痛を生じることはあるが，臨床症状が出たためにガッタパーチャを除去するのは多くの場合間違っている．ガッタパーチャを除去する際に不要な刺激を与えてしまえば，根尖部の炎症反応を増悪させてしまう．また，溶剤が象牙細管内に残存すれば，2回目に根管充填した際にガッタパーチャが溶けてしまう危険がある．

Ⅳ．根管の乾燥

　根管の乾燥は根管充填の前準備として重要である．シーラーは油性なので，根管内に水分が残っていると，根管壁にシーラーが接着しないため死腔ができ再感染を生じる危険がある．根管の乾燥についてはこれまで「ゴム気銃」，「ブローチ綿栓」，「根管内バキューム」，「ペーパーポイント」，が使用されている（図7-13a〜d）．根管充填前に，最終拡大した号数のKファイルで根管をわずかに再形成して，乾燥した削片を確認する方法もある．ヨシダから販売されている「クイックエンド」は，根管の洗浄と乾燥を同時に行えるので，確実な無菌操作が可能でありブローチ綿栓を巻く必要がないので操作時間の節約にもなる（図7-14）．

　多くの臨床家は，ブローチ綿栓を使用していると思われる．しかし，根管の太さと同じ程度のブローチ綿栓をつねに巻いて形成した根管の根尖付近まで確実に清掃できるわけではない．ブローチ綿栓で根管を拭っても，ペーパーポイントを挿入すると先端

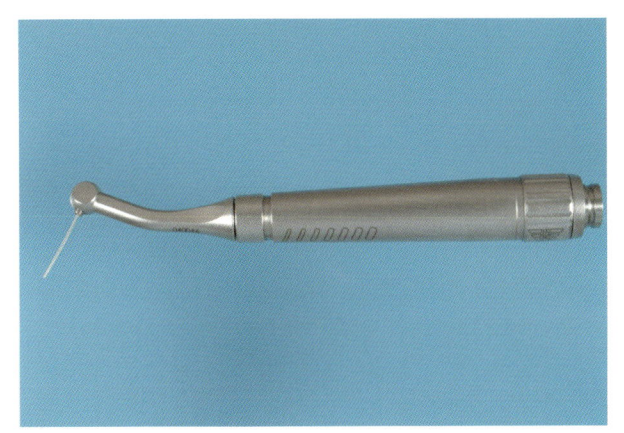

図7-14 クイックエンド（ヨシダ）．

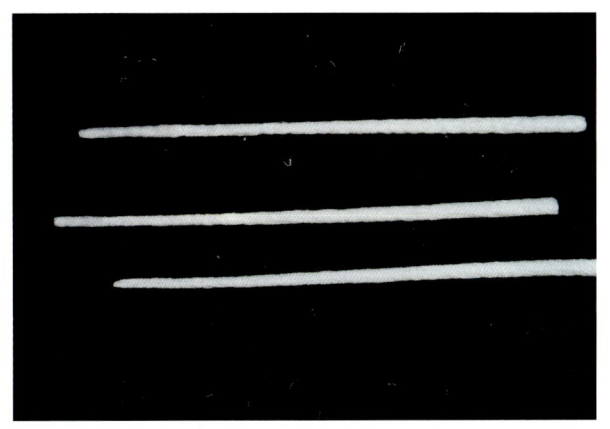

図7-15 水分を吸収したペーパーポイント．

に水分が吸収されており根尖付近には水分が残存していることがわかる（図7-15）．

ブローチ綿栓を使用する際には，根尖方向にブローチ綿栓を挿入するので，根尖孔が開いている場合には，根尖孔外に根管内異物や空気を押し出したりブローチの先端で根尖孔外の組織を傷害してしまう危険もある．また，血液や唾液で汚染された手袋で綿栓を巻くこと自体が無菌操作とは言い難い．さらに，綿栓はセルロースであるため，誤って根尖外に押し出すと人体では分解されないため根尖病変内に留まり炎症反応が持続する．

JHエンドシステムによる根管形成後には，根管内バキューム（図7-13c）で根管を乾燥し，拡大号数よりも1つ小さい号数のペーパーポイントを挿入して根管内の乾燥を確認している．ペーパーポイントを挿入した際に何度もペーパーポイントの先端に血液あるいは滲出液が付着する場合には，根尖孔が破壊されているため，根尖孔外にペーパーポイントが突き出ているか，根尖病変の炎症反応が旺盛で滲出液が根管内に浸透していると判断できるので，再度根管長を測定するか，水酸化カルシウムを根管内貼薬して確実な仮封を行い次回の予約以降に診査する．炎症反応が沈静化していればなるべく早く根管充填を行う．

V．仮封

根管治療間および根管充填後の仮封についてはこれまであまり議論されてこなかったが，「歯冠側からの微少漏洩による根管の再感染」が明らかになって以来，その重要性が再認識されてきた．根充後に仮封をしないでおくと1ヵ月以内には根尖部に細菌が浸透することから[50]，根管充填後には適切な仮封となるべく早くコア装着を行う必要がある．

前歯の根管治療を行う際に，テンポラリー継続歯を装着することがあるが，微少漏洩を生じる可能性が高く根管治療が長期にわたり何度もテンポラリークラウンが脱離している場合には，根管への再感染が生じている．

根管貼薬や漂白を行う場合には，仮封は薬剤が根管から口腔内へ漏洩するのを防止する効果もある．特に，患者の通院が1ヵ月以上先とか妊婦のように数ヵ月先になることが想定される場合には，水硬性セメントや酸化亜鉛ユージノールセメントでは微少漏洩を長期間防止できないのでグラスアイオノマーセメントで仮封しておくと良い．その際，ビタペックスなどの水酸化カルシウム製剤やガッタパーチャを仮根充しておくこともある（図7-16a〜c）．

仮封材の辺縁封鎖性には問題がなくとも軟化象牙質の除去が不十分な場合には微少漏洩を生じる．生活歯の場合には，露髄を防止するために感染象牙質を一部残して覆罩する場合があるが，失活歯の場合には軟化象牙質を徹底的に除去しておかなければならない．実際には，注水下で低速のエンジン用ラウンドバーで除去できる歯質は脆く咬合力に耐えられないし，コアとの接着力も低く，微少漏洩が生じるので軟化象牙質は確実に除去しておく．

第7章

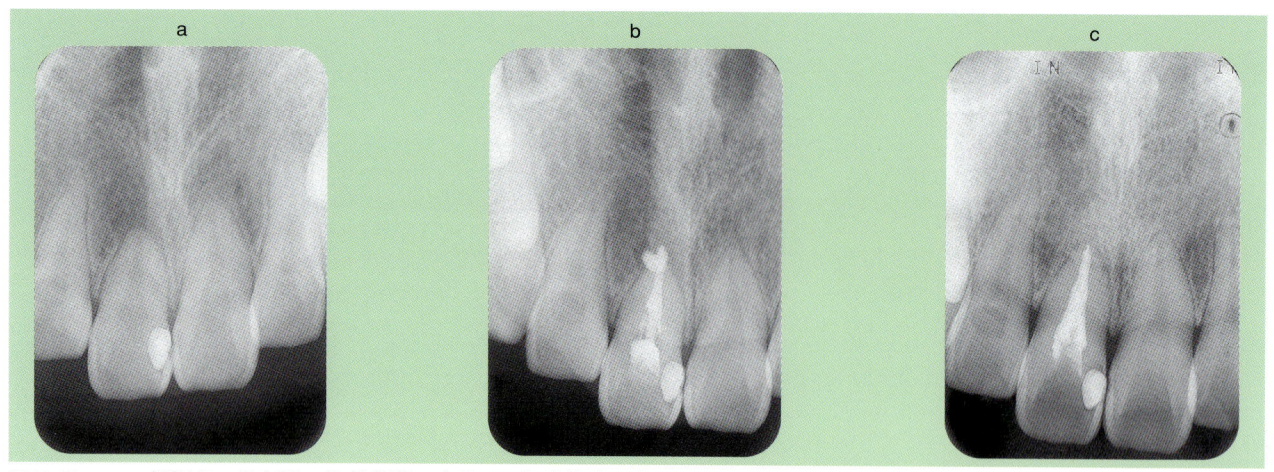

図7-16a〜c 仮根充．半年間の海外留学の直前に1｜根尖性歯周炎の急発を起こした症例．19歳女性．a，b：感染根管治療を行い，ビタペックスとガッタパーチャポイントで仮根充した．c：半年後には病変は消失していたので根管充填した．

Ⅵ．JHエンドシステムによる根管充填法

かつて垂直加圧根管充填法では，根尖部への器具の到達性を高めるため「根管の直線形成」が行われたため歯質の削除量が多かった．垂直加圧を行う場合，根管充填の際にプラガーやキャリアを使うが，湾曲根管の場合まっすぐなプラガーやキャリアでは軟化したガッタパーチャを根尖部に誘導できない．途中の根管壁に付着したり，キャリアがガッタパーチャの中に潜り込んでキャリアを引いた時にガッタパーチャが一緒に付いてきたりと操作が難しい．

これを解消するためには根尖までフロー可能な大きめのガッタパーチャを用いて加圧するか，根尖部の湾曲に合わせて曲げられるキャリアが必要である．大きめのガッタパーチャで加圧すると根管内の空気を根尖外に押し出すため術後疼痛を生じる可能性が高くなる．JHエンドシステムの根管充填は，Weineが提唱したオリジナルの根管形態を保持した根管形成に対応できるように，湾曲プラガーの「JHアピキャリア®」（図7-17）と低温熱可塑性のガッタパーチャ「ナチュラルガッタJH」（図7-18）を使用してこの問題を解決している[51〜53]．

1．JHアピキャリア®

JHアピキャリア®は根管充填用キャリアとコンデンス用フレキシブルプラガーを1本の両頭に分けて，持ち替えるだけで2通りの用途に使用できる（図7-17）．JHアピキャリア®の先端は特殊材を使用しており，根管の湾曲に合わせて自在に曲げることができ，熱しやすく冷めやすく先端が平らでガッタパーチャと面接触できるようになっているので，ガッタパーチャを根尖部に誘導した際に速やかに離脱する．

しかも，根尖付近まで器具が到達可能なため，根管充填の際の加圧が必要最小限で済む．そして根尖部に設置したガッタパーチャを反対のプラガー部ですばやくコンデンスできる．

2．ナチュラルガッタJH

根管充填材料に要求される性質として，①根管封鎖性の良さ，②除去しやすさ，③細胞傷害性がないことが挙げられる．これまでは根管充填材として，糊剤，ガッタパーチャが使用されているが，最近では，ポリプロピレンを主成分とした固形型根管充填材も使用されている．

ガッタパーチャが根管充填材として使用され始めたのは，100年以上前になる[54]．ガッタパーチャ系根管充填材の組成は，ポリイソプレインを主成分とする天然樹脂グッタペルカ，フィラーとしての酸化亜鉛さらに可塑性を持たせるためのワックスなどである．一般的には，ガッタパーチャポイントは，ガッタパーチャが20％，酸化亜鉛がフィラーで66％，重金属11％，エックス線不透過性可塑剤が3％およびワックスと樹脂などから成り，操作性の特徴はガッタパーチャと酸化亜鉛に依存する[55]．

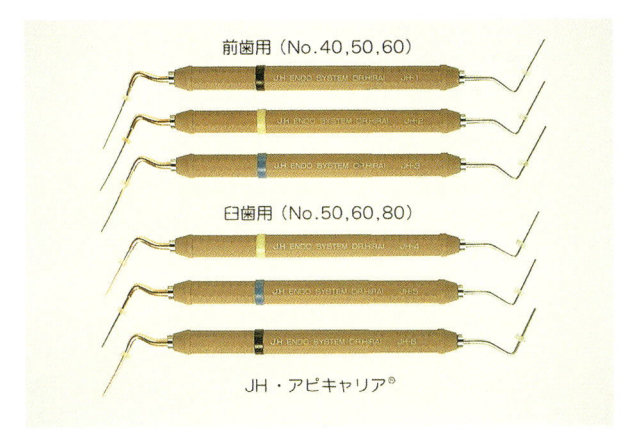

図7-17　JHアピキャリア®.

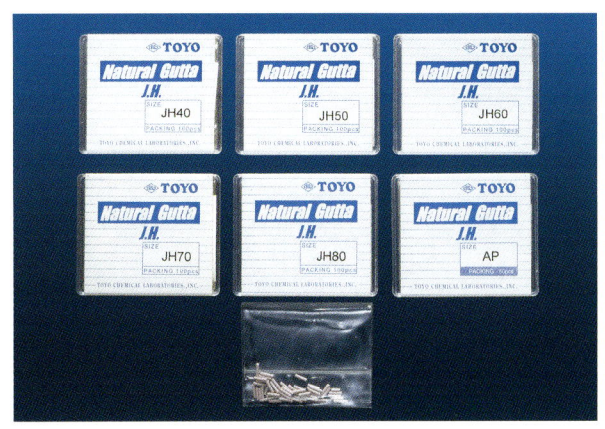

図7-18　ナチュラルガッタJH.

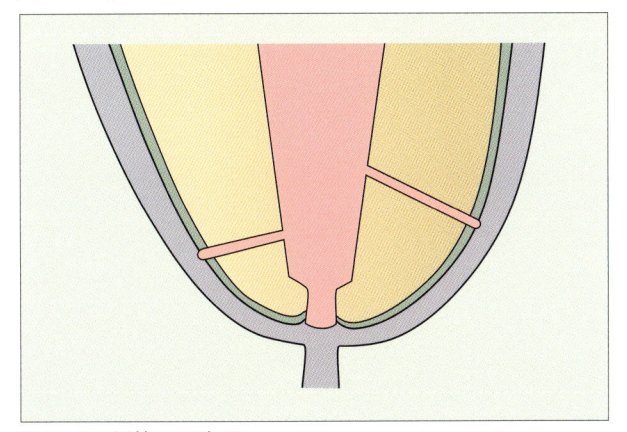

図7-19　側枝への充塡.

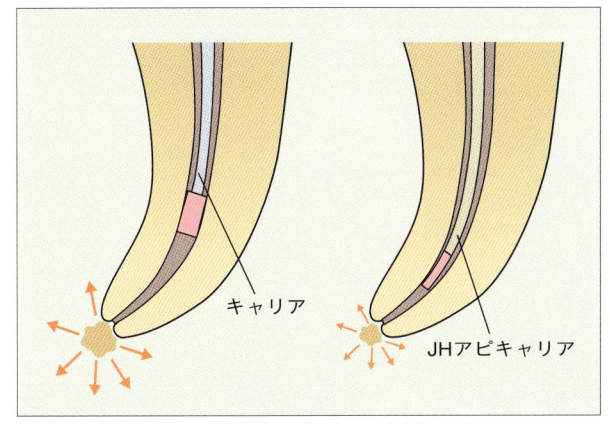

図7-20　空気による根尖周囲組織への圧迫．ガッタパーチャにより根管を封鎖された位置が根尖より遠いほど根管内の空気による根尖部への圧力は大きくなる．

　ナチュラルガッタJHは，東洋化学の協力でフローの良い低温熱可塑性のガッタパーチャとして開発され，天然のガッタ13％，ワックス類11.5％，フィラー類75.2％，その他および天然樹脂に対する酸化防止剤0.3％を含む（図7-18）[56]．通常のガッタパーチャとは異なり軟らかくてフローが良いために，操作性が良く，複雑な根管系の封鎖性に優れており側枝も容易に充塡できる（図7-19）．強く加圧しなくても良いのでオーバーフィリングしても痛みを感じることはほとんどない．低温融解性（50～60℃で軟化する）なので，高温熱可塑性のガッタパーチャに比較して，術後に収縮しないためノンシーラーでも緊密な根管充塡が可能である．
　垂直加圧充塡法では，ガッタパーチャの体積が大きいと充塡時に根管内の空気を根尖孔外に押し出して気腫様の痛みを引き起こす．ナチュラルガッタJHの長さは5mmなので，根尖外に多量の空気を押し出して気腫の状態にさせたり，術後疼痛が生じないようにも配慮されている（図7-20）．根尖孔が大きく開いている場合にも無圧状態でガッタパーチャのフローが得られるので，根尖部の緊密な封鎖が可能である．

3．根管充塡法の実際

　根管の太さと長さを考慮してJHアピキャリア®を選択し，根管の三次元的湾曲に合わせてJHアピキャリア®を曲げ，あらかじめJHアピキャリア®とコンデンス部の両方が根尖孔の3mm手前までスムーズに入ることを確認しておく（図7-21）．その後，JHアピキャリア®をライターの還元炎で0.5秒間熱し（図7-22），ナチュラルガッタJHと接続する（図7-23）．この時，ガッタパーチャコーン（GPコーン）を根管充塡用ピンセットを用いてつまみ，アピキャリアの方に移動して接続する．GPコーンとキャリアは面接触しているだけなので離脱性に優れてい

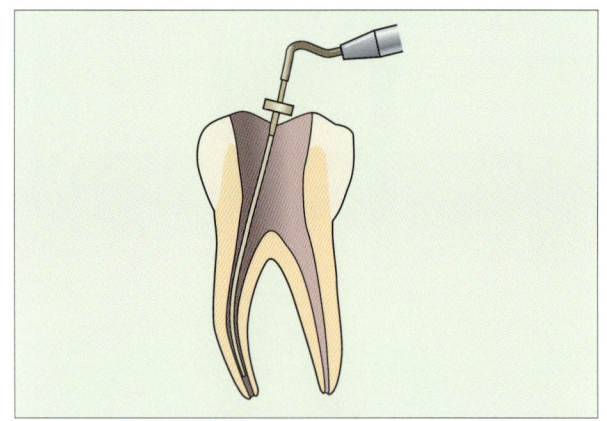

第7章

図7-21 JHアピキャリア®が作業長の3mm手前まで楽に試適できるようにフレアー形成を行う．

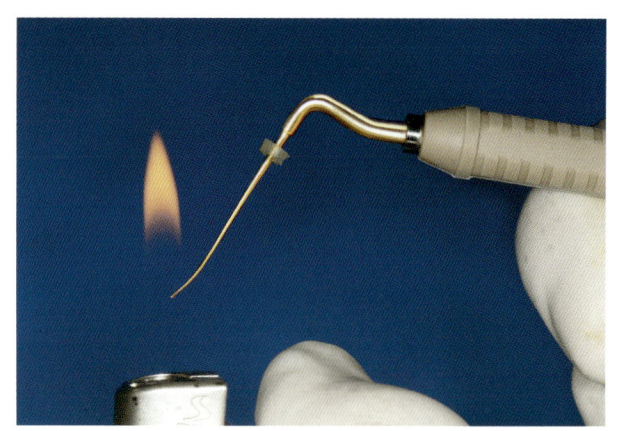

図7-22 JHアピキャリア®を0.5秒還元炎で温める．

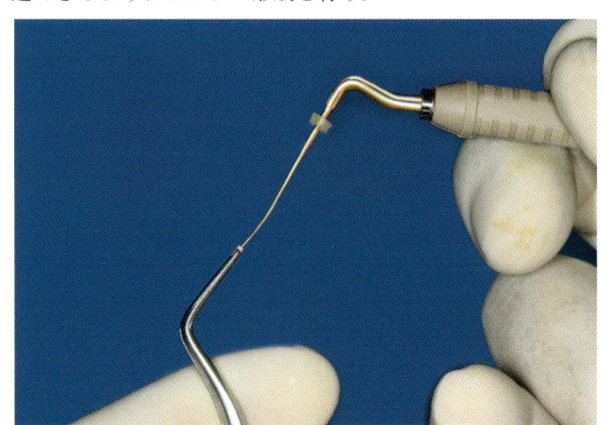

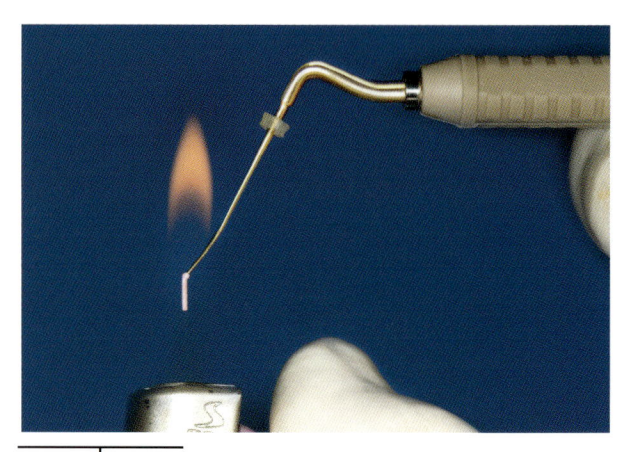

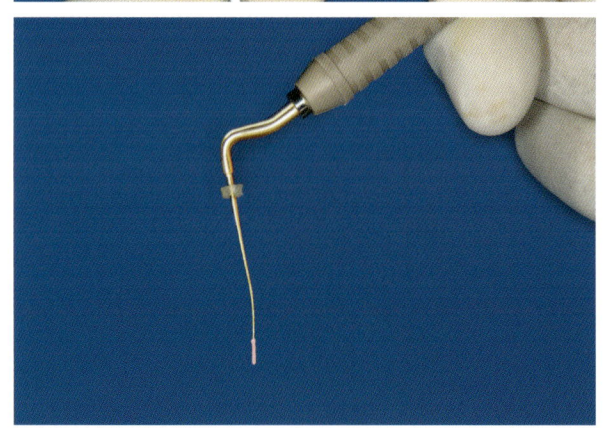

図7-23	図7-24
図7-25	

図7-23 JHアピキャリア®にナチュラルガッタJHを接続する．その際，GPコーンをアピキャリアーにもってゆき接続する．
図7-24 ナチュラルガッタJHの軟化は90°に曲がるくらい十分に軟化させる．
図7-25 軟化後，JHアピキャリア®とナチュラルガッタJHが一直線になるように4秒間待つ．ガッタの先端からの距離を測り，ラバーストッパーを根管長に合わす．この時，わずかに長くても良い．例えば，21.6mmなら22mmで良い．JHナチュラルガッタの先端からストッパーまでの長さは，根尖孔までの長さに設定する．

るが，JHアピキャリア®を熱しすぎると材質の劣化を招くので注意する．

　JHアピキャリア®の先に接続したナチュラルガッタJHをライターの還元炎に3回くぐらせ（図7-24），軟化したガッタパーチャをキャリアごと真下に向けて真っ直ぐに固定して4秒間待つ（図7-25）．この際に，ナチュラルガッタJHが湾曲していると，根管に挿入した際に，根管壁に当たり，根尖部に適切に誘導できない．ガッタパーチャの先端からの距離

を測り，ラバーストッパーを根管長に合わす．図7-26a～cに実際の根管充填例を示す．ナチュラルガッタJHは5mmに製造されており，加熱後にナチュラルガッタJHの先端からの距離を根管長に合わせてストッパーの位置を決める．ナチュラルガッタJHの先端1/3にユーカリソフトに浸し半分に折ったガーゼで余分なユーカリソフトを拭き取る（図7-27，28）．

　ナチュラルガッタJHの号数が上がっても（80と

122

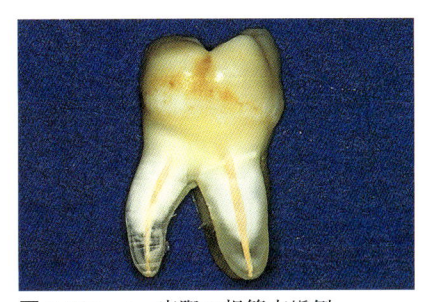

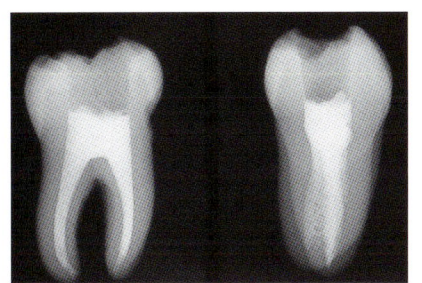

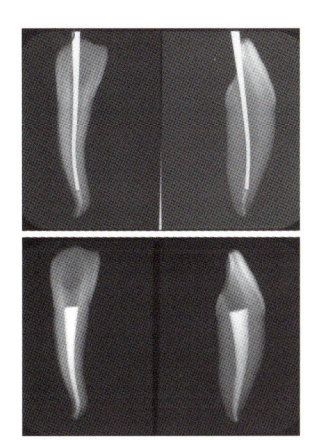

JH エンドシステムによる根管充填法

図 7-26a〜c　実際の根管充填例．

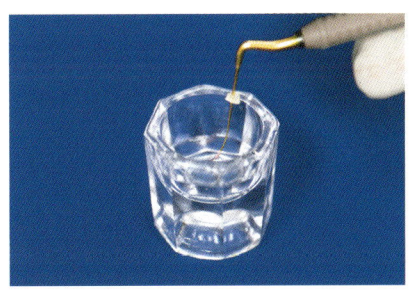

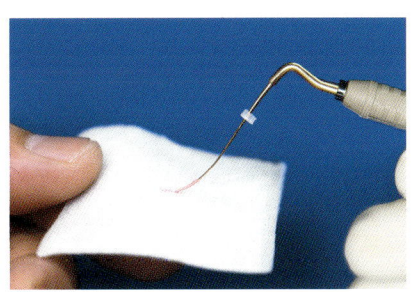

図 7-27, 28　ユーカリソフトに浸し，半分に折ったガーゼで拭き取る．

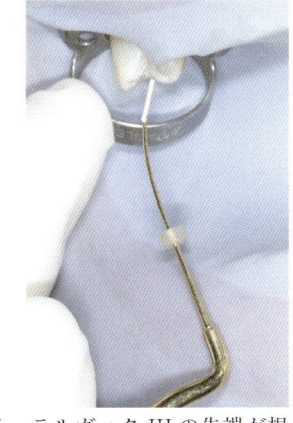

図 7-29　ナチュラルガッタ JH の先端が根管壁に当たらないように，根管口から根尖孔に目がけて「1, 2, 3, 4」のリズムで挿入する．

AP) 3 回加熱すれば十分である．ただし，火に GPコーンを通す時に GP コーンが 90°に曲がらない場合には，ガッタパーチャが焼けるのを心配するあまり，手首のスナップが早すぎて GP コーンが十分に軟化できていないので，ある程度練習が必要であろう．80 と AP では，一度加熱されると冷めにくいのでバキュームを近づけて冷却するか，10 秒程度待ってから根管に挿入すると良い．

　JH アピキャリア® を根管口に移動して，根管の中央にもってきて「1, 2, 3, 4」のリズムでラバーストッパーの位置までキャリアを根尖めがけて挿入する（図 7-29）．複根管の場合，各根管の方向をあらかじめ確かめてから根管充填を行う．キャリアを根尖方向に押し込みすぎると GP コーンにキャリアが潜り込み，引き抜く時に一緒に GP コーンが付いてくるので apical stop へガッタパーチャを置いてくるイメージで，ラバーストッパーの位置までキャ

リアを挿入する．GP コーンは根管壁には付着しにくいように作ってあるが，GP コーンの先にユーカリソフトを付けると GP コーンが壁にくっ付いて滑りにくくなるので，慣れればユーカリソフトを付けなくとも良い．JH アピキャリア® を逆に持ち変えて，プラガー部で軽くコンデンスする．無理に押し込むとプラガーの先が GP コーンに潜り込むだけで圧接にならないので，根管周辺を軽く圧接する程度にする（図 7-30）．ナチュラルガッタ JH による根尖部の封鎖をエックス線写真で確認後，第二段目のナチュラルガッタ JH を積み上げる．もし，根尖部に不足が認められたら，その長さをプラガーに同調させ，その長さの分だけ加圧して再度エックス線写真で確認する（図 7-31）．コンピュレー（ヨシダ）のようなデジタルエックス線写真撮影装置があれば，第一段目の根管充填後にガッタの根管充填の状態を確認できるので，大変便利である（図 7-32a, b）．根尖孔

123

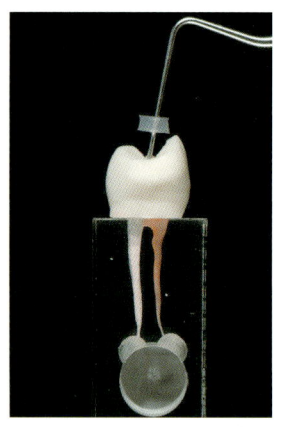

図7-30 GPコーンを根管に挿入後，アピキャリアをプラガーに持ち変えてコンデンスする．GPコーンの真ん中を強くコンデンスすると，GPコーンにキャリアが潜り込むので，根管壁周辺へ「トントン」とつぶしながら軽く押す要領で行う．

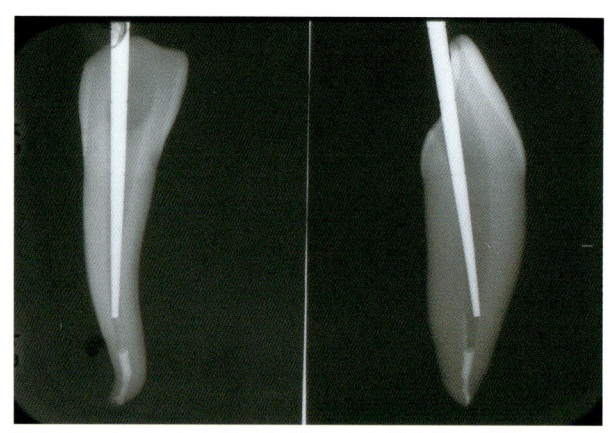

図7-31 ナチュラルガッタJHによる根尖部の封鎖をエックス線写真で確認する．

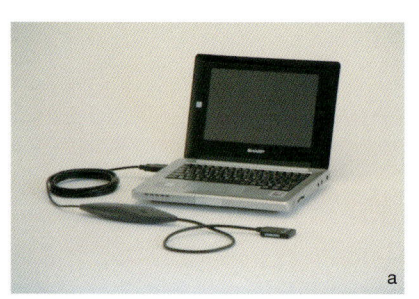

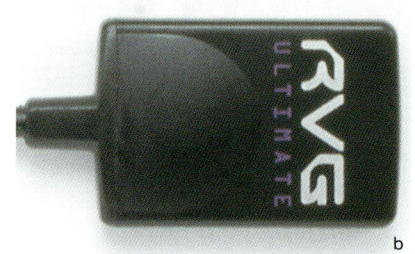

図7-32a，b デジタルエックス線写真撮影装置．コンピュレー（ヨシダ）．

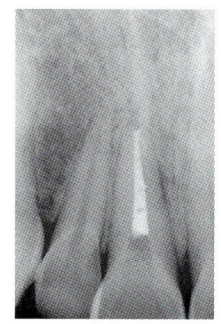

図7-33 しまへび状態の根管充填．GPコーン間に気泡が入っている証拠である．

が拡大されているケースでは，根尖孔部の緊密な充填を行うために，最初のGPコーンを充填した後に作業長から1mm短い長さに合わせたリーマーを根管に挿入し，根尖孔方向に圧接してGPコーンを根尖孔付近に圧接することもできる．

また，上顎犬歯で作業長が35mm以上ある場合には，プラガーで圧接できないことがあるので，その場合には，アピキャリア側でコンデンスする．GPコーンは根管の外湾側に沿って充填されるので内湾側側へはGPコーンが十分に圧接されておらず，死腔ができる傾向があるので，根管の内湾側に圧を加えるようにコンデンスすると良い．

2本目のGPコーンの充填に際しては，キャリアを根管に挿入して基準点から1回目に充填したGPコーンの上面までの距離を計測し，再度GPコーンをJHアピキャリア®に接続した後にGPコーンの先端から測定した距離にストッパーを合わせ，GPコーンを加熱後，最初に充填したGPコーンに接続するつもりでJHアピキャリア®を根管に挿入し，GPコーンがアピキャリアから離れたら，再度持ち変えてプラガー部でコンデンスする．

この時にもキャリアがGPコーンに潜る程度に強く圧接してはいけない．根管壁から中心に向けて「トントントン」というイメージで軽くたたいて平坦になるように圧接する．3回目以降は，同様の操作で良い．1つ太めのガッタパーチャを選択すると充填できる体積が増すので，ナチュラルガッタJHを接続する回数が減る．一方，ガッタパーチャ間の空隙による根管充填の「しまへび模様」（図7-33）が観察された場合には，GPコーン間に気泡が入っているので，最初に入れたGPコーンよりも細めのGPコーンを選択するのもひとつの方法である．ただし，JHアピキャリア®はGPコーンと同じか太めのものを使用しないと，充填時にJHアピキャリア®が潜ってしまい，JHアピキャリア®を引き抜く時に，充填したGPコーンが一緒に上がってくるこ

症例1　急性根尖性歯周炎の症例

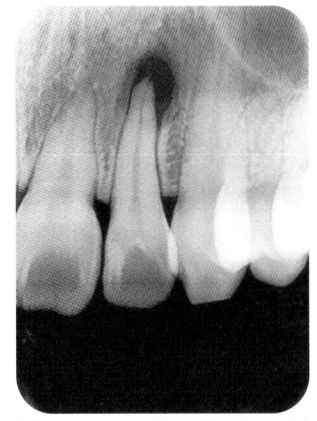

図7-34a　17歳女性．|2の拍動性の疼痛を訴え来院．急性根尖性歯周炎と診断した．

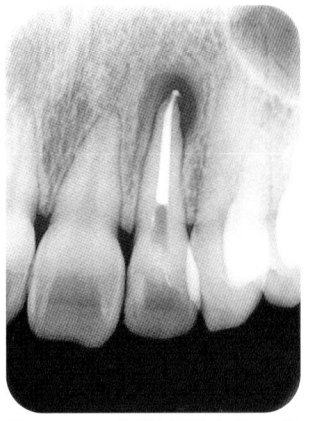

図7-34b　根管充填直後．根尖部付近の湾曲を維持し，根管の形成に沿って拡大形成を行った．

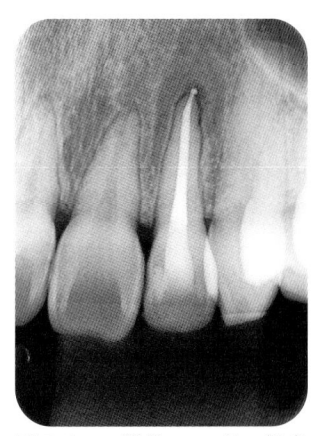

図7-34c　術後11ヵ月．根尖部のエックス線透過像は縮小している．

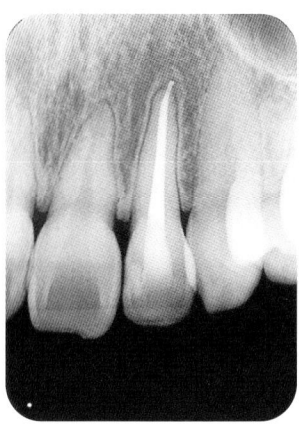

図7-34d　術後19ヵ月．根尖部の透過像はほぼ消失した．

症例2　頬舌的な湾曲症例

図7-35a　図7-35b

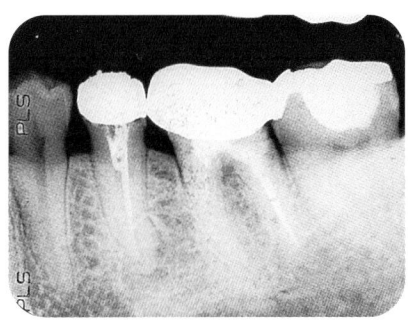

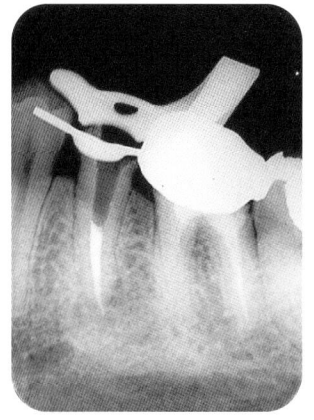

図7-35a　45歳女性．「5の慢性根尖性歯周炎にて来院．不適切な根管充填が認められた．

図7-35b　根管充填直後．頬舌側を意識して根管拡大形成および根管充填を行った．

図7-35c　図7-35d

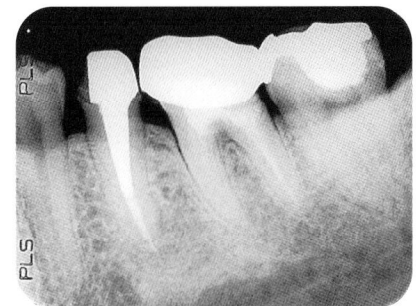

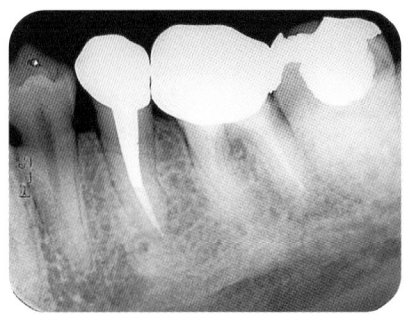

図7-35c　術後4ヵ月．根尖部の根管充填材を5mm残し，支台築造を行った．

図7-35d　術後11ヵ月．経過良好．

とがあるので注意する．

通常は，2回はアピカルカラー部と同じ太さのGPコーンを充填し，その後は太いGPコーンを選択する．そうするとガッタを入れる操作回数が減る．

Ⅶ．実際の臨床例

本章では，JHエンドシステムによる根管充填法について述べてきたが，以下に，小原俊彦氏（症例1〜3・図7-34a〜36d），金沢紘史氏（症例4，5・図7-37a〜38d），岸本英之氏（症例6〜10・図7-39a〜43d），鬼頭康之氏（症例11，12図7-44a〜45f），平井順（症例13・図7-46a〜j）による同システムを用いた実際の臨床例を供覧する．

第7章

症例3　根尖孔付近にレッジを認めた症例

図7-36a ｜ 図7-36b

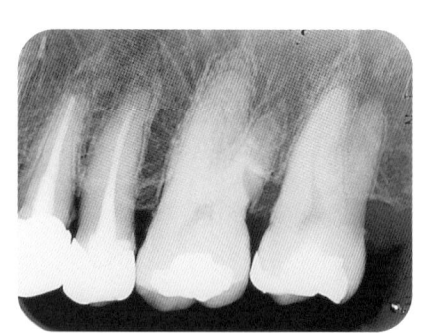

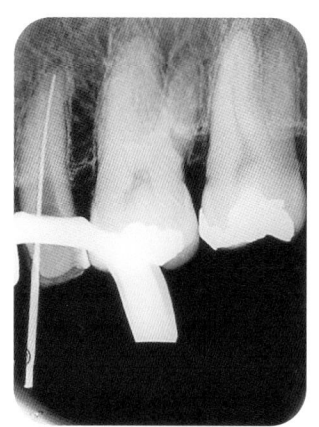

図7-36a　43歳女性．└5の咬合痛を訴え来院．不適切な根管充填が認められた．
図7-36b　テストファイル．ファイルの先端にプレカーブを与え，根尖孔まで穿通した．

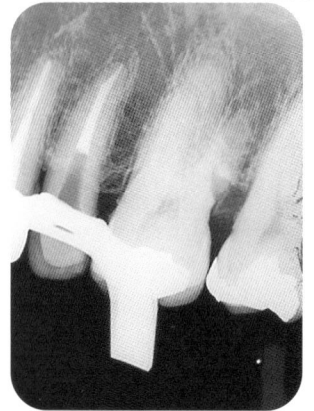

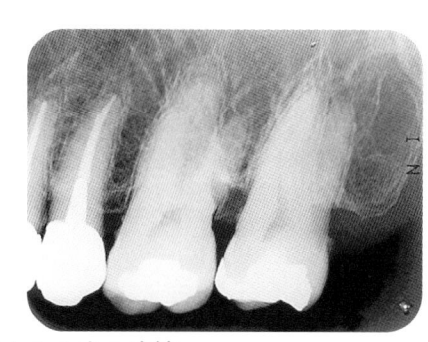

図7-36c ｜ 図7-36d

図7-36c　根管充填直後．レッジ部を修正した根管拡大形成を行い，根尖孔までナチュラルガッタJHで根管充填を行った．
図7-36d　術後2年．臨床症状はなく経過良好である．

症例4　急性根尖性歯周炎と水酸化カルシウム療法

図7-37a ｜ 図7-37b

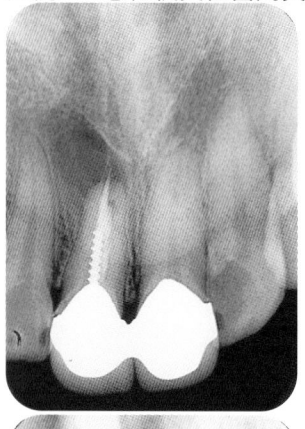

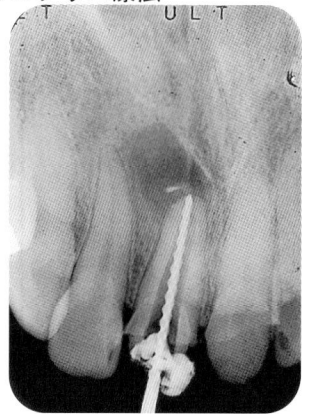

図7-37a　33歳女性．7年前に治療した1」に1週間ほど前から拍動痛を覚える．エックス線写真所見で歯冠大相当のエックス線透過像を認めた．急性根尖性歯周炎と診断した．
図7-37b　根管充填材を除去し，根管を拡大したところ排膿を認めた．その後のテストファイルによる根尖孔の確認．

図7-37c ｜ 図7-37d

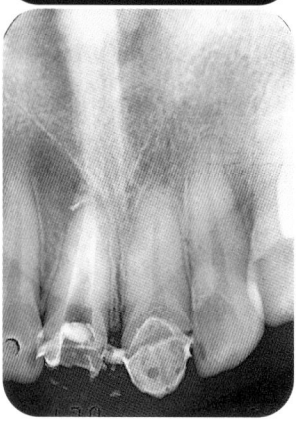

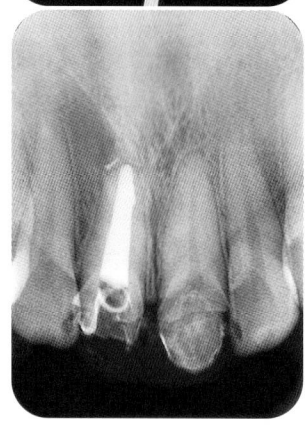

図7-37c　水酸化カルシウム療法を10ヵ月間行った．
図7-37d　根尖部エックス線透過像の縮小傾向がみられたので，ナチュラルガッタJHを用いて根管充填を行った．

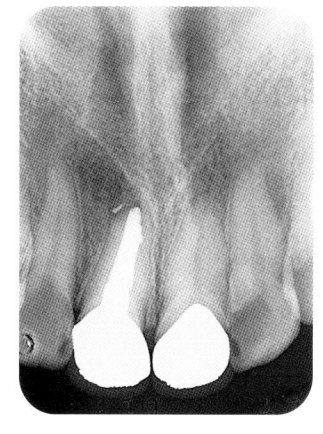

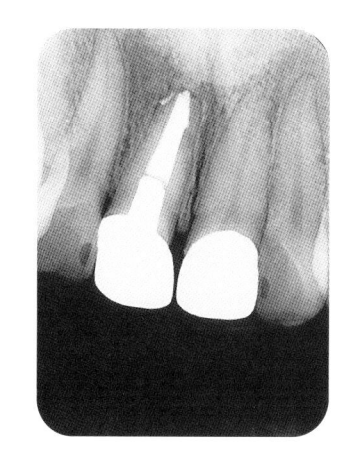

図 7-37e　術後 6 ヵ月．
図 7-37f　術後 1 年 11 ヵ月．

症例 5　歯髄腔が大きく根尖部が湾曲している症例

図 7-38a　16 歳女性．5|の激しい自発痛を主訴に来院．急性化膿性歯髄炎と診断し浸潤麻酔下で抜髄を行った．
図 7-38b　テストファイル．

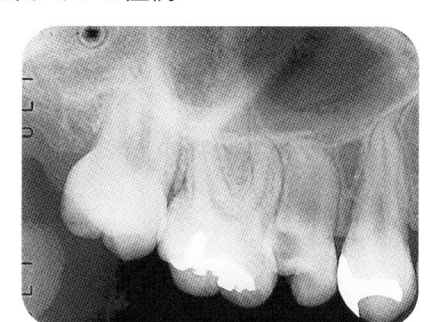

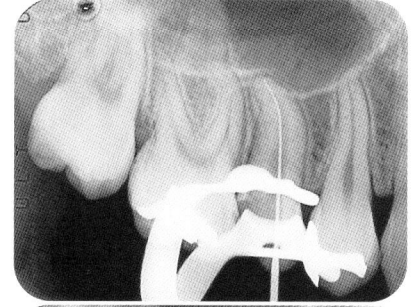

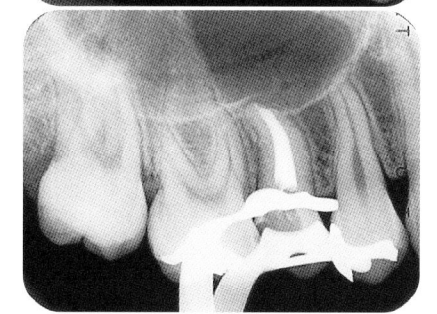

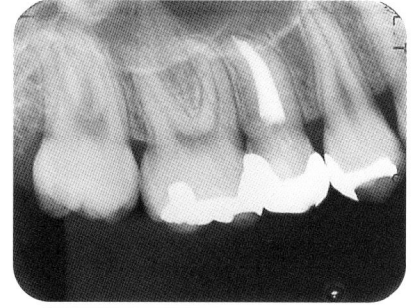

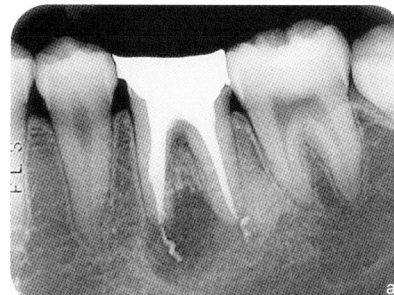

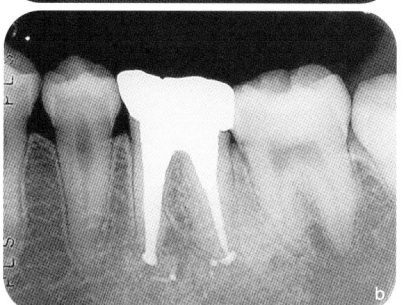

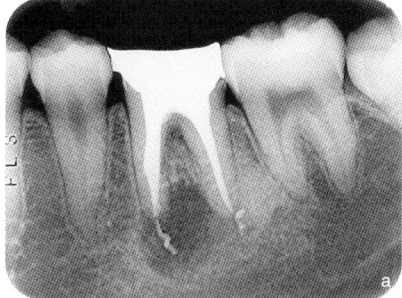

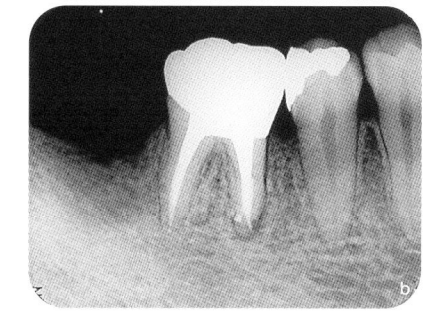

図 7-38c　術後．
図 7-38d　術後 1 年 3 ヵ月．

症例 6　根尖孔の破壊された症例

図 7-39a　24 歳女性．|6 の自発痛および咬合痛を主訴として来院．エックス線写真上では|6 近心根に大きな透過像を認める．3 根管とも根管充填材を除去したところ近心根の根尖孔は大きく破壊されており，1 年間水酸化カルシウム療法を応用した後根管充填した．
図 7-39b　術後 4 年のエックス線写真．根尖部の透過像は消失している．

症例 7　外傷性咬合がかかわる症例

図 7-40a　29 歳男性．右下歯肉の腫脹を主訴として来院．|7 は歯根破折のため抜歯．|6 の近心根に歯冠側に拡大した大きなエックス線透過像を認める．
図 7-40b　術後 6 年のエックス線写真．根尖部の透過像はほぼ消失しており，臨床症状も安定している．

第7章

症例8　根管由来の歯肉—歯周複合疾患

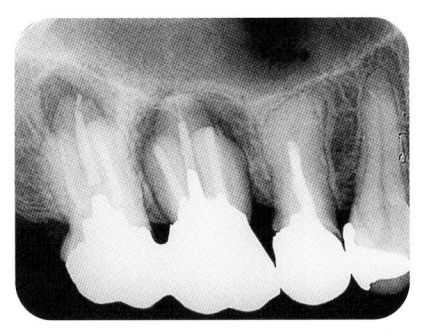

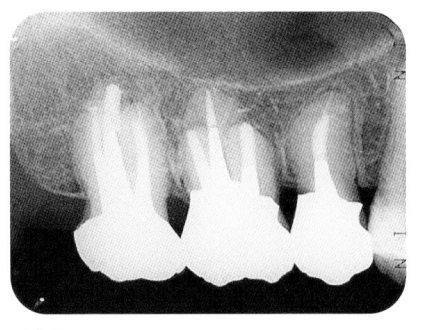

| 図7-41a | 図7-41b |

図7-41a　48歳女性．咬合痛を主訴に来院．初診時のエックス線像では7̄6̄の根尖部に透過像を認める．6̄|の口蓋側には根尖付近まで到達する歯周ポケットが存在した．

図7-41b　術後7年のエックス線写真．7̄6̄ともに根尖部に存在したエックス線透過像は消失している．6̄|の口蓋側のプロービングデプスは2 mmである．

症例9　根尖孔と根尖部の不一致した症例

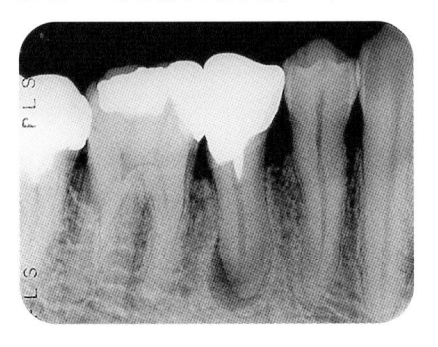

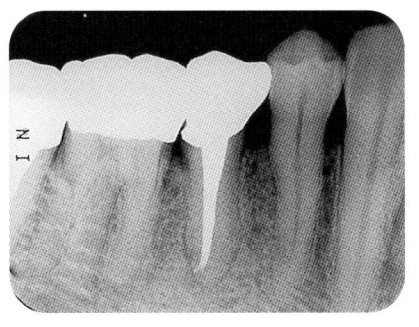

| 図7-42a | 図7-42b |

図7-42a　60歳男性．右下歯肉の腫脹を主訴として来院．エックス線写真上で|5̄根尖部に透過像を認める．補綴物除去後|5̄を拡大形成し，根管充填を行った．

図7-42b　術後6年のエックス線写真像．根尖部に存在したエックス線透過像は消失しており，臨床症状もなく安定している．

症例10　根尖部の湾曲症例

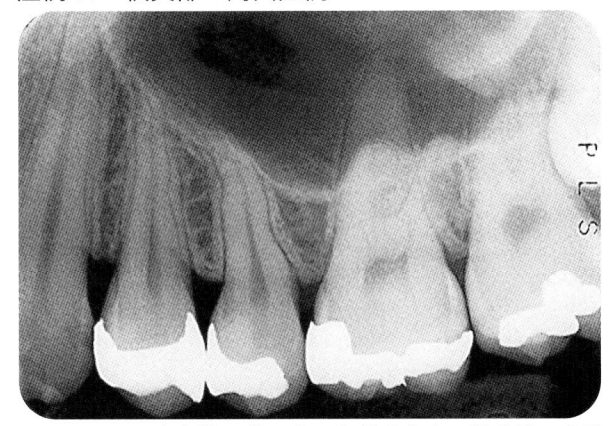

図7-43a　25歳女性．数日前より続く左上の拍動性の自発痛を主訴として来院．|5̄の急性化膿性歯髄炎により抜髄した．

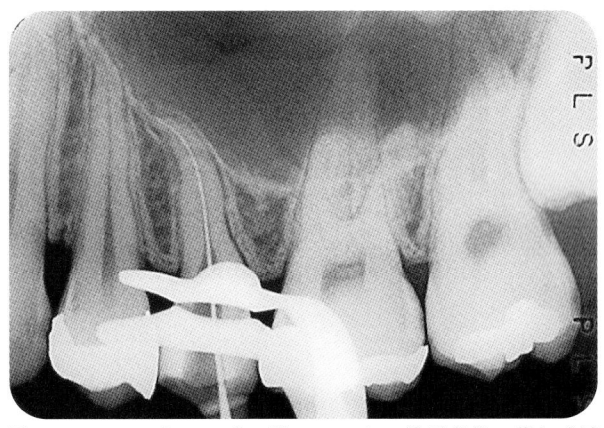

図7-43b　テストファイル時のエックス線写真像．著しく湾曲した根管であり，しかも根尖は上顎洞に接近している．

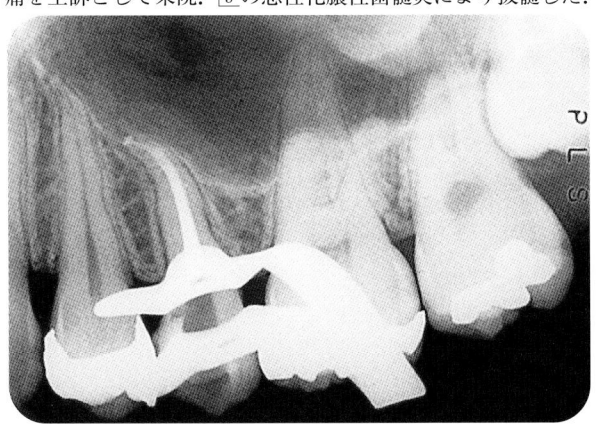

図7-43c　根管口，湾曲点，根尖孔の位置を移動させないように拡大形成し，根管充填を行った．

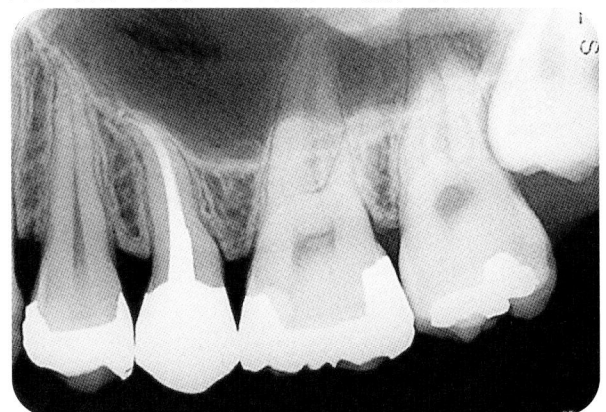

図7-43d　術後3年半のエックス線写真像．JHエンドシステムの術式を忠実に実践することで，根管本来の形態を保持した三次元的な拡大形成が可能である．

JHエンドシステムによる根管充塡法

症例 11　S 字状カーブ根管症例

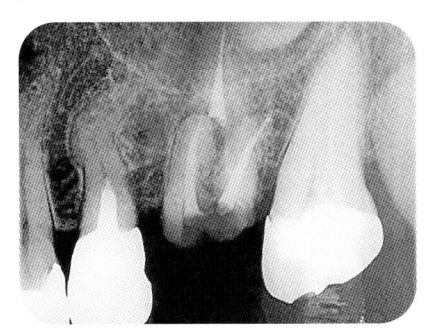

図 7-44a　|5 の咬合痛にて来院．

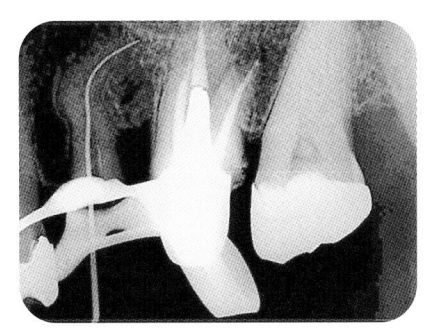

図 7-44b　テストファイル．

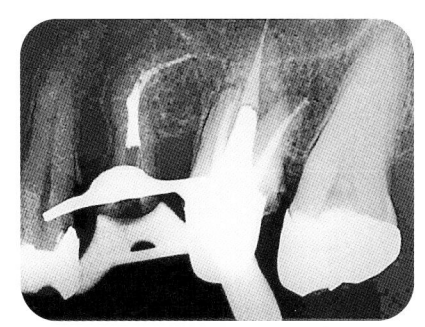

図 7-44c　ナチュラルキャナルプレパレーション後，ナチュラルガッタ JH を用いて根管充塡．

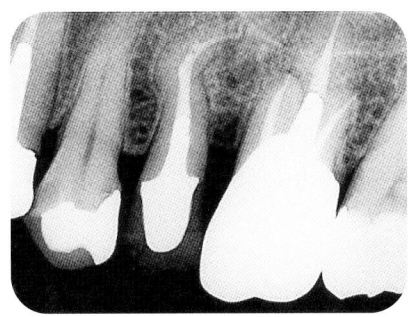

図 7-44d　術後 1 年 1 ヵ月．臨床症状はまったくない．

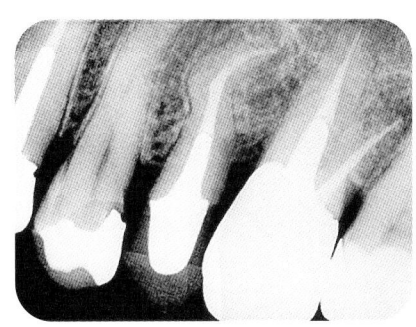

図 7-44e　術後 1 年 6 ヵ月後．臨床症状はまったくなく，経過良好．

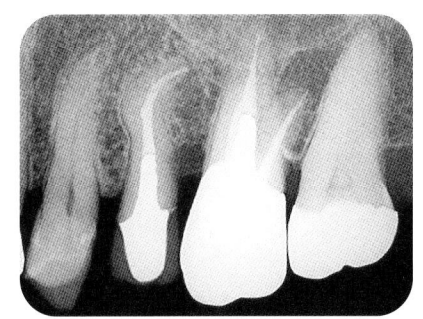

図 7-44f　術後 5 年 7 ヵ月．臨床症状はまったくなく，経過良好．

症例 12　下顎前歯 2 根管の症例

| 図 7-45a | 図 7-45b |

図 7-45a　術前のエックス線写真．|2 の違和感を主訴として来院．
図 7-45b　テストファイル 2 根管性で H ファイルを舌側に入れた．根尖孔は破壊されていたためファイルがオーバーしている．

| 図 7-45c | 図 7-45d |

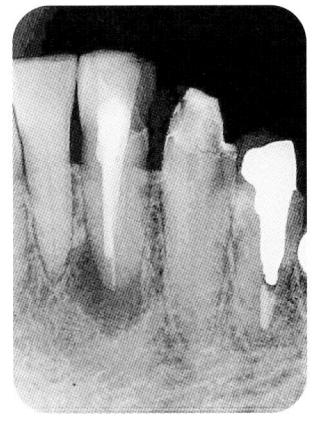

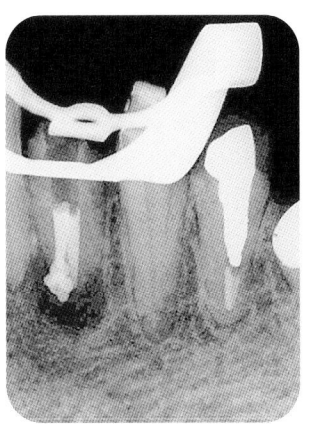

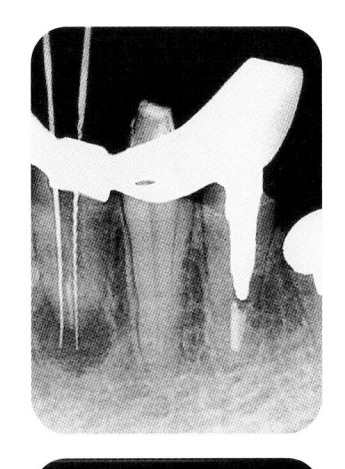

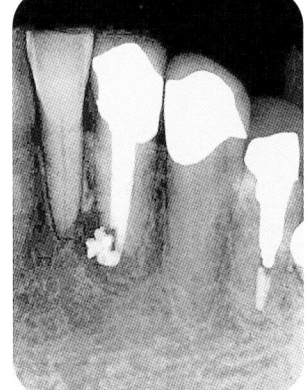

図 7-45c　水酸化カルシウム療法を行って経過観察後，ナチュラルガッタ JH を用いて根管充塡を行った．
図 7-45d　術後 7 ヵ月．エックス線透過像は縮小傾向にある．症状はまったくない．

129

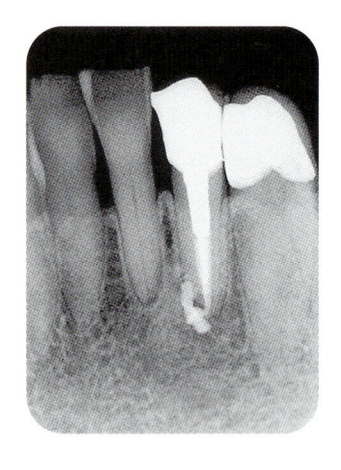

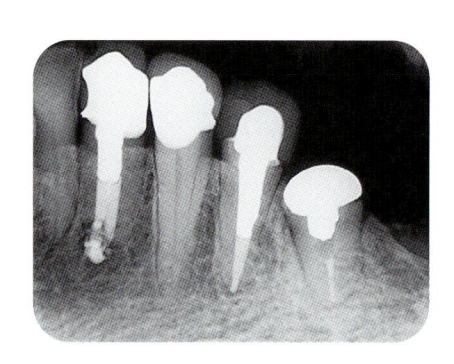

第 7 章

図 7-45e　術後 3 年 4 ヵ月．エックス線透過像はさらに縮小している．症状はまったくない．
図 7-45f　術後 4 年 3 ヵ月．溢出したナチュラルガッタ JH も吸収されつつある．

症例 13　根尖孔の外部吸収が著しい症例

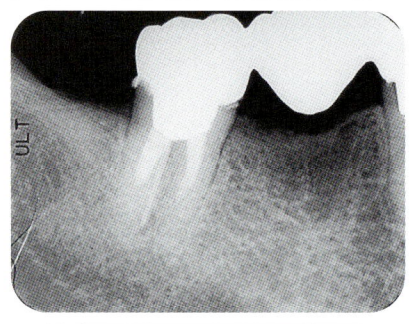

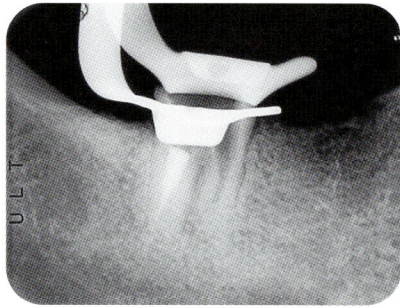

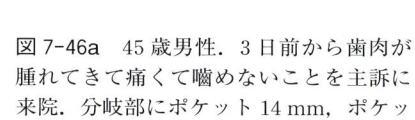

図 7-46a　45 歳男性．3 日前から歯肉が腫れてきて痛くて嚙めないことを主訴に来院．分岐部にポケット 14 mm，ポケット内にガッタパーチャポイントを挿入したところ遠心根根尖部に達した．
図 7-46b　根管形成後，ナチュラルガッタ JH にて，遠心根を根管充填した．

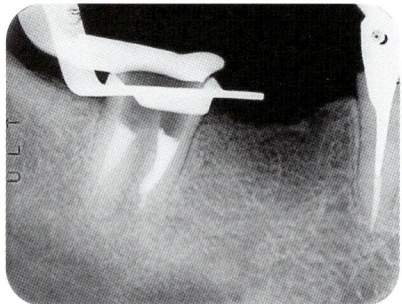

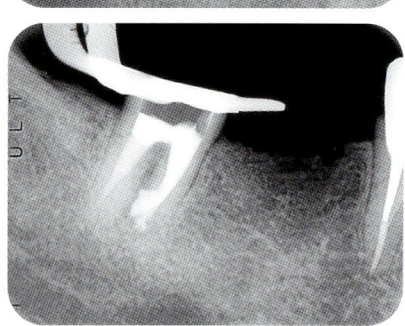

図 7-46c　根管形成後，ナチュラルガッタ JH にて，近心舌側根管の根管充填および近心頰側根管を根管充填した．
図 7-46d　近心頰側根管の根尖孔は吸収され，♯200 くらいの大きさである．そのため一度根管充填を行い，再度アピキャリアを加温し，加圧充填にて近心頰側根尖孔の吸収部に三次元的根管充填を行った．

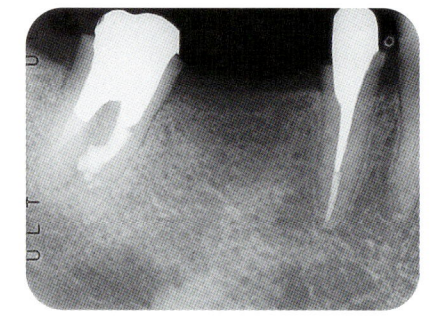

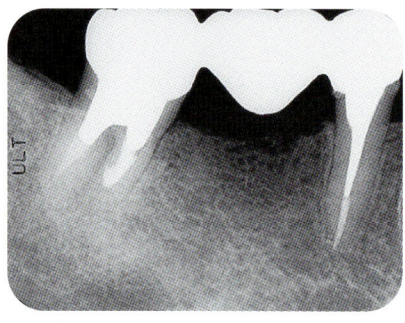

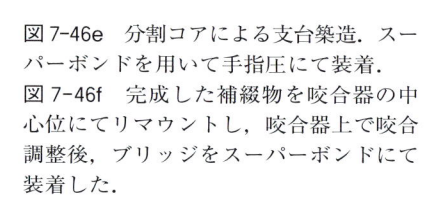

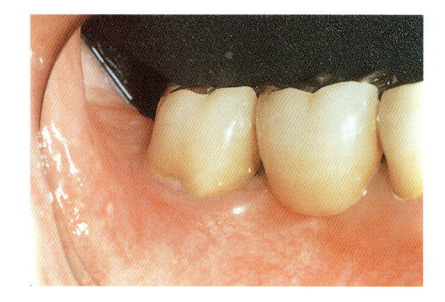

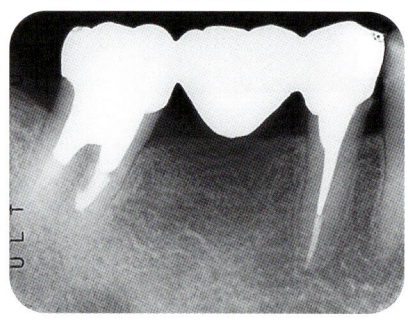

図 7-46e　分割コアによる支台築造．スーパーボンドを用いて手指圧にて装着．
図 7-46f　完成した補綴物を咬合器の中心位にてリマウントし，咬合器上で咬合調整後，ブリッジをスーパーボンドにて装着した．

図 7-46g　ブリッジ装着直後の頰側面観．分岐部の歯肉も落ち着いている．
図 7-46h　7|の術後 5 年．分岐部病変は消失し，歯牙も落ち着いている．

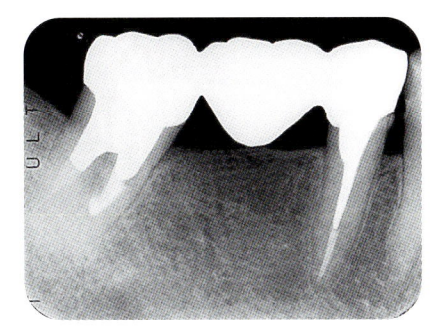

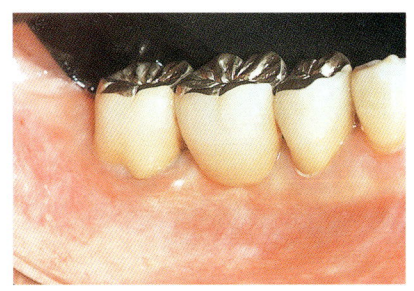

図7-46i　術後8年．分岐部病変の再発もなく，歯肉も落ち着いている．
図7-46j　術後8年の頰側面観．

まとめ

　根管形成は感染源の除去を，根管充填は再感染の防止を目的としており，根管治療の永続性を考えた場合，両方とも重要な術式である．治療する患歯の根管形態によっては垂直加圧充填法が有利なので，根管の特徴を把握して垂直と側方加圧充填法を使い分けできることが望ましい．

　根管治療失敗の約6割は根管充填の不備による再感染が原因と考えられている．しかし，根管充填の成否が根管形成に大きく依存しているということからすれば，適切な根管形成が行えていて根管内の感染源が除去できていることが最優先である．つまり，三次元的に緊密な根管充填は，三次元的に適切な根管形成ができていない限りできないことを再認識する必要がある．

参考文献

1. Wildey WL, Senia ES. Another look at root canal obturation. Dent Today. 2002 ; 21 : 68-73.
2. Szajkis S, Tagger M. Periapical healing in spite of incomplete root canal debridement and filling. J Endod. 1983 ; 9 : 203-209.
3. Klevant FJ, Eggink CO. The effect of canal preparation on periapical disease. Int Endod J. 1983 ; 16 : 68-75.
4. Jiang Y, Schilder H. An optimal host response to a bacterium may require the interaction of leukocytes and resident host cells. J Endod. 2002 ; 28 : 279-282.
5. Takahashi K, MacDonald DG, Kinane DF. Analysis of immunoglobulin- synthesizing cells in human dental periapical lesions by in situ hybridization and immunohistochemistry. J. Oral Pathol. Med. 1996 ; 25 : 331-335.
6. Jiang Y, Russell TR, Schilder H, Graves DT. Endodontic pathogens stimulate monocyte chemoattractant protein-1 and interleukin-8 in mononuclear cells. J Endod. 1998 ; 24 : 86-90.
7. 月星光博，福西一浩，仲田憲司．カラーアトラス　治癒の歯内療法．東京，クインテッセンス出版，2000 ; 224.
8. 都築民幸．その他の根管充塡法．歯科医療．1996 ; 10(2) : 59-70.
9. Ingle JI. A new paradigm for filling and sealing root canals. Compend Contin Educ Dent. 1995 ; 16(3) : 306, 308, 310 passim ; quiz 322.
10. Dummer PM, Lyle L, Rawle J, Kennedy JK. A laboratory study of root fillings in teeth obturated by lateral condensation of gutta-percha or Thermafil obturators. Int Endod J. 1994 ; 27 : 32-38.
11. Abarca AM, Bustos A, Navia M. A comparison of apical sealing and extrusion between Thermafil and lateral condensation techniques. J Endod. 2001 ; 27 : 670-672.
12. LaCombe JS, Campbell AD, Hicks ML, Pelleu GB Jr. A comparison of the apical seal produced by two thermoplasticized injectable gutta-percha techniques. J Endod. 1988 ; 14 : 445-450.
13. DuLac KA, Nielsen CJ, Tomazic TJ, Ferrillo PJ Jr, Hatton JF. Comparison of the obturation of lateral canals by six techniques. J Endod. 1999 ; 25 : 376-380.
14. Reader CM, Himel VT, Germain LP, Hoen MM. Effect of three obturation techniques on the filling of lateral canals and the main canal. J Endod. 1993 ; 19 : 404-408.
15. Budd CS, Weller RN, Kulild JC. A comparison of thermoplasticized injectable gutta-percha obturation techniques. J Endod. 1991 ; 17 : 260-264.
16. Olson AK, Hartwell GR, Weller RN. Evaluation of the controlled placement of injected thermoplasticized gutta-percha. J Endod. 1989 ; 15 : 306-309.
17. Clinton K, Van Himel T. Comparison of a warm gutta-percha obturation technique and lateral condensation J Endod. 2001 ; 27(11) : 692-695.
18. 小嶋　寿．根管充塞法は垂直加圧法．日本歯内療誌．1995 ; 16 : 223-228.
19. 小林千尋．楽しくわかるクリニカルエンドドントロジー．東京，医歯薬出版，2003 ; 146.
20. Kuttler Y. A precision and biologic root canal filling technic. JADA. 1958 ; 56 : 38-50.
21. Hall EM. The mechanics of root-canal treatment. JADA. 1930 ; 17 : 88-112.
22. Schilder H. Vertical compaction of warm gutta-percha. In Gerstein, H (ed) : Techniques in Clinical Endodontics. Philadelphia, WB Saunders Co, 1983 ; pp 76-98.
23. Metzger Z, Abramovitz R, Abramovitz L, Tagger M. Correlation between remaining length of root canal fillings after immediate post space preparation and coronal leakage. J Endod. 2000 ; 26 : 724-728.
24. Mattison GD, Delivanis PD, Thacker RW Jr, Hassell KJ. Effect of post preparation on the apical seal. J Prosthet Dent. 1984 ; 51(6) : 785-789.
25. Llena-Puy MC, Forner-Navarro L, Barbero-Navarro I. Vertical root fracture in endodontically treated teeth : a review of 25 cases. Oral Surg Oral Med Oral Pathol Oral Radiol Endod. 2001 ; 92 : 553-555.
26. 鬼頭康之．ここがへんだよラテラル根充．日歯内療誌．2001 ; 22 : 68-72.
27. 勝海一郎，都築民幸，後藤　浩，中村秀己，石川　泰，中村恭政．ラテラルコンデンセーション法による根管の充塞性に関する研究．日歯保誌．1994 ; 37 : 285-296.
28. Sakkal S, Weine FS, Lemian L. Lateral condensation : inside view. Compendium. 1991 ; 12 : 796, 798, 800 passim.
29. Allison DA, Weber CR, Walton RE. The influence of the method of canal preparation on the quality of apical and coronal obturation. J Endod. 1979 ; 5 : 298-304.
30. Rice RT, Weine FS. The position of finger spreaders during lateral condensation. Compend Contin Educ Dent. 1986 ; 7 : 452-455.
31. 荒木孝二．三次元的封鎖が期待できる側方加圧充塡法．日歯内療誌．2001 ; 22 : 33-38.
32. 林　正規．根管充塡適正化へのアプローチ．日歯内療誌．1998 ; 19 : 74-78.
33. Hatton JF, Ferrillo PJ Jr, Wagner G, Stewart GP. The effect of condensation pressure on the apical seal. J Endod. 1988 ; 14 : 305-308.
34. Holcomb JQ, Pitts DL, Nicholls JI. Further investigation of spreader loads required to cause vertical root fracture during lateral condensation. J Endod. 1987 ; 13 : 277-284.
35. 林　正規．テーパー改良型K-fileとfinger spreaderの応用．日歯内療誌．1995 ; 16 : 247-253.
36. Stenman E, Spangberg LS. Root canal instruments are poorly standardized. J Endod. 1993 ; 19 : 327-334.
37. Willershausen B, Marroquin BB, Schafer D, Schulze R. Cytotoxicity of root canal filling materials to three different human cell lines. J Endod. 2000 ; 26 : 703-707.
38. Araki K, Suda H, Spangberg LS. Indirect longitudinal cytotoxicity of root canal sealers on L 929 cells and human periodontal ligament fibroblasts. J Endod. 1994 ; 20 : 67-70.
39. Schilder H. Filling root canals in three dimensions. Dent Clin North Am. 1967 ; 723-44.
40. 大津晴弘．オピアン・キャリア法．東京，クインテッセンス出版，1989.
41. 大津晴弘．私の立体的根管充塡法．日歯医師会誌．1976 ; 29 : 567-573.
42. 大谷　満．大谷エンドドンティクス．東京，第一歯科出版，1996.
43. 中村　洋．一回法の限界．日歯内療誌．2000 ; 21 : 194-196.
44. Inamoto K, Kojima K, Nagamatsu K, Hamaguchi A, Nakata K, Nakamura H. A survey of the incidence of single-visit endodontics. J Endod. 2002 ; 28 : 371-374.

45. Sjogren U, Figdor D, Persson S, Sundqvist G. Influence of infection at the time of root filling on the outcome of endodontic treatment of teeth with apical periodontitis. Int Endod J. 1997 ; 30 : 297-306.
46. Peters LB, Wesselink PR. Periapical healing of endodontically treated teeth in one and two visits obturated in the presence or absence of detectable microorganisms. Int Endod J. 2002 ; 35 : 660-667.
47. Holland R, Otoboni Filho JA, de Souza V, Nery MJ, Bernabe PF, Dezan E Jr. A comparison of one versus two appointment endodontic therapy in dogs' teeth with apical periodontitis. J Endod. 2003 ; 29 : 121-124.
48. 須賀康夫．即日（1回）根充法の実際．日歯内療誌．2000 ; 21 : 197-198.
49. Pekruhn RB. The incidence of failure following single-visit endodontic therapy. J Endod. 1986 ; 12 : 68-72.
50. Fox K, Gutteridge DL. An in vitro study of coronal microleakage in root-canal-treated teeth restored by the post and core technique. Int Endod J. 1997 ; 30(6) : 361-368.
51. 平井 順．長期歯牙保存への第一歩（6）/JHエンドシステム根管充填．日本歯科評論．1996 ; 643 : 153-162.
52. 平井 順．長期歯牙保存への第一歩（7）完/JHエンドシステム症例報告・まとめ．日本歯科評論．1996 ; 644 : 133-143.
53. 平井 順．わたくしのopian plugger method. 湾曲pluggerによる根管充填法．日本歯内療法協会雑誌．1983 ; 4 : 48-52.
54. Swain ED. Original communications. Guttapercha, Dent. 1890 ; Rev. 4 : 373-379, 1993 ; 19 : 327-34.
55. Friedman CM, Sandrik JL, Heuer MA, Rapp GW. Composition and mechanical properties of gutta-percha endodontic points. J Dent Res. 1975 ; 54 : 921-925.
56. 藤澤睦雄．原材料としてのガッタパーチャと最近の医療用具の動向．日歯内療誌．1998 ; 19 : 70-73.

第8章
外科的歯内療法

はじめに

歯内療法の基本原則は，齲蝕，歯周病に対するのと同様に「感染源の除去」である．そのため，根管内あるいは根管外の感染源を非外科的に除去できない場合や，偶発症として生じた穿孔部の封鎖のために外科的歯内療法が選択される．

これまでは，歯内―歯周複合疾患，穿孔，外傷による破折あるいは外部吸収，難治性根尖性歯周炎の罹患歯は抜歯の対象とされていたが，自分の歯をできるだけ残したいという患者側の要望に応えるべく術式と材料の改良および手術用実体顕微鏡の導入によって治療の予知性は高くなった．また最近では，根尖周囲組織の組織再生を考慮した外科的歯内療法が行われている．

本章では，外科的歯内療法の実践を紹介し，外科的歯内療法を成功させるための診断および術式について解説する．

Ⅰ．外科的歯内療法の目的

外科的歯内療法にはいくつかの目的がある．主な目的は外科的な感染源除去と根尖周囲の組織再生である[1〜4]．また，病変部の内圧を減少させることによって，急性症状を緩和したり，診断を兼ねた外科治療，つまり「アクセスフラップ」と同じ考えで患部を明視野下で観察し，根面溝，破折あるいは穿孔の有無，歯周疾患とのかかわりおよび骨欠損(fenestrationなど)の状態を精査する場合もある．さらに，病変部の生検を目的とすることもある[5]．根尖病変の大半は，歯根肉芽腫，根尖膿瘍および歯根嚢胞であるが，例外もあるので，できる限り病理組織診断を行うことが望まれる．

Ⅱ．適応症と非適応症

外科的歯内療法は患歯を保存するための最終的な治療になる場合が多い[6]．したがって，歯冠側から根尖方向へのアプローチができない場合や根管治療では治癒が期待できない場合に限って適応される[7〜9]．再根管治療を行えば，外科的歯内療法を行う必要のない場合がかなりあることから[10〜12]，安易に外科的歯内療法を選択するべきではない．その際，感染根管治療から外科的歯内療法へと移行する際の明確な指標が必要であるが，現状では，術者の技量と経験および患者の希望を勘案してケース・バイ・ケースで行われている．

一般的には，根管治療を繰り返しても炎症症状の消失が見られず治癒の機転を取らない難治性根尖性歯周炎のような症例に対して適応されている．このような患歯の根尖部を外科的に摘出して観察してみると，根尖孔が破壊されているか，外部吸収が生じていたり側枝が存在しており，非外科的治療では感

第8章

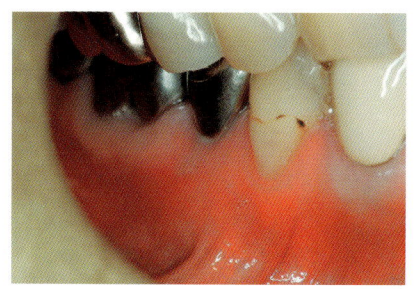

図8-1a ⑤咬合痛および歯肉の腫脹を主訴に来院．歯周ポケットは3mm以下．

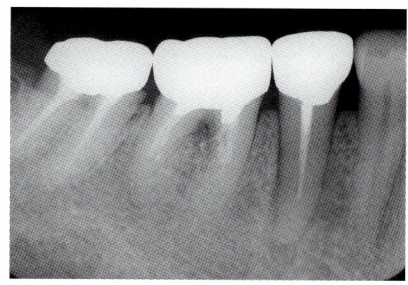

図8-1b エックス線写真．明らかな死腔は認めない．歯根全体および根尖部歯根膜腔の拡大を認める．

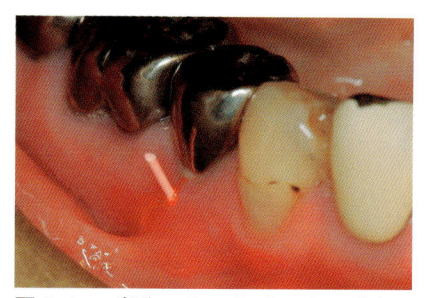

図8-1c 瘻孔へガッタパーチャポイントを挿入した．

d｜e

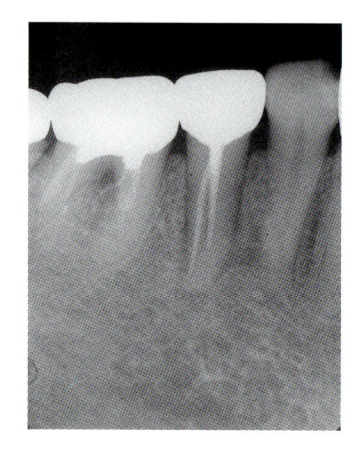

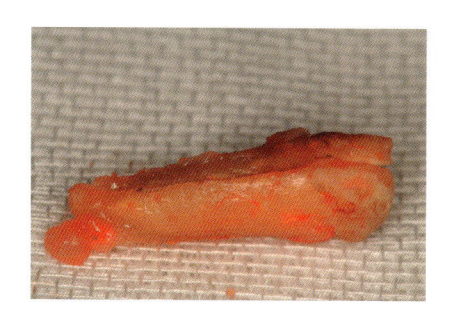

図8-1d エックス線写真．根尖付近の遠心側にガッタパーチャポイントが達している．根中央の歯根膜腔の拡大を認める．
図8-1e 根管治療を行う際に実体顕微鏡で観察し，破折ラインを認めたため抜歯した．

染源の除去が困難なことがわかる（生物学的要因）[13,14]．また，根管に太くて長いポストが入っているために除去して根管治療を行うのが困難な場合（技術的要因）にも適応される．

一方，患者の全身状態，例えば妊婦や易感染性宿主，出血性素因がある患者には観血的処置は適応されない．患者が外科的治療を希望しない場合も非適応である．垂直破折の場合には一般的には抜歯が選択される．垂直破折歯に関しては，残存歯の厚みと歯質，咬合様式，特にブラキシズムの関与，硬いものを好む食生活習慣，太いメタルコアの状況などが関与する[15,16]．たとえ一時的に症状が改善されたとしても，臼歯では再破折する確率が高く長期的な予後は不良である[17]．歯根が極端に短くなる場合や歯質が薄く脆い場合には，患歯に対して治療を行っても，破折のリスクが高く治療の永続性が期待できないので抜歯即時インプラント埋入が選択されるようになっている[18]．

Ⅲ．診査

患歯の診断を行う際には，歯周ポケットの有無，唇側あるいは頬側の歯槽骨の吸収状態や歯根の長さ，歯質の厚みなどをエックス線写真やCT画像から診査し，総合的に治療の難易度および予後のリスク度を評価する．患者の咬合様式および歯ぎしりの有無についても診査する．外傷性咬合は歯周病におけるリスク因子として働くのと同様に，根尖性歯周炎を増悪させる因子である．

上顎前歯部では，dehiscenceのような解剖学的問題がある患歯に根尖病変が生じ，外傷性咬合が加わると，病変は歯冠側に拡大しやすいので，外科処置前に，咬合調整を行っておくことが不可欠である．失活歯には，しばしば前装冠が装着されているが，側方および前方滑走時の干渉を取り除いていないことが多い．一方，臼歯に外傷性咬合が加わると歯牙破折を生じることがある（図8-1a〜e）．

外科的治療を決定する前に，患者にも治療の内容や予後について説明し，治療の同意を得ておく．患者の要望や全身状態に応じて，笑気麻酔あるいは静

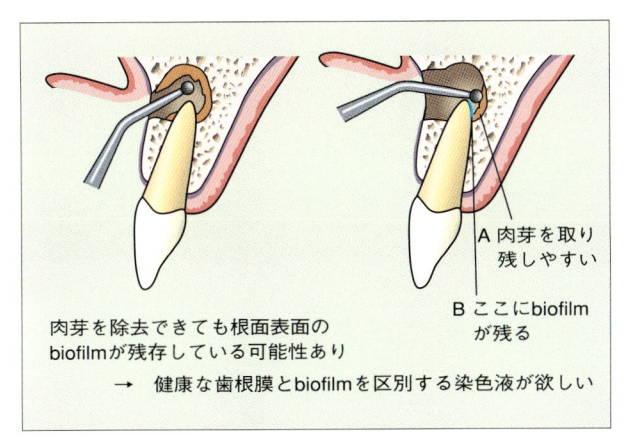

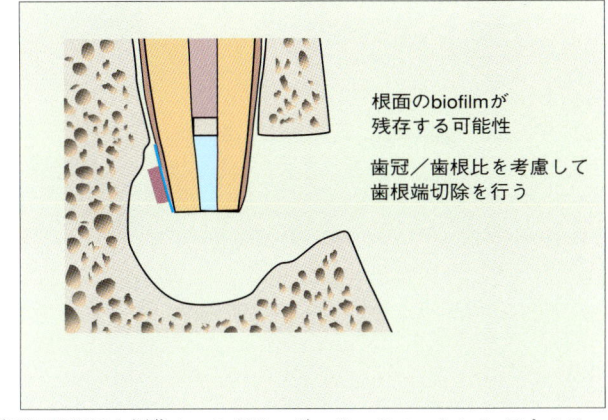

図8-2a, b　直視できない歯根口蓋側の肉芽の取り残しが生じる（須田英明ほか編集：エンドサージェリーのエッセンス-アトラス・外科的歯内療法. クインテッセンス出版, 東京, 2003. より引用・改変）.

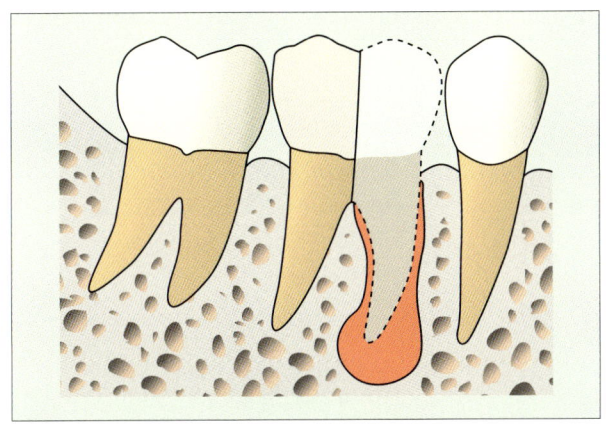

図8-3a, b　a：ヘミセクションとb：アンプテーション.

脈内鎮静法を行い，血圧や脈拍をモニターしながら行うこともある．

Ⅳ．外科的歯内療法の分類

外科的歯内療法には，根尖掻爬術，歯根端切除術，ヘミセクション，アンプテーション，組織再生を考慮した外科的歯内療法および意図的再植がある．根尖掻爬術のみでは根管内，歯根のセメント質や側枝内の細菌および直視しにくい歯根の口蓋側の肉芽除去が確実にできない可能性が高いので（図8-2a, b），再発する危険性が高い．

外科処置に踏み切った場合，感染源と肉芽を徹底的に除去しなければならないし，根尖病変内の歯根にはバイオフィルムが形成されていること，さらに根尖孔が破壊されていたり側枝が存在することが多いことを勘案すれば，根尖部2～3mmの切除や根面の器械的および化学的処理が必要である．したがって，フラップを開けた後に根尖掻爬術のみを行うことはほとんどない．瘻孔が消失しない症例では，フラップを開ける前に麻酔下で瘻孔から器具を挿入して，根尖病変を丁寧に掻爬すると感染源が除去されて治癒することがある．

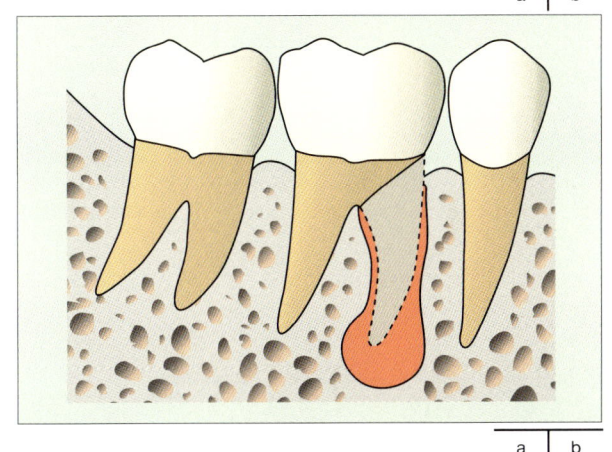

大臼歯の治療では患部へのアクセスが悪く，根尖へアプローチするための切開により神経や血管を傷つける危険がある．病変が分岐部に及ぶような症例では分岐部の複雑な歯根形態および術後の血液供給を勘案すると，感染源の確実な除去と治癒を期待できない場合には，病変のある歯根を抜根（ヘミセクション，アンプテーション）する場合がある（図8-3a, b）．

外傷歯の場合には，唇（頬）側の骨が吸収してdehiscence（裂開）に類似した状態になっていることが多く（図8-4j～l），歯肉退縮が認められることも少なくない．このような症例で外科療法を行う際には骨および軟組織の再生を目的とした外科的歯内療法を選択する．

第8章

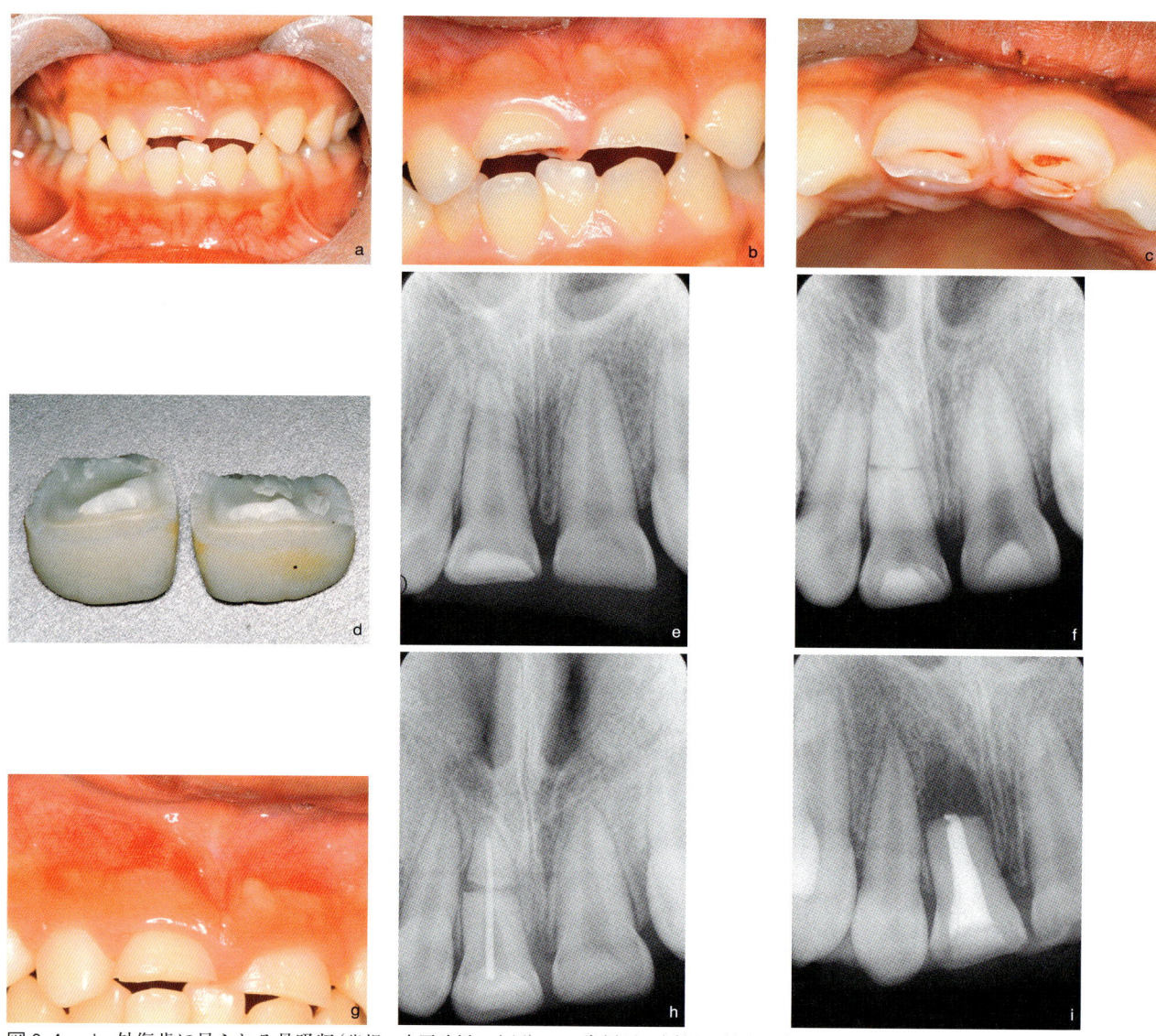

図8-4a〜i　外傷歯に見られる骨吸収（歯根の水平破折の症例）．15歳男子．唇側の骨も吸収している．a〜c：初診時臨床的所見．d：破折した歯冠．e：初診時のエックス線写真．f：1ヵ月後のエックス線写真．水平破折が明瞭である．g：外科治療直前（初診から4ヵ月後）の口腔内所見．h：外科治療直前のエックス線写真．i：外科治療直後のエックス線写真．

　技術的には，前歯への器具のアクセスは容易であり，臼歯部では器具操作自体が困難な場合が多い．縫合を考えると第一大臼歯の近心根あたりが限界であろう．第二大臼歯は歯槽骨の厚みがあり，根尖へのアクセスが難しい．また，歯根が癒合しているため抜歯が比較的容易で，歯根膜の損傷は少ないと考えられるので，意図的再植を併用した外科的歯内療法で対処することができる（図8-5a〜f）．もっとも，周囲骨が欠損している場合には，再植後の治癒が不良なことがある．

　意図的再植を行う場合には，術後の歯根吸収を起こさないように，歯根膜の挫滅を最小限に止めるように抜歯する．もっとも3, 6, 4に多く見られる唇側の歯槽骨壁が吸収したfenestration（開窓）や裂開（図8-6）が存在すると，骨の裏打ちがないため物理的な防御が弱い．この場合，歯根と軟組織の接触する部分の治癒の予知性が疑問であるし，根尖病変により唇側の骨が吸収している場合には，骨膜が損傷しているため外科的歯内療法を行った際，根尖病変部へ上皮および結合組織が入り込んで十分な骨の再生を期待できないのでGTR法を応用した外科的歯内療法を選択する（図8-4, 22〜24）．

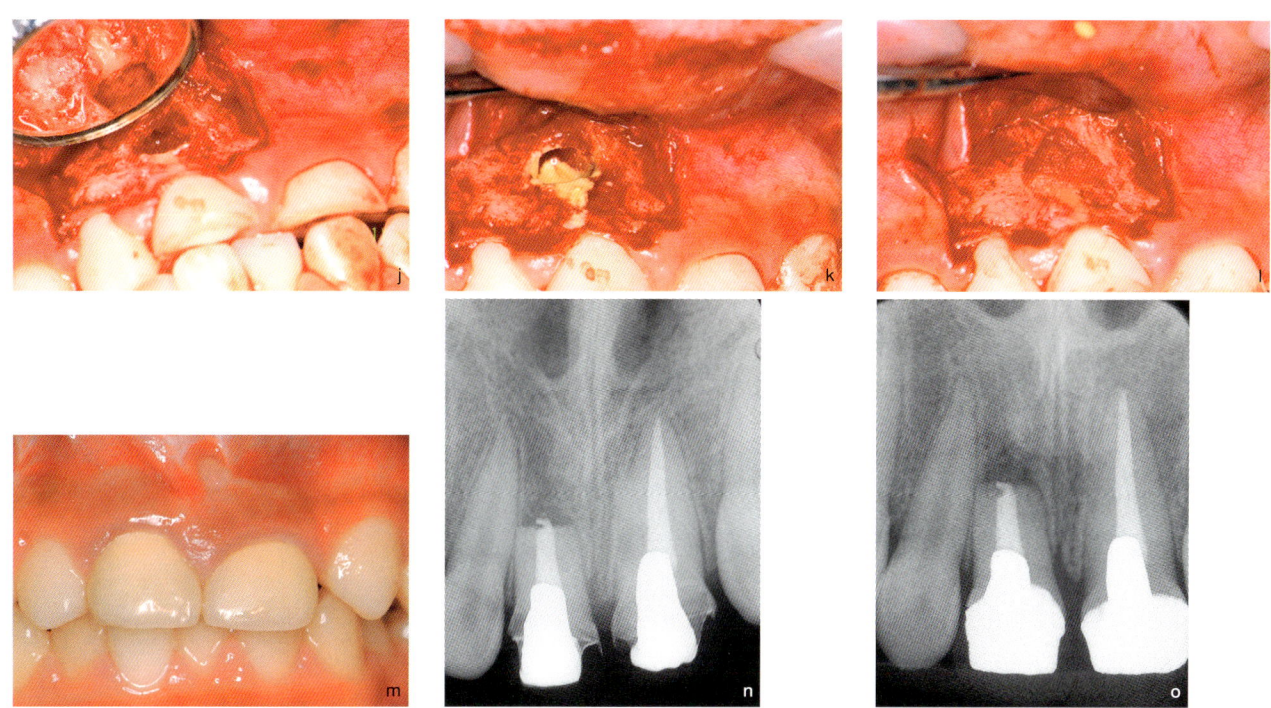

図8-4j～o　組織再生を考慮した外科的歯内療法を行った．j：歯根の根尖部を除去して根管充塡を行う．k：テトラサイクリンによる根面処理．l：スポンゼルの添入．m：歯冠修復後の口腔内所見．n：術後6ヵ月．o：術後1年．

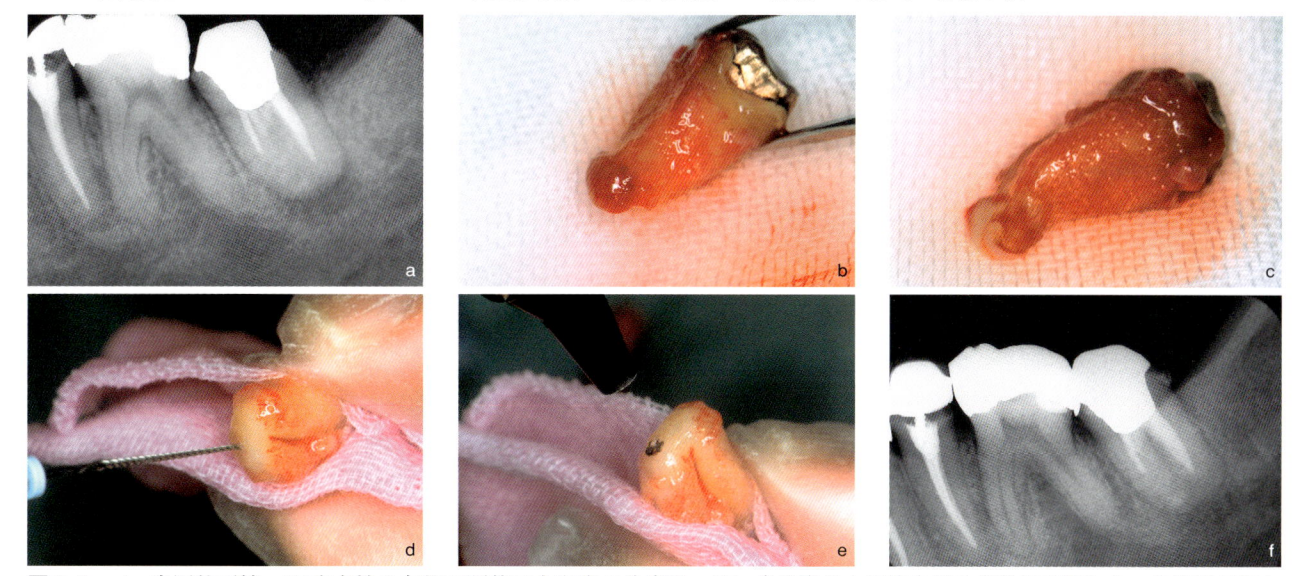

図8-5a～f　意図的再植．35歳女性の左側下顎第二大臼歯の治療例．強い自発痛および咬合痛を主訴に来院した．患歯は何度か根管治療を受けた既往があり，根尖まで器具が到達していないと思われた．メタルコアを除去する際のリスクと抜歯の容易さから意図的再植を行った．a：初診時のエックス線所見．b：意図的再植を行うため，まず患歯を抜歯した．根尖部に囊胞様の軟組織が付着．c：囊胞様の根尖病変には好中球の浸潤が見られた．d：近心根を根管治療し，e：根尖孔付近に炭酸ガスレーザーを照射し，グラスアイオノマーセメントで逆根管充塡を行った．f：術後2年，臨床症状は消失し，エックス線写真から根尖部の歯根膜腔の正常化を認める．

V．組織再生を考慮した外科的歯内療法

　組織再生には，細胞，シグナルおよび担体（足場）が必要である．根尖周囲の組織再生を行おうとすれば，それぞれ骨髄由来の未分化な間葉系細胞，血液中の細胞増殖因子および歯根の根面処理を考慮した術式が必要になる．したがって，根尖周囲の骨欠損部に骨髄由来の未分化な間葉系細胞を集合させるために皮質骨穿孔，塩酸テトラサイクリンなどの酸による根面処理，さらにスポンゼルを欠損部に添入して細胞の足場を形成している．

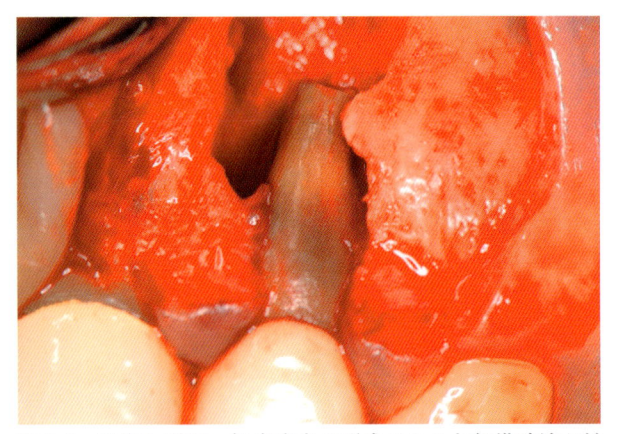

図8-6 開窓と裂開．根尖病変が形成されると組織破壊が拡大しやすい．とりわけ上顎側切歯では根尖病変が拡大する傾向が高いことを経験する．

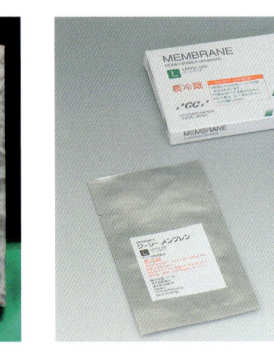

表8-1 保存的治療における組織再生療法の変遷

1980年	人工骨の利用（ハイドロキシアパタイト）
1990年	組織再生誘導法（GTR）
2000年	硫酸カルシウム，エムドゲイン，多血小板血漿（PRP），吸収性人工骨（β-TCP）
2010年	細胞成長・分化因子の応用，未分化間葉系幹細胞の活用，遺伝子治療？

図8-7a, b 遮蔽膜．a：バイオメンド．b：ジーシーメンブレン．

　細胞増殖因子については血液中に含まれているが，多血小板血漿やエムドゲインを利用することも可能である．さらに，欠損部に上皮および結合組織が侵入することを防ぎ，間葉系細胞が遊走，増殖および分化できる「環境」を構築するために，遮蔽膜が臨床応用されている．

　歯周治療の分野では遮蔽膜を使用した組織再生誘導法（guided-tissue regeneration；GTR）および骨再生誘導法（guided-bone regeneration；GBR）が研究されその有効性が示されている．GTRおよびGBRの臨床的成功に基づいて外科的歯内療法においても遮蔽膜が使用されるようになった[19〜25]．さらに，根尖周囲の組織再生の促進を目的として，エムドゲインや多血小板血漿[26]，骨再生の促進を目的とした医療用の硫酸カルシウム[27〜29]が併用あるいは単独応用されている（表8-1）．

　その結果，これまでは通常の根管治療では良好な予後が得られない症例，例えば難治性歯周炎，穿孔および歯内—歯周複合疾患に対して組織再生を考慮した外科的歯内療法により感染源除去と組織再生を同時に行えるようになった[19,30〜33]．

　遮蔽膜を外科的歯内療法に応用することは，これまで感染源の除去を行うことを目的とした外科的歯内療法に根尖周囲の組織再生を行うという新しい概念を導入した点に意義がある．もっとも，外科的歯内療法にGTR法を応用することには否定的あるいは懐疑的な報告もあるが，これは根尖病変に隣接する歯肉の骨膜の状態が考慮されてないためであろう．

　遮蔽膜として以前は，非吸収性の延伸加工された四フッ化エチレン（expanded polytetrafluoroethylene；e-PTFE）膜が使用されていた．しかし，外科的歯内療法は歯周外科療法に比較して歯肉弁の縫合が容易で遮蔽膜が露出しにくいため，膜除去の手術を必要としない吸収性膜が選択されることが多い[34〜36]（図8-7a，b）．非吸収性膜を使用した場合，遮蔽膜の除去のために2回目の手術を行う必要があり，患者の負担が増すばかりでなく付着歯肉をより喪失するので吸収性膜を用いた1回法が望ましい．

外科的歯内療法

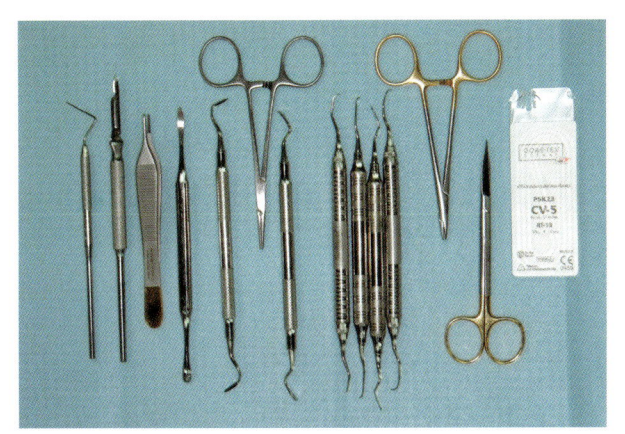

図 8-8 外科的歯内療法に用いる器材．診査用器具，切開に用いる器材，フラップ（歯肉弁）の剥離に用いる器具，肉芽組織の除去に用いる器具，スケーリング，ルートプレーニングに用いる器具，骨外科に用いる器材，縫合に用いる器材および歯周包帯（ペリオドンタル・パック）に用いる器材．

表 8-2　外科的歯内療法の術式ステップ

①口腔内消毒
②局所麻酔
③切開，フラップの剥離
④肉芽除去，歯根端切除
⑤逆根管充填
⑥根面処理（テトラサイクリン）
⑦皮質骨穿孔
⑧スポンゼル添入
⑨遮蔽膜設置
⑩縫合
⑪サージカルパック

遮蔽膜を利用した外科的歯内療法では，吸収性膜を第一選択にすると患者にとって2回の手術を受ける必要がないという利点がある．一方，患部の治癒を直視下で評価できないため，術後は臨床的およびエックス線診査に加え，浸麻下で浸麻針を用いた骨の触診を行い，なるべく長期に経過観察する必要がある．

実験動物を用いた研究からは，遮蔽膜の効果に対して統一見解はない[37,38]．しかし，ヒトに比較して，動物の場合，組織再生能力が旺盛なため，対照群との有意差が生じにくいという傾向があるので，そのままヒトには当てはめられない．さらに，骨膜が正常な状況下で行われた実験においては遮蔽膜の有効性は認められないであろう．一方，ヒトに対する臨床効果を評価する研究では，まだ被験者数が少なく今後の長期的観察も必要であり[39,40]，適切な臨床研究を積み重ねていく必要がある．

エムドゲイン，医療用の硫酸カルシウムおよび多血小板血漿の併用あるいは単独応用の効果についても，臨床研究が実行されている段階にあり，統一見解を得るには至っていない．エムドゲインは，歯根膜やセメント質の再生に有効なことから，外傷歯で歯根膜やセメント質を損傷した患歯の再生療法に有効と思われる．

外科的歯内療法の術式は非常に煩雑で細かい技術が要求されるので，術者間の治療成績に差が生じる

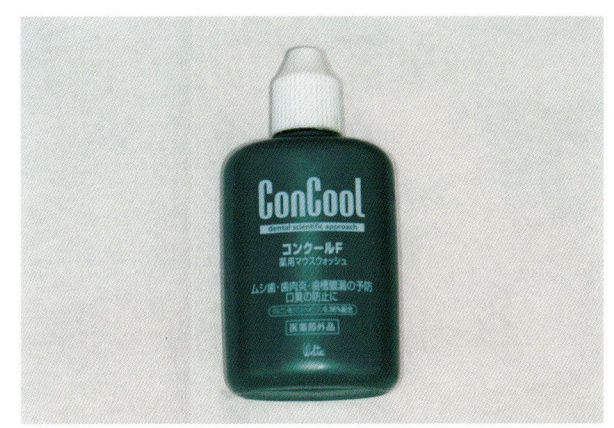

図 8-9 口腔内清掃．術前に術者が抗菌剤と歯ブラシで歯肉溝を術者磨きする．

可能性がある．使用する材料のみならず，術式の統一および術者の技能の研鑽なくしては良好な結果は得られないといえる．

Ⅵ．術式

外科的歯内療法は操作が煩雑になりやすいので[41]良好な予後を得るためには，それに適した器具を用い（図 8-8），以下に述べるような各ステップを確実に行う必要がある（表 8-2）．

1．消毒

あらかじめ，患者に適切なプラークコントロールを指導し，患者自身による口腔内管理を徹底させる．また歯周ポケットが存在する場合には，事前に歯周基本治療を行っておく．歯肉溝に切開線を設定する

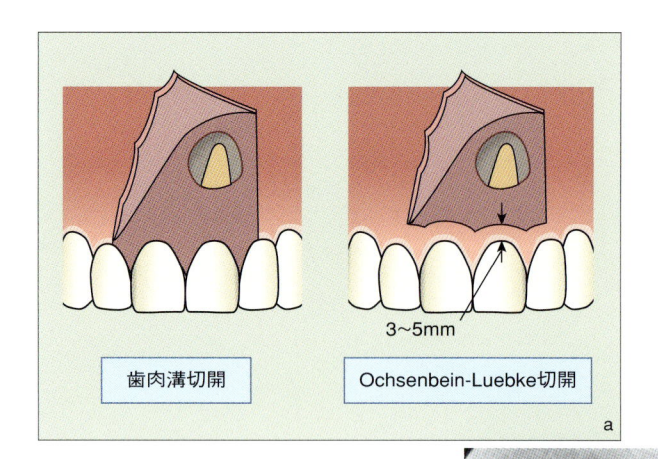

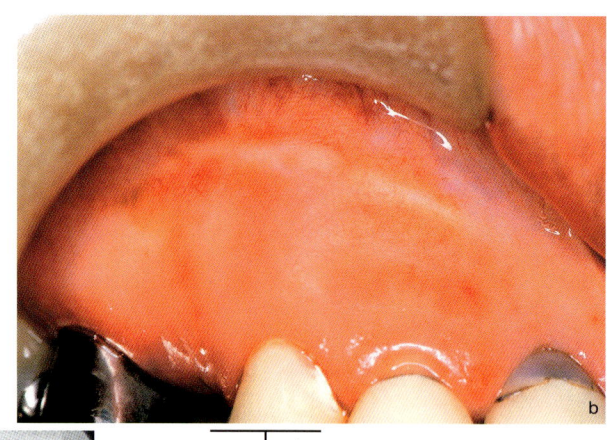

第8章

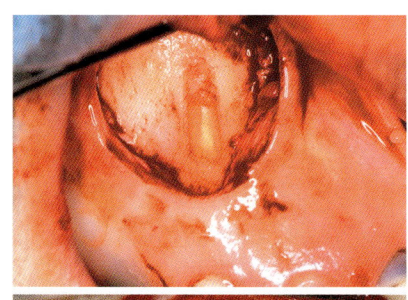

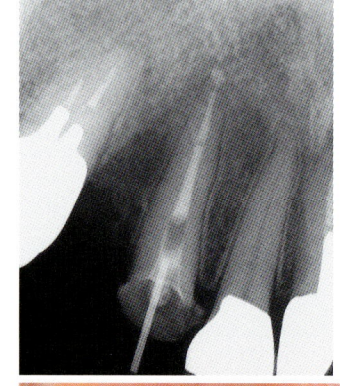

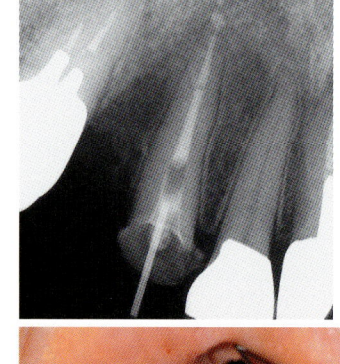

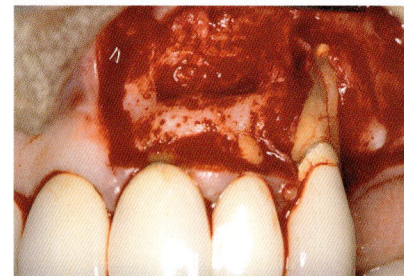

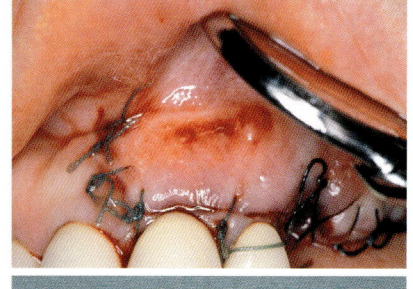

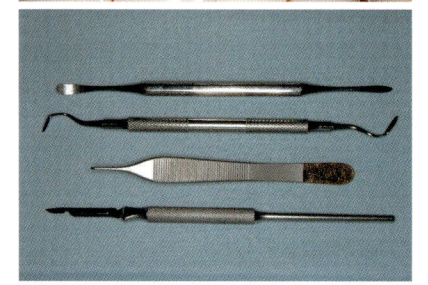

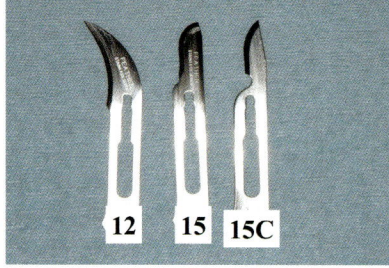

図8-10a〜h 切開方法．a：歯肉溝切開は根尖病変が大きい場合に行う．歯間乳頭と歯頸部が退縮する可能性が高い．Ochsenbein-Luebke切開では歯頸部は退縮しないが，術野の確保がやや難しい（須田英明ほか編集：エンドサージェリーのエッセンス-アトラス・外科的歯内療法．クインテッセンス出版，東京，2003．より引用・改変）．b〜d：パーチの切開，e，f：歯間乳頭を保存する切開法．切開に用いる器材はメスホルダー（スカルペルホルダー）．g，h：替え刃メス（ブレード）#15，#15C，#12Dおよびオルバンナイフを用いる．

ことが多いため，手術時には術者が抗菌剤（図8-9）と歯ブラシを使用したバス法と歯間部清掃法[42]により歯肉溝周辺のプラークを可及的に除去しておく．

いくら手術着を着用して徹底的な手指の消毒をしても，口腔内が不潔な状態では術中術後の患部への細菌感染の危険がある．口腔には，400以上の細菌が生息しており，口腔内細菌は容易に歯に付着するため，医科における心臓外科などの手術とは異なる消毒概念が必要である．

2．麻酔

通常は局所浸潤麻酔のみで行うが，患者の全身状態に応じて静脈内鎮静療法あるいは笑気麻酔を併用する．さらに，表面麻酔を併用して浸潤麻酔も可及的に無痛下で行う．

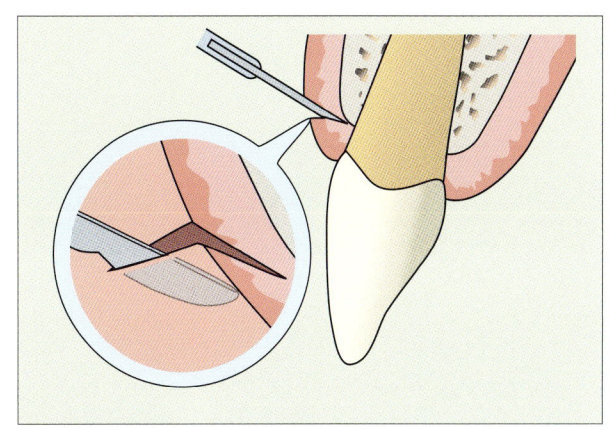

図 8-11　フラップ形成は骨面に斜めに切開し，縫合時の接触面積を広くし，血液供給が十分行えるように配慮する．

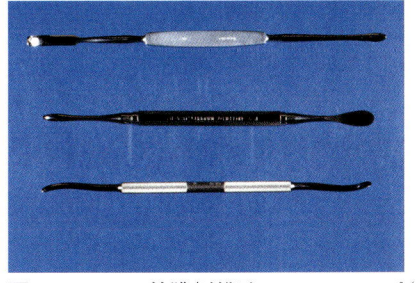

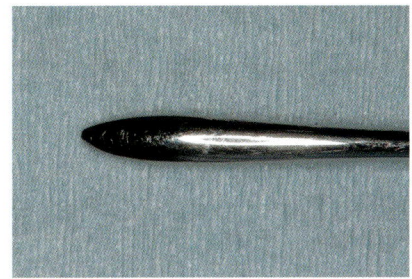

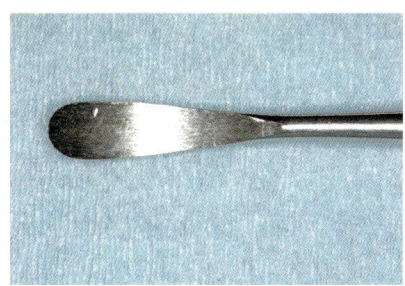

図 8-12a～c　粘膜剥離子．a：フラップ（歯肉弁）の剥離に用いる器具．b，c：粘膜剥離子の先端．弁を翻転するのに小型で幅の狭い剥離子（2～6 mm 幅）を使用する．ルートプレーニングや骨整形の際にも，良好な視野を得るため歯肉弁の翻転用にこれらの器具を使用しても良い．

| a | b | c |

3．切開方法（図 8-10a～h）

図 8-10a に示すように，歯肉溝切開，歯間乳頭を保存した切開法，Semilunar（パーチ）切開および Ochsenbein-Luebke 法がある．切開は骨の裏打ちがある部位に行うため，病変部の範囲，術野の確保，審美性への配慮さらには切歯孔やオトガイ孔を避けて切開を行う[43,44]．Semilunar（パーチ）切開および Ochsenbein-Luebke 法は歯肉溝に切開をしないので，術後に歯頸部の歯肉退縮がないという利点がある．

一方，パーチ切開では術野の確保がやや困難になるので，病変が歯冠側に拡大していない症例や上顎犬歯の fenestration 部の切除時に適している．Ochsenbein-Luebke 法では切開する範囲が大きくなる傾向がある．また，根尖病変が歯冠方向に拡大しているケースに遮蔽膜を使用する場合には，切開線上にメンブレンが設置されることになるとフラップの裂開する危険がある．

また歯肉溝切開を行うと歯冠乳頭が退縮してしまうので，根尖病変と歯周ポケットが交通していない場合には，歯間乳頭を避けて切開する．特に前歯では審美性に配慮しつつ術野の確保を目的とした場合，歯間乳頭を保存した切開法を選択する[45]（図 8-10e，f）．また，咬合調整を行っていないと，患歯に過度の咬合力が加わって歯肉退縮が生じやすい．特に上顎前歯で前装冠が装着されており，側方および前方滑走時に患歯に外傷性咬合が加わっているケースに多い．さらに，dehiscence のために唇側の歯根が露出している場合には，術後に歯肉退縮が生じやすいので，あらかじめ患者に説明し，解決策として，外科療法後に前装冠の再製を行うか，遊離上皮下結合組織移植を併用する．

切開は骨面に垂直ではなく斜めに行い，縫合時の結合組織の接触面積がなるべく広くなるように工夫する（図 8-11）．また，術後の血液供給を考慮して根尖方向にやや末広がりな台形のフラップ形成をする．フラップの剥離はヘッドの小さな粘膜剥離子（図 8-12a～c）を使用して行い，切開した歯肉弁を歯冠側から根尖側に翻転する．

軟組織の挫滅を最小限に止めて剥離し，骨膜が切

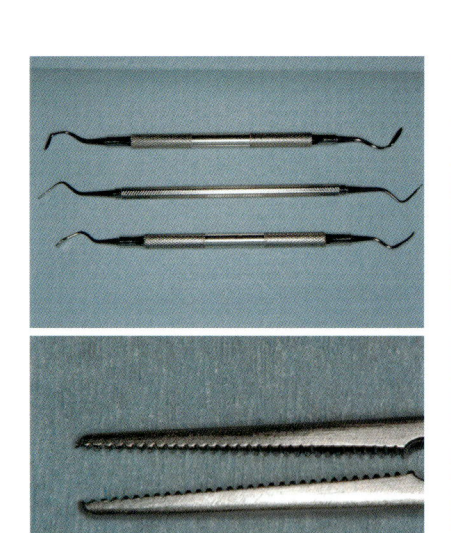

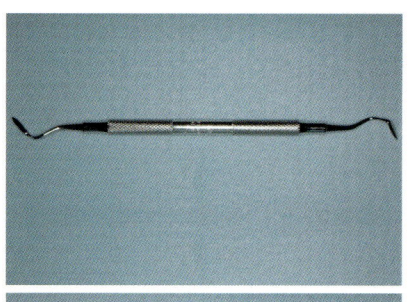

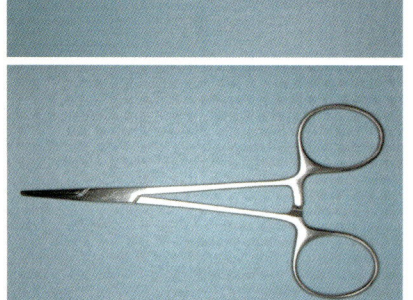

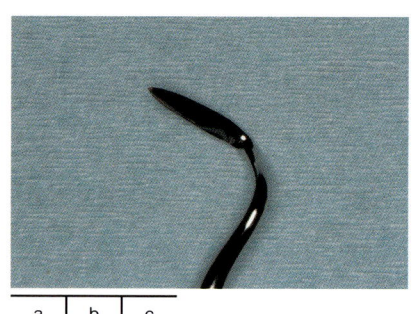

図8-13a〜e　肉芽の除去に使用する器具．a：外科用鋭匙（サージカルキュレット），b：オルバンナイフ，c：オルバンナイフの先端，d，e：止血鉗子（曲）．

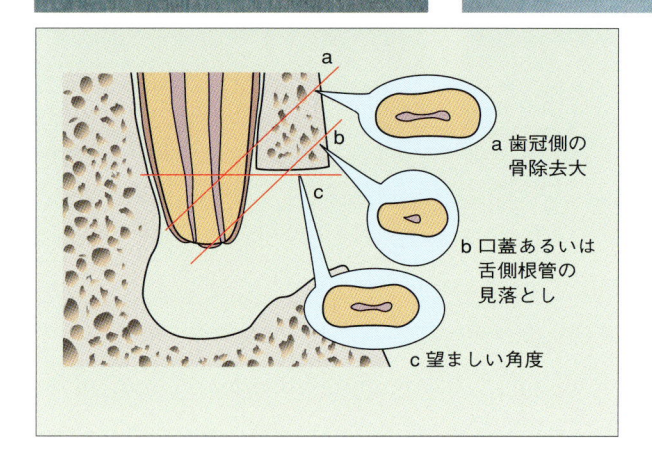

図8-14　歯根端切除．歯根の長軸に垂直に切除するのが望ましい（須田英明ほか編集：エンドサージェリーのエッセンス-アトラス・外科的歯内療法．クインテッセンス出版，東京，2003．より引用・改変）．

れていない場合には，フラップをピンセットで把持してテンションを与えながら再度メスで切開する．ただしフラップを乱暴に取り扱ってはならない．軟組織には血管や細胞が集積しており，ピンセットで強く把持したり，不適切な手技により組織を挫滅させると治癒が不良になる．

4．肉芽除去と歯根端切除

骨と肉芽の境界にオルバンナイフを挿入し，肉芽を骨から剥がすように操作して，肉芽がつかめるようになると，アドソンのピンセットで肉芽を把持し，肉芽を少し引っ張りテンションを与えながら，骨と肉芽の境界にオルバンナイフを入れていき，可及的に肉芽を一塊で取り出して病理検査に出すように心がける（図8-13a〜e）．

その後，スケーラーなどで残存する肉芽を除去する．この際，病変が歯冠部方向に拡大していると歯根と歯槽骨の隙間が狭く器具が到達しにくい場合がある．そうした部位は，歯根端切除した後に確実に肉芽の除去を行うと良い（図8-2a，b）．

歯根端切除を行う目安は側枝の存在する可能性が高い根尖から上方の3mmといわれている．切除は可及的に歯根に垂直に行う（図8-14）．側枝の出現頻度は2〜27％と報告されている[46]．しかし，病変が大きかったり，歯冠部方向に拡大した病変では，歯根の口蓋側あるいは舌側は直視できない部位であり，根面にバイオフィルムが残存する可能性があるし，肉芽の除去が確実でない場合には，病変が再発する危険がある．そのため，歯冠／歯根比を考えて可能であれば，健康な骨と水平になるまで歯根端切

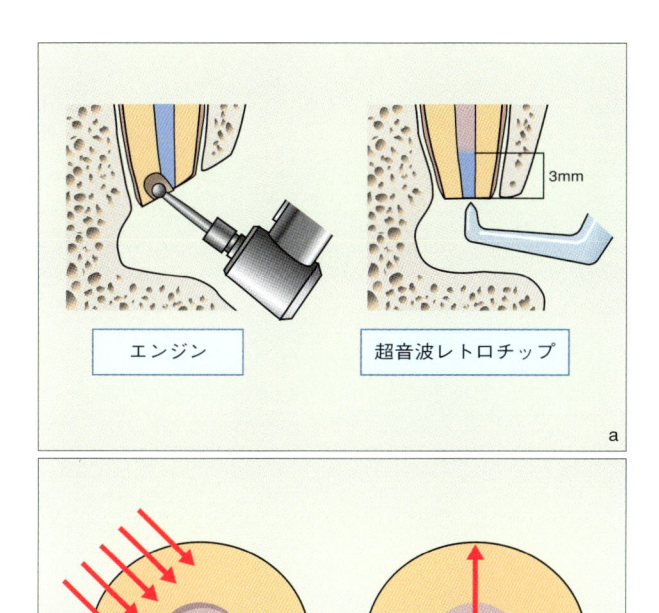

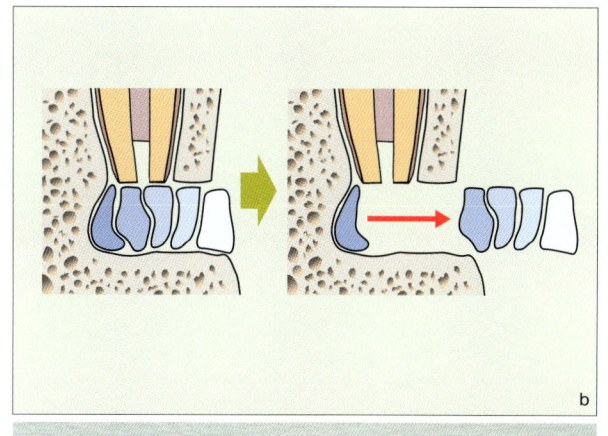

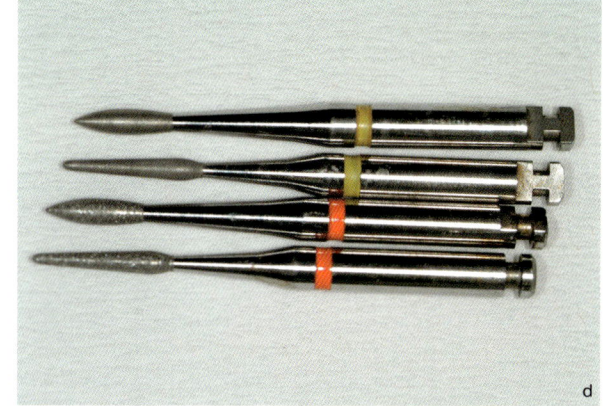

図8-15a～d　a：超音波レトロチップ．逆根管充塡材の研磨．b：エピネフリン綿球による止血．（図a, b：須田英明ほか編集：エンドサージェリーのエッセンス-アトラス・外科的歯内療法．クインテッセンス出版，東京，2003．より引用・改変）．c：根管充塡材の研磨方向（Bernardineli Nら：J Endodontics, 28, 2002, 36-39．より引用・改変）．d：根面のルートプレーニングに用いるペリオプレーニングバー[36]（日向和田精密製作所）．

除すると感染源の取り残しによる失敗がなく，成功率も上がる[47]．

根尖孔部歯質の切削にはカーバイドバー，フィッシャーバー，ダイヤモンドバーおよび研磨用バーを使用する．切除面の表面粗さはそれほど重要な因子ではない[48]．

5．逆根管充塡

感染源が根管内に存在する場合には歯根端切除を行った後に根管内の感染源を除去してその空間を封鎖する必要がある．最近では，超音波レトロチップ（図8-15a）が開発され，実体顕微鏡と併用することにより確実な根尖部の処置が可能となり，成功率も高い．逆根管充塡を行う前にはエピネフリンをしみ込ませた綿球を欠損部に入れ止血しておくと良い（図8-15b）．

逆根管充塡材に望まれる特性は，操作性が良く（硬化時間が短い），歯質との接着性が高く，辺縁封鎖性が良好で，および生体親和性が良いことである．逆根管充塡材としては，アマルガム，EBAセメント[49～51]，ハイドロキシアパタイト，水酸化カルシウム，Mineral trioxide aggregate[52]，スーパーボンド，コンポジットレジン[53～56]，グラスアイオノマーセメントが使用される．

逆根管充塡材と歯質との境界面のすり合わせには，綿球，バーニッシャー，キュレット，骨ファイル，メス刃，カーバイドバー，フィッシャーバー，ダイヤモンドバー，研磨用バーが使用されている．逆根管充塡材を中心から辺縁部へ研磨すると微少漏洩が生じにくい[57]（図8-15c）．もっとも，これまでに報告された逆根管充塡の予知性は通常の根管充塡より低いため外科療法の前に根管からアプローチできる場合には，あらかじめ根管口側から根管充塡を行っておくことが強く推奨されている[58,59]．

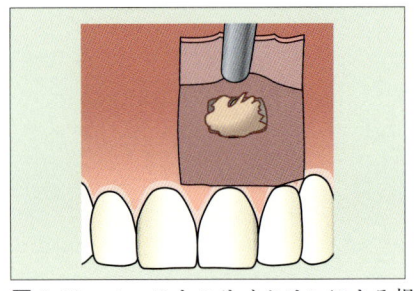

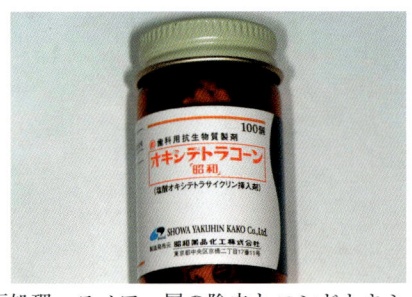

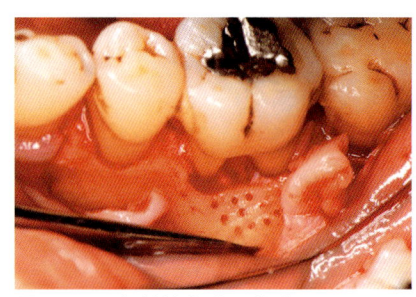

図 8-16a, b　テトラサイクリンによる根面処理．スメアー層の除去とエンドトキシンの無毒化を行い歯根膜細胞の遊走促進を目的とする．

図 8-17　皮質骨穿孔．注水下でエンジン用のラウンドバーを用いて行う．骨欠損部への未分化間葉系細胞の浸潤を促進する．骨からの出血がある場合は必要ない．

表 8-3　根尖周囲組織再生療法の重要因子

3要素	方法	材料
担体（足場）	スペースメーキング	移植材（自家骨，他家骨，人工骨材料，テルプラグ，スポンゼル），遮蔽膜，硫酸カルシウム
	根面処理	テトラサイクリン，クエン酸，EDTA
シグナル（生理活性物質）	細胞増殖因子	エムドゲイン，BMP，多血小板血漿，b-FGF
細胞	歯根膜，骨原性細胞	骨髄の未分化間葉系細胞

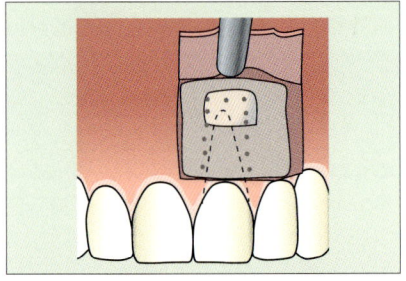

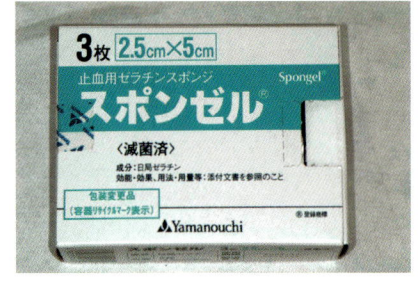

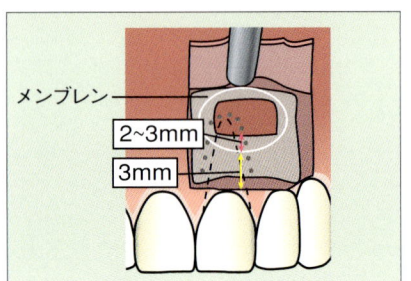

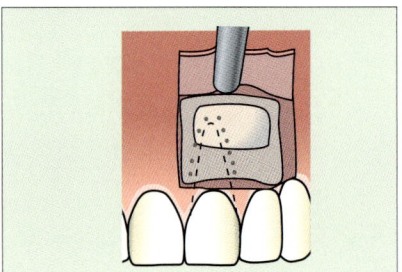

図 8-18a, b　スポンゼルの挿入．遮蔽膜のへこみ防止および浸潤した細胞の足場になる．もっとも，ゼラチンは2週間程度で吸収されるので，コラーゲンやその他の担体を使用することもある．

図 8-19a, b　遮蔽膜とフラップの関係．遮蔽膜は病変部境界より 2～3 mm 大きめにする．遮蔽膜の設置場所は，露出防止のため，歯肉辺縁から 3 mm 手前にする．

6. 根面処理

　根尖病変内の歯根表面にはバイオフィルムが形成されており，歯根膜やセメント質が破壊されているので，器械的および化学的な根面処理を行う．手用スケーラー，超音波スケーラーあるいはルートプレーニング用バー（図 8-15d）を用いて根面のクリーニングを行う．

　さらに，テトラサイクリンの根面処理によりスメアー層を除去し歯根膜細胞の遊走を促進させるとよい[60]（図 8-16a, b）．低侵襲的に手術を行う場合では，健康な歯根膜は可及的に残すことが望ましいので，肉眼で正常な歯根膜を識別するためにメチレンブルー染色が使用される[61]．壊死したセメント質部分のみを器械的に清掃すると良い．

7. 皮質骨穿孔

　ラウンドバーで海綿骨に達するように皮質骨穿孔を行う（図 8-17）．骨面から出血している場合は行

表8-4 GTR法に使用される遮蔽膜

非吸収性(e-PTFE)	吸収性	
●ゴアテックスGTRメンブレン(ゴアテックス) ●ゴアテックスTRメンブレン(ゴアテックス)	コラーゲンメンブレン ●バイオメンド(白鵬) ●コーケンティッシュガイド(高研)	ポリ乳酸・グリコール酸共重合体メンブレン ●Resolute(ゴアテックス) ●Vicryl(Eticon) ●ジーシーメンブレン(GC)

表8-5 組織再生を考慮した外科的歯内療法

病態	使用材料
難治性根尖性歯周炎 歯内‒歯周複合疾患 外傷 穿孔 外部吸収 内部吸収による穿孔型 解剖学的問題	遮蔽膜 エムドゲイン® PRP 硫酸カルシウム 自家移植(骨，結合組織) β-TCP，スポンゼル(山内)，テルプラグ(テルモ) MTA

わなくても良い．

組織再生には細胞，シグナルおよび担体(足場)が必要であり(表8-3)，根尖部周囲の組織再生には，骨欠損部へ骨髄内の未分化間葉系細胞を浸潤させる必要がある．

8．欠損部のスペースメイキング

組織再生を考慮する場合，スペースメイキングによる組織再生の足場づくりも大切である．骨欠損部に集合した骨髄由来の未分化間葉系細胞の足場を提供する意味もある．吸収性膜は非吸収性膜に比較して，歯肉弁を縫合する際にへこみやすく長期にスペースメイキングできない可能性が高い．

筆者らは，骨欠損部にスポンゼルを添入し吸収性膜のへこみを可及的に防止している(図8-18a，b)．もっとも，吸収性でかつスペースメイキング能を有する生体材料であればスポンゼル以外でも良く，吸収性人工骨(β-TCP)や医療用の硫酸カルシウムが応用されている[62,63](表8-3)．

9．遮蔽膜の設置

歯根端切除後に歯肉弁を縫合する時，骨膜が損傷していると欠損部には増殖速度の遅い骨の代わりに軟組織が増殖して瘢痕治癒の形態をとることが多い．そのため，骨欠損部への上皮と結合組織の侵入を防止するために遮蔽膜を設置する．遮蔽膜は欠損部の境界より3mm程度大きめで，膜の露出を防止するためフラップの辺縁より2～3mm短めに設定する(図8-19a，b)．

病変の境界が歯頸部の骨から5mm程度まで広がっている場合には，パーチ切開やOchsenbein‒Luebke法では切開線の下側に遮蔽膜が位置するので歯肉溝切開を選択する．吸収性膜としては，これまでウシのコラーゲンおよびポリ乳酸グリコール酸の共重合体を原料にしたものが市販されているが(表8-4)，BSEなどの問題から非動物由来の生体材料の開発が望まれている．

医療用硫酸カルシウム，エムドゲイン，多血小板血漿や上皮下結合組織移植を併用する場合にもそれぞれの術式を厳守して生物学的に妥当な方法で行う(表8-5)．

10．縫合

歯肉弁を元の位置に戻して縫合するか，必要に応じて歯肉弁の裂開が生じないように減張切開を行いテンションフリーの状態で縫合する．小帯が高位に存在し歯肉弁を可働させる場合には，小帯切除も同時に行う．歯肉弁の厚みが薄い場合，歯肉弁の取り

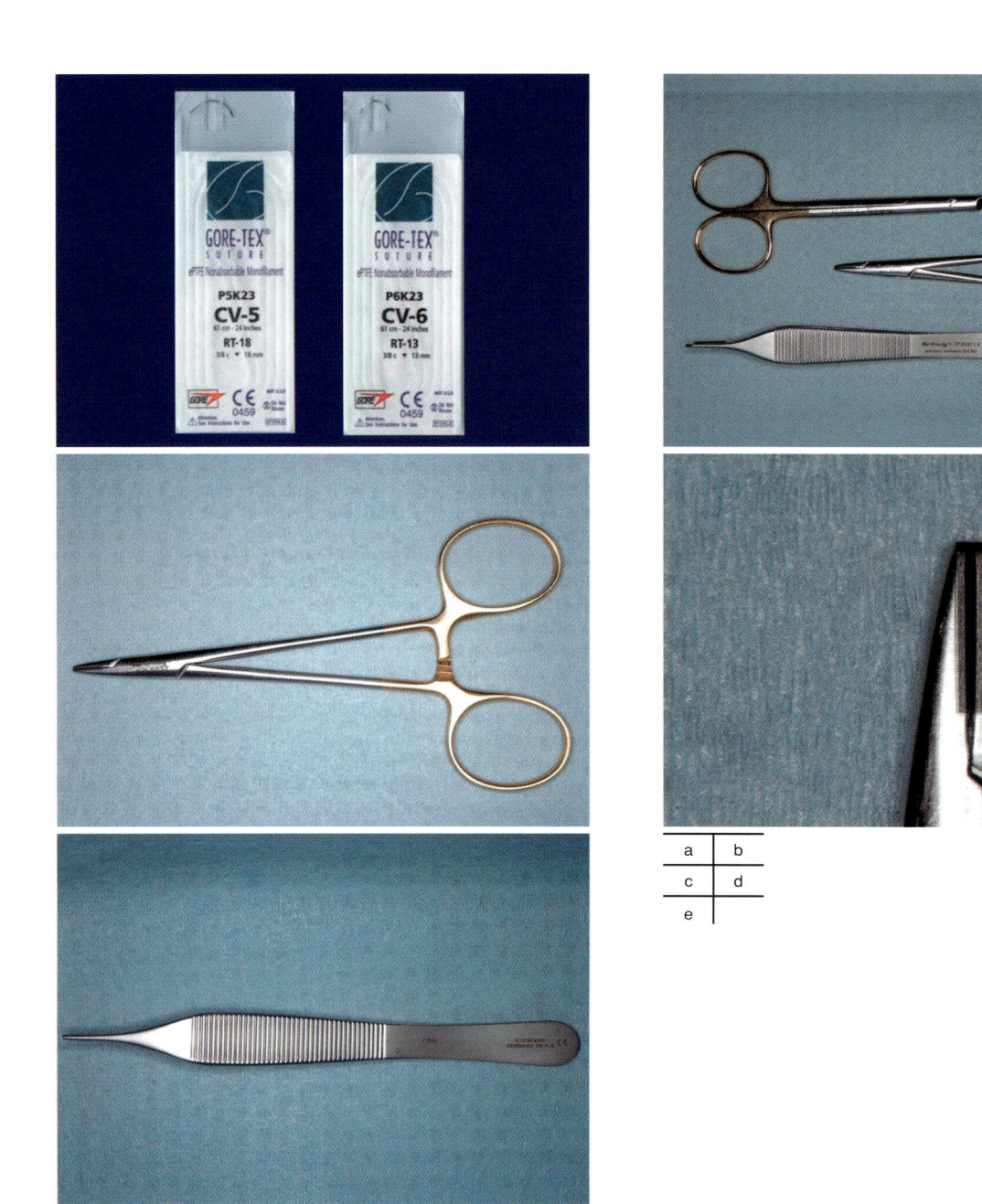

図8-20a〜e　a：針付き縫合糸 GORE-TEX® SUTURE は，生体適合性が高く，モノフィラメントなのでプラークが付着しにくく操作性に優れている．b〜e：縫合に用いる器材および縫合用鋏．c，d：持針器は相反する要求を満たすものでなければならない．つまり，確実に針を把持しなくてはならないが，一方，容易に術者がロック機構を解除できるものでもなければならない．e：アドソンのピンセット．フラップを把持しテンションをかけて針を通すと縫合がしやすい．

扱いが乱暴なために歯肉弁が壊死してメンブレンが露出すると吸収性膜は唾液に曝され急速に分解されてしまい期待した治癒を得られない．

とりわけ前歯部では歯頸部の歯肉退縮を生じていることがあるので，審美性も考慮して慎重に行う．縫合糸には，モノフィラメントのゴアテックス社のCV-6が使いやすい（図8-20a〜e）．

11．サージカルパック

縫合した後に創傷部の止血と感染防止，外来刺激の遮断と保護，術後疼痛の防止さらに患者への精神的安静を目的にサージカルパックを行う．テトラサイクリン軟膏を患部に塗布した後に練和したパックを歯間部のアンダーカット部に押し込み，さらに薄くのばしたパックで縫合した部位を覆う（図8-21a，

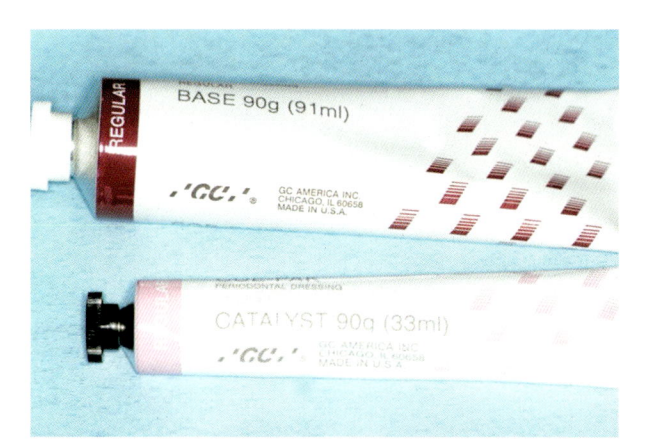

図8-21a, b　サージカルパック．歯周包帯に用いる．ユージノール系（サージカルパック）と非ユージノール系（コーパック，コーパック・オートミックス，ペリパック）がある．

b）．ゴム手袋にパックが付着しないように，あらかじめワセリンを手袋に塗っておく．口唇を動かしてもパックが動かないこと，および咬合時に対合歯が当たらないことを確認する．練和後に発熱反応が弱くパックが固まりにくい時には劣化しているので使用しない．

Ⅶ．意図的再植

歯の再植は外傷による脱落歯の再植と意図的再植に大別される．意図的再植はある治療目的（穿孔部の閉鎖，病変部の摘出あるいは掻爬，歯根端切除）のために計画的に行われる再植のことである．通常の歯肉弁を開けて行う歯根端切除が部位的に困難な第二大臼歯であったり，抜歯が比較的容易な前歯が適応となる．

しかし，意図的再植と外科的歯内療法の選択基準は明確ではない．また，意図的再植は患歯周囲の歯槽骨の状態により，歯肉が退縮したり，予後が不良である場合もある．さらに歯根膜を損傷すると，骨性癒着および歯根吸収を生じることがあるので，複根歯の場合には長期の予知性に関して明確な根拠が乏しい．

Ⅷ．外科的歯内療法の予後

外科的歯内療法の予後には症例の難易度，術者の技量および患者の治癒能力などがかかわるので各報告間で成功率の差が大きい[64,65]．外科的歯内療法の短期的な失敗の原因は，遮蔽膜の露出，感染源の除去が十分に行えていないこと，一方，中，長期的な失敗は歯根破折，逆根管充填の不備，肉芽組織とりわけ上皮の取り残しがあった場合に起こる．

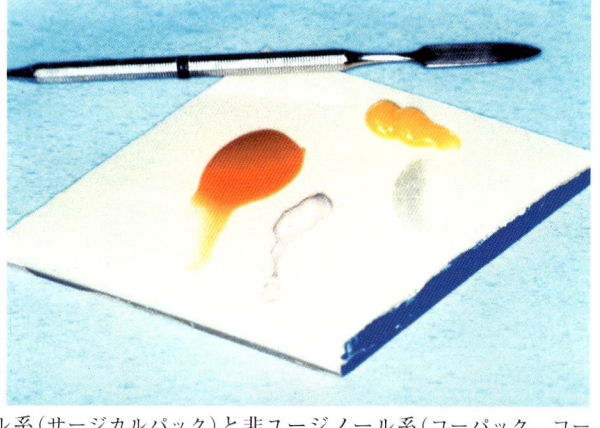

長期的予後における失敗は，歯根吸収と垂直性破折であろう．したがって，外科的歯内療法の予後を良好に維持するためには，煩雑な治療ステップを確実に実行し，患者には適切な術後管理を実行させることが必要である．逆根管充填はなるべく避け，プラークコントロール指導を徹底し，咬合様式を診査して歯周炎，二次齲蝕，微少漏洩および歯牙破折の防止を考慮する必要がある[65]．とりわけ，臼歯の場合，咬合力の制御が重要になるので，アンテリアガイダンスの確保と歯ぎしりをする患者にはバイトプレートを使用させる．

また，手術を行った歯はすでに耐久性が低くリスクの高い歯であることを患者に説明し，定期的なリコールとして臨床症状とエックス線写真による診査を行う[10,66]．

Ⅸ．実際の症例

以下に，根尖孔が破壊され，唇側の骨吸収が進行している症例（図8-22a〜n）．歯冠補綴物を除去できない症例（図8-23a〜n）．歯根部の歯肉が裂開し，歯根が口腔内に露出した症例（図8-24a〜u）．意図的再植を行った症例（図8-25a〜m，図8-26a〜n）．抜歯後即時インプラント埋入した症例（図8-27a〜w）を供覧する．

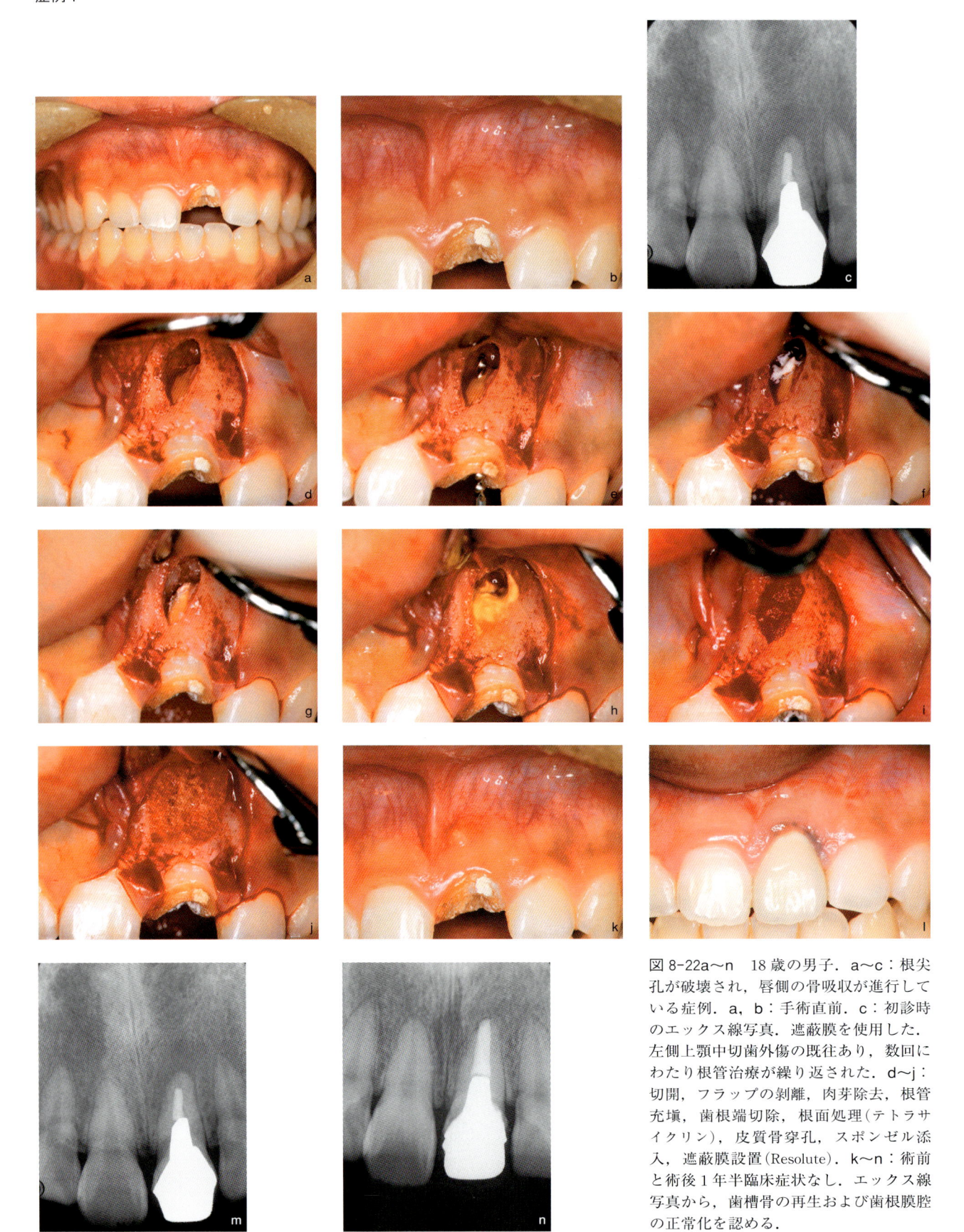

第 8 章

症例 1

図 8-22a〜n　18 歳の男子．a〜c：根尖孔が破壊され，唇側の骨吸収が進行している症例．a, b：手術直前．c：初診時のエックス線写真．遮蔽膜を使用した．左側上顎中切歯外傷の既往あり，数回にわたり根管治療が繰り返された．d〜j：切開，フラップの剝離，肉芽除去，根管充填，歯根端切除，根面処理（テトラサイクリン），皮質骨穿孔，スポンゼル添入，遮蔽膜設置（Resolute）．k〜n：術前と術後 1 年半臨床症状なし．エックス線写真から，歯槽骨の再生および歯根膜腔の正常化を認める．

症例 2

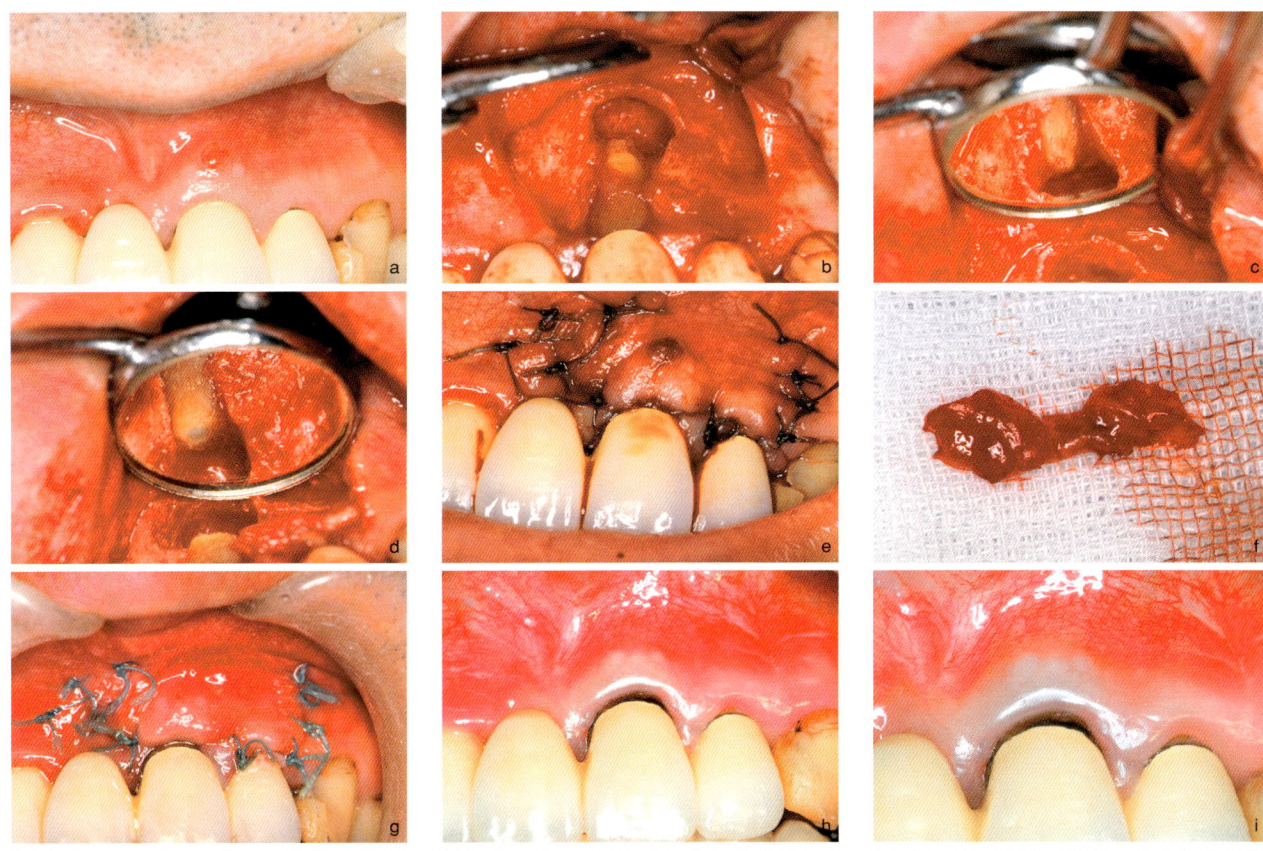

図 8-23a〜i　45歳の男性．自費診療で装着された前装冠を残したいという希望があった症例．左側上顎中切歯．約2年前に麻抜および補綴治療が施された．同部歯肉の腫脹および疼痛を主訴に来院した．切開，フラップの剝離，肉芽除去，歯根端切除，根管充塡，根面処理（テトラサイクリン），皮質骨穿孔，スポンゼル添入，遮蔽膜設置（Resolute）．a：初診時正面観．1┘膿瘍を認めた．b：フラップ翻転した所見．唇側の骨欠損を認める．c：歯根端切除後の所見．d：逆根管充塡後の所見．e：縫合時．f：根尖病変の肉芽．g：術後1週間．h, i：術後5ヵ月．

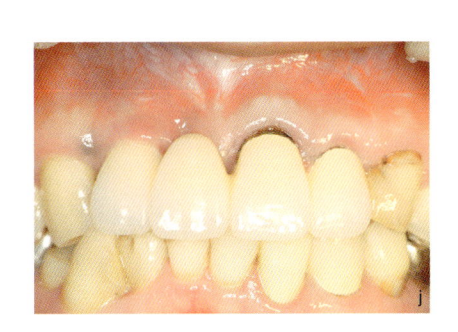

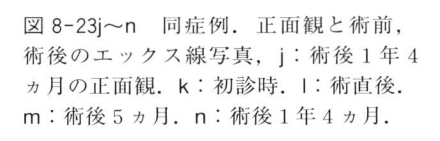

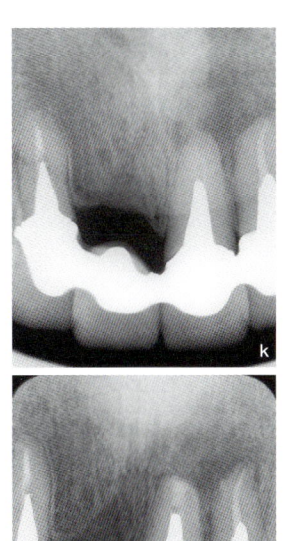

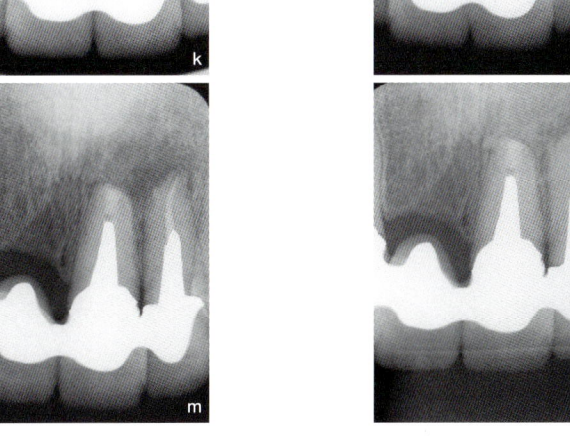

図 8-23j〜n　同症例．正面観と術前，術後のエックス線写真．j：術後1年4ヵ月の正面観．k：初診時．l：術直後．m：術後5ヵ月．n：術後1年4ヵ月．

外科的歯内療法

149

第 8 章

症例 3

図 8-24a〜g　34 歳の女性．歯根部の歯肉が裂開し，歯根が口腔内に露出した難症例．遮蔽膜と上皮下結合組織移植を併用した．下顎右側第二小臼歯根尖相当部の違和感を主訴に来院．10 年以上前に他医院にて抜髄．根管治療後に FCK を装着され，その後は無症状に経過していたが，瘻孔を指摘され紹介された．a：初診時の正面観．b：右側面観．アンテリアカップリングが不適切．患歯に強い側方力が加わっていた可能性が高い．c：咬合面観．d：$\overline{5}$ 頬側面観．根尖部の歯肉が裂開し，歯根が見える．頬小帯の高位付着も認める．e：初診時のエックス線写真．f，g：術前エックス線写真と歯肉弁を剥離した所見．

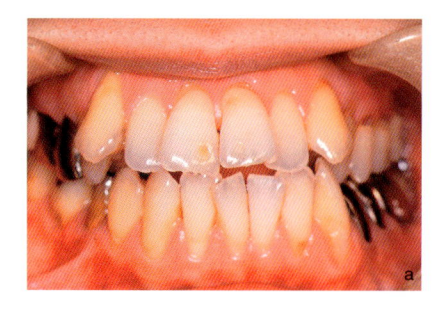

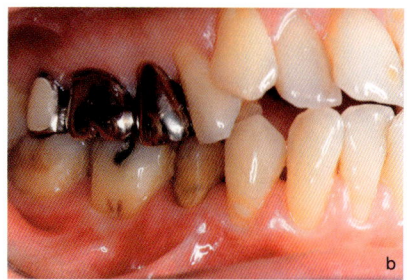

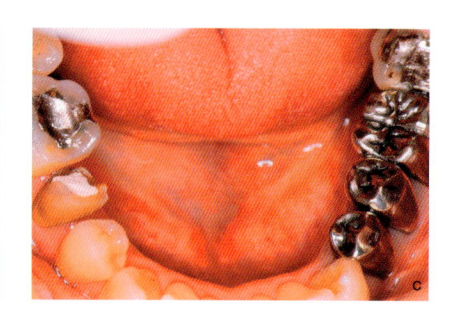

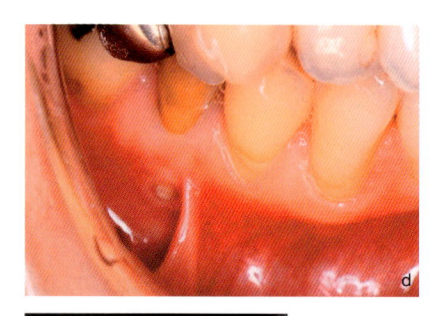

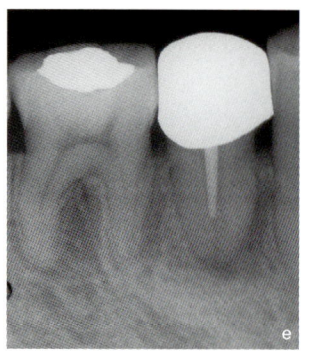

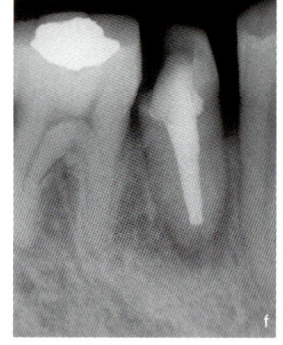

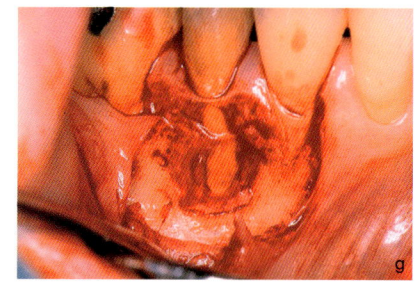

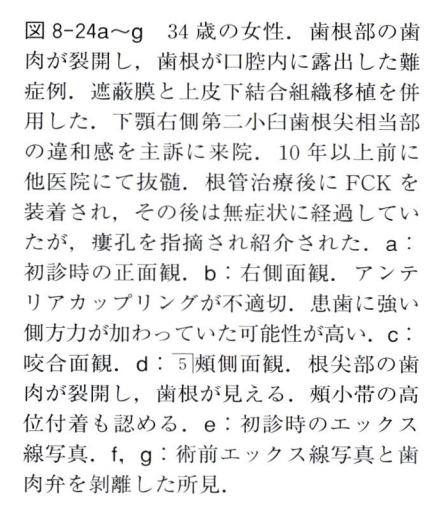

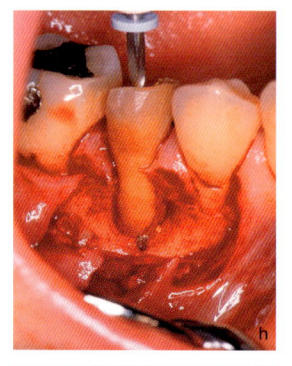

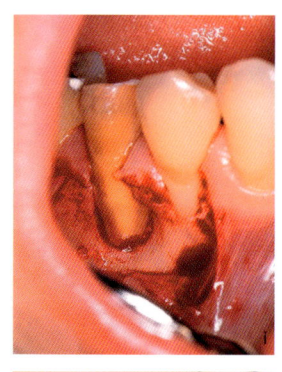

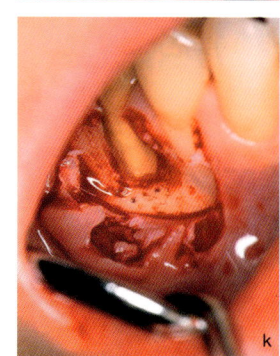

図 8-24h，i　根管充填および歯根端切除．

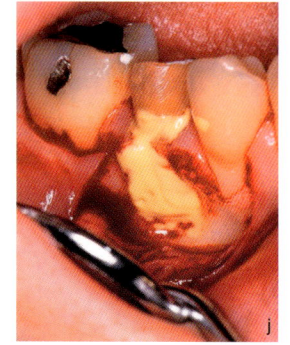

図 8-24j，k　根面処置および皮質骨穿孔．

150

外科的歯内療法

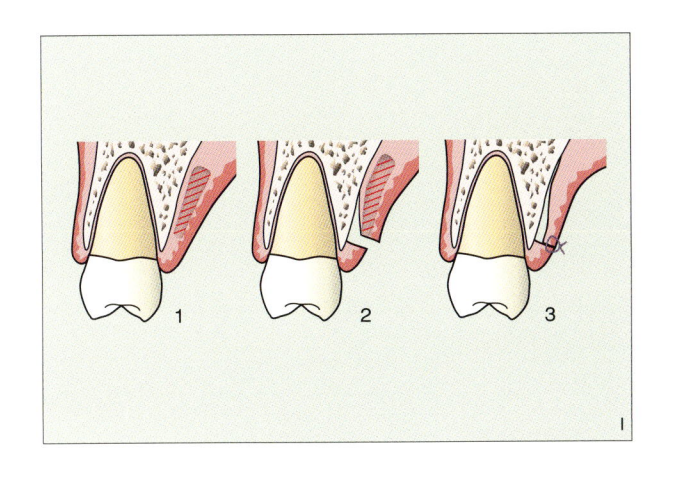

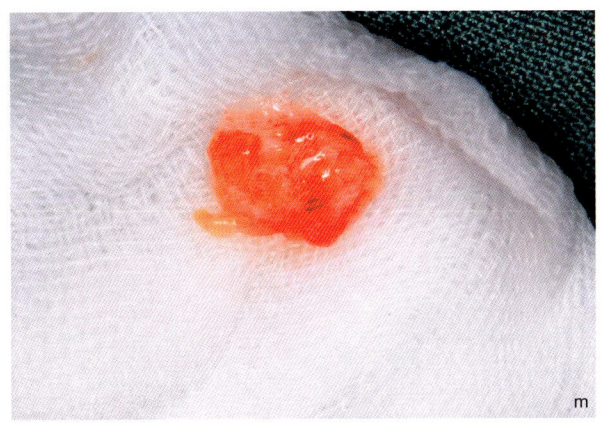

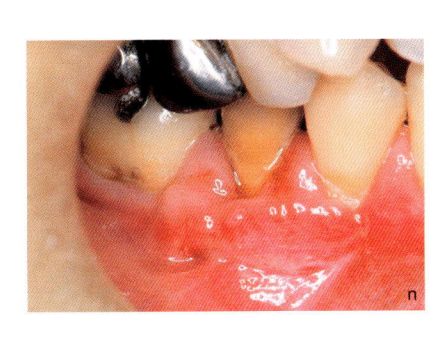

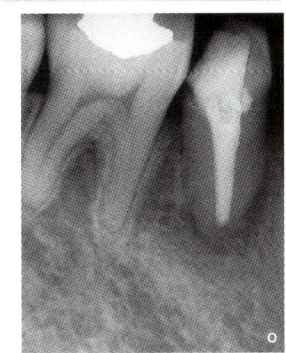

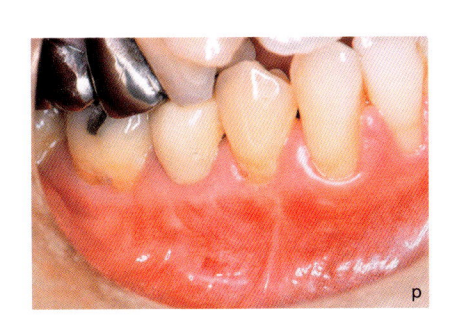

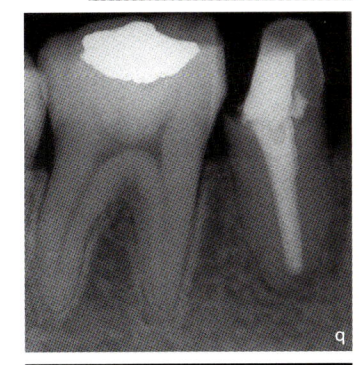

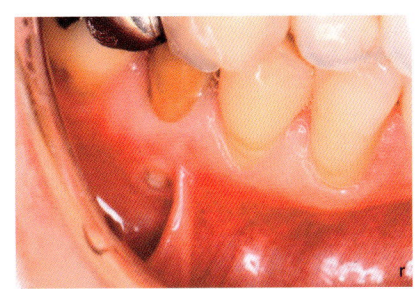

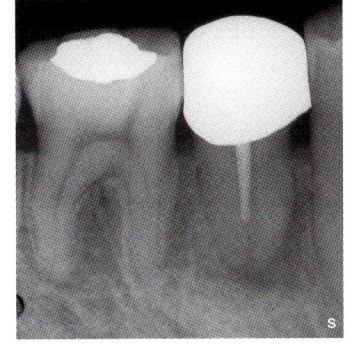

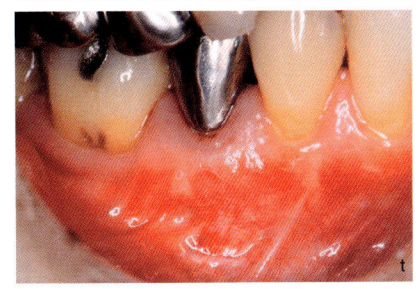

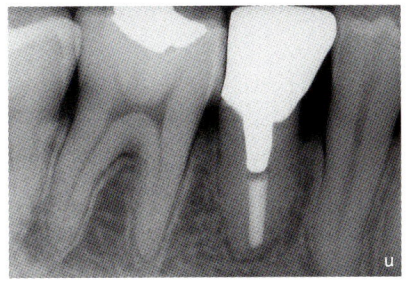

図 8-24l〜u　l，m：口蓋部から上皮下結合組織を採取し，縫合時に小帯切除も行う．移植片採取方法（l：Jan Lindhe ほか編著：Lindhe 臨床歯周病学とインプラント第 3 版 基礎編．東京，クインテッセンス出版，1999 より引用・改変）．n，o：術後 1 ヵ月．p，q：術後 3 ヵ月．r〜u：術前と術後 1 年の比較．

151

第8章

症例4

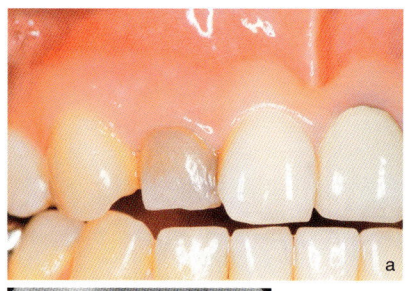

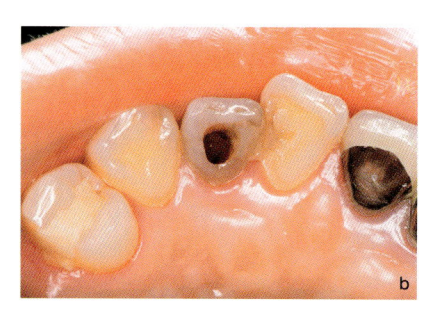

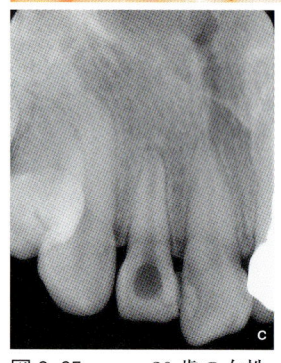

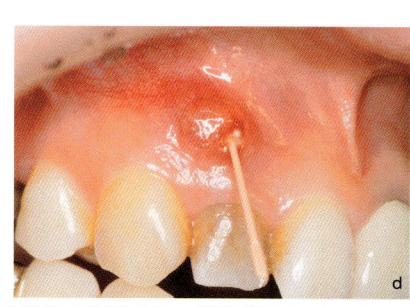

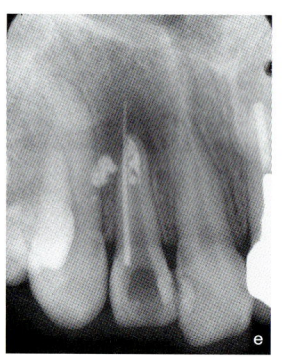

図8-25a〜e　20歳の女性．意図的再植．根尖孔が破壊され，仮封が外れていたので，根管への感染を長期に受けていた．唇側に膿瘍を数回形成し，根管治療によって感染源の除去が困難と判断．a：初診時唇側面観．b：同口蓋側面観．c：同エックス線写真．根尖孔が破壊されている．d，e：急発を起こした際に瘻孔からガッタパーチャポイントを挿入した時の口腔内所見とエックス線写真．

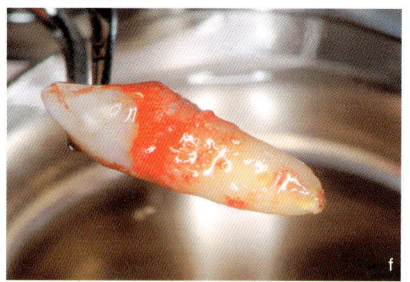

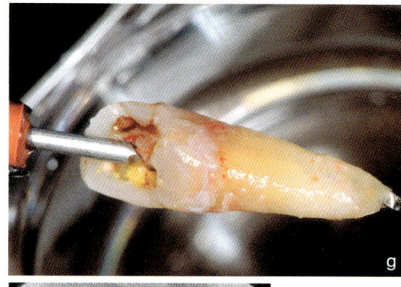

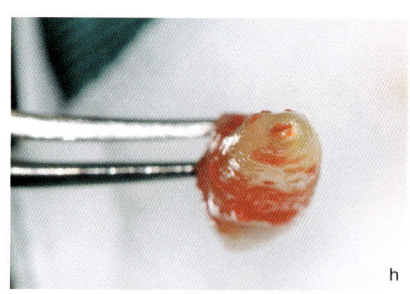

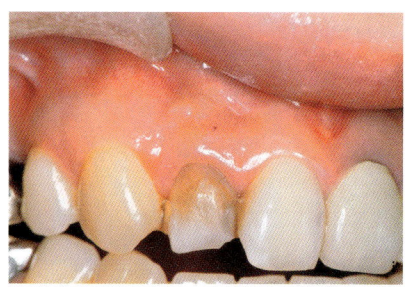

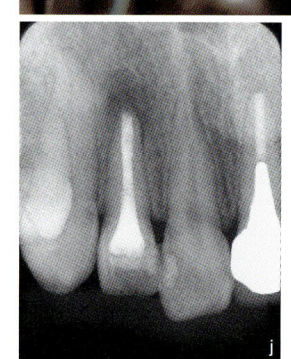

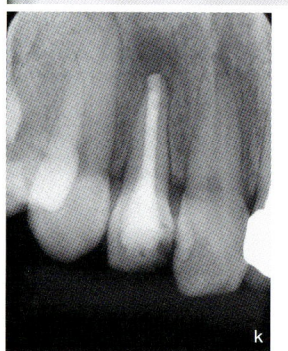

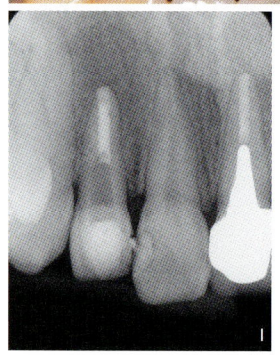

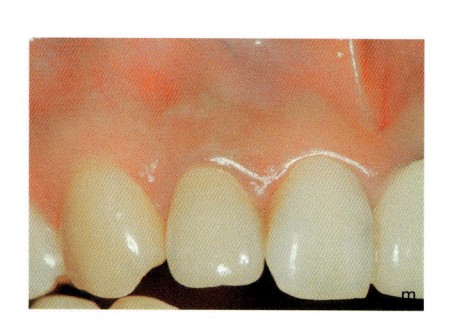

図8-25f〜m　意図的再植と根管充填および歯根端切除を行う．f〜h：意図的に抜歯した時の患歯根尖部は破壊されている．i：再植して臨在歯と固定した患歯．j：術直後のエックス線写真．k：術後1ヵ月のエックス線写真．l：術後5ヵ月のエックス線写真．m：最終補綴終了後の所見．臨床症状はない．

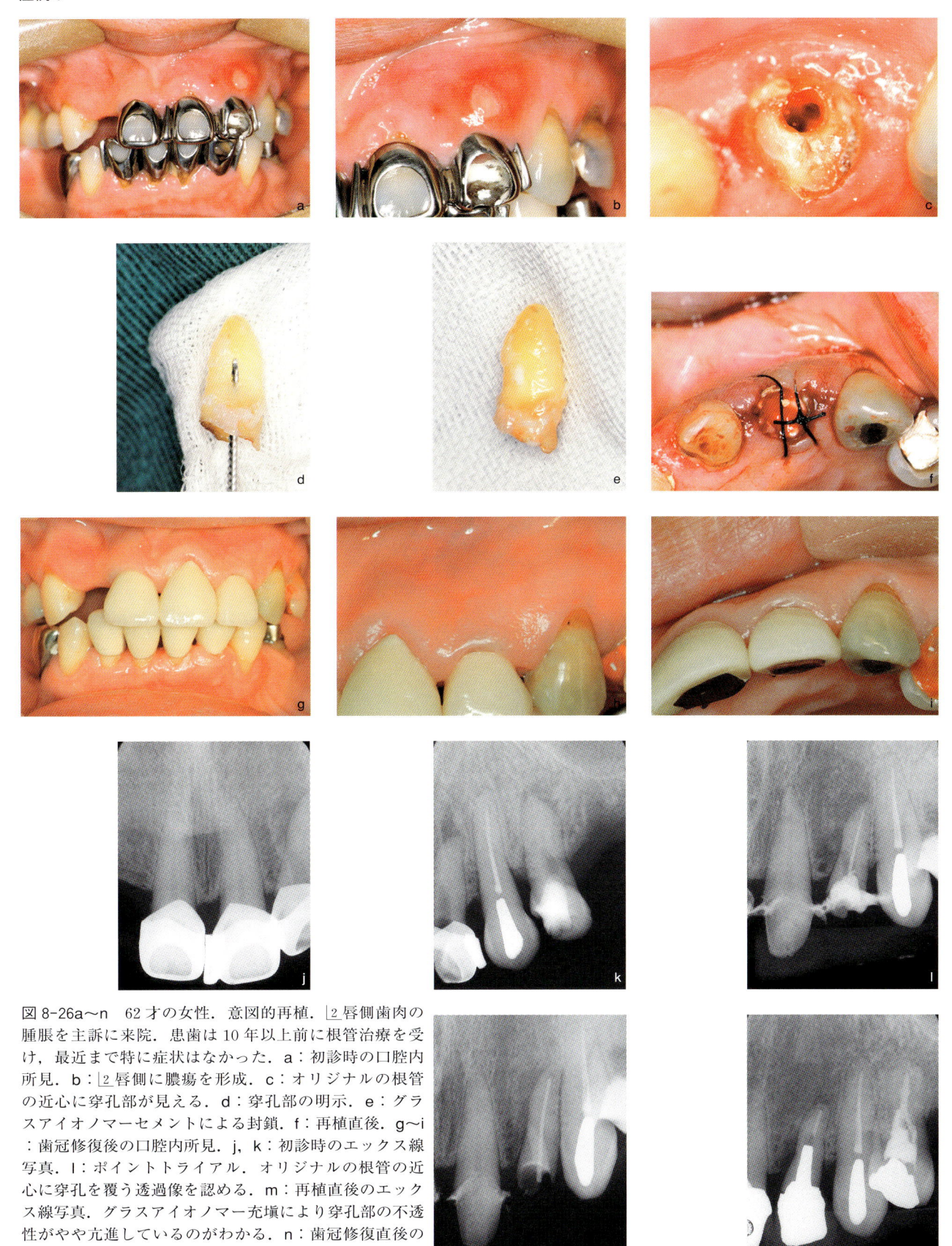

外科的歯内療法

症例 5

図 8-26a〜n　62 才の女性．意図的再植．|2 唇側歯肉の腫脹を主訴に来院．患歯は 10 年以上前に根管治療を受け，最近まで特に症状はなかった．a：初診時の口腔内所見．b：|2 唇側に膿瘍を形成．c：オリジナルの根管の近心に穿孔部が見える．d：穿孔部の明示．e：グラスアイオノマーセメントによる封鎖．f：再植直後．g〜i：歯冠修復後の口腔内所見．j，k：初診時のエックス線写真．l：ポイントトライアル．オリジナルの根管の近心に穿孔を覆う透過像を認める．m：再植直後のエックス線写真．グラスアイオノマー充填により穿孔部の不透性がやや亢進しているのがわかる．n：歯冠修復直後のエックス線写真．

第8章

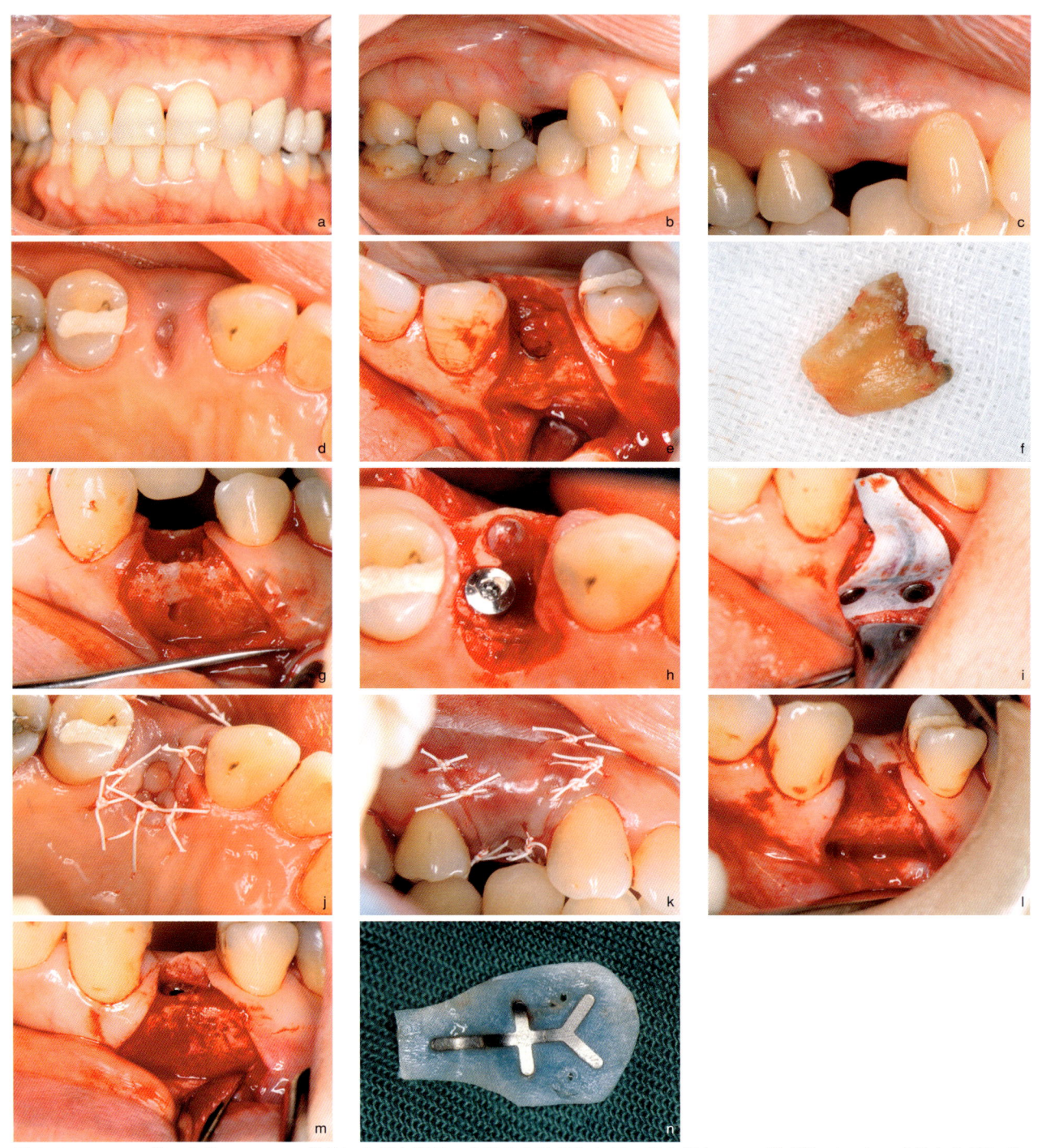

症例6

図8-27a～n　58歳の女性．a～c：1年前に右側上顎第一小臼歯が破折したが，痛みがないので放置していた．来院した際には，歯根は短く，歯肉に完全に覆われていた．a：初診時の口腔内所見．b，c：右側方面観．d～n：骨吸収を防ぐために，抜歯後にインプラントを埋入し，GBRを併用した．d：手術直前．患歯が歯肉に完全に覆われている．e：フラップを翻転した所見．f：抜歯した所見．g：頰側に骨の開窓を認める．h：インプラントはやや口蓋側よりに埋入する．i：GBRメンブレンの固定．j，k：縫合．l，m：二次手術時の所見．頰側の骨が増大されている．n：取り出したメンブレン．

まとめ

通常の根管治療のみでは治癒しない症例に対して，感染源除去および組織再生を目的に外科的歯内療法が行われる．組織再生を考慮した外科的歯内療法は，今後も改良され予知性の高い術式として確立されてゆくであろう．実体顕微鏡の導入も有効である．

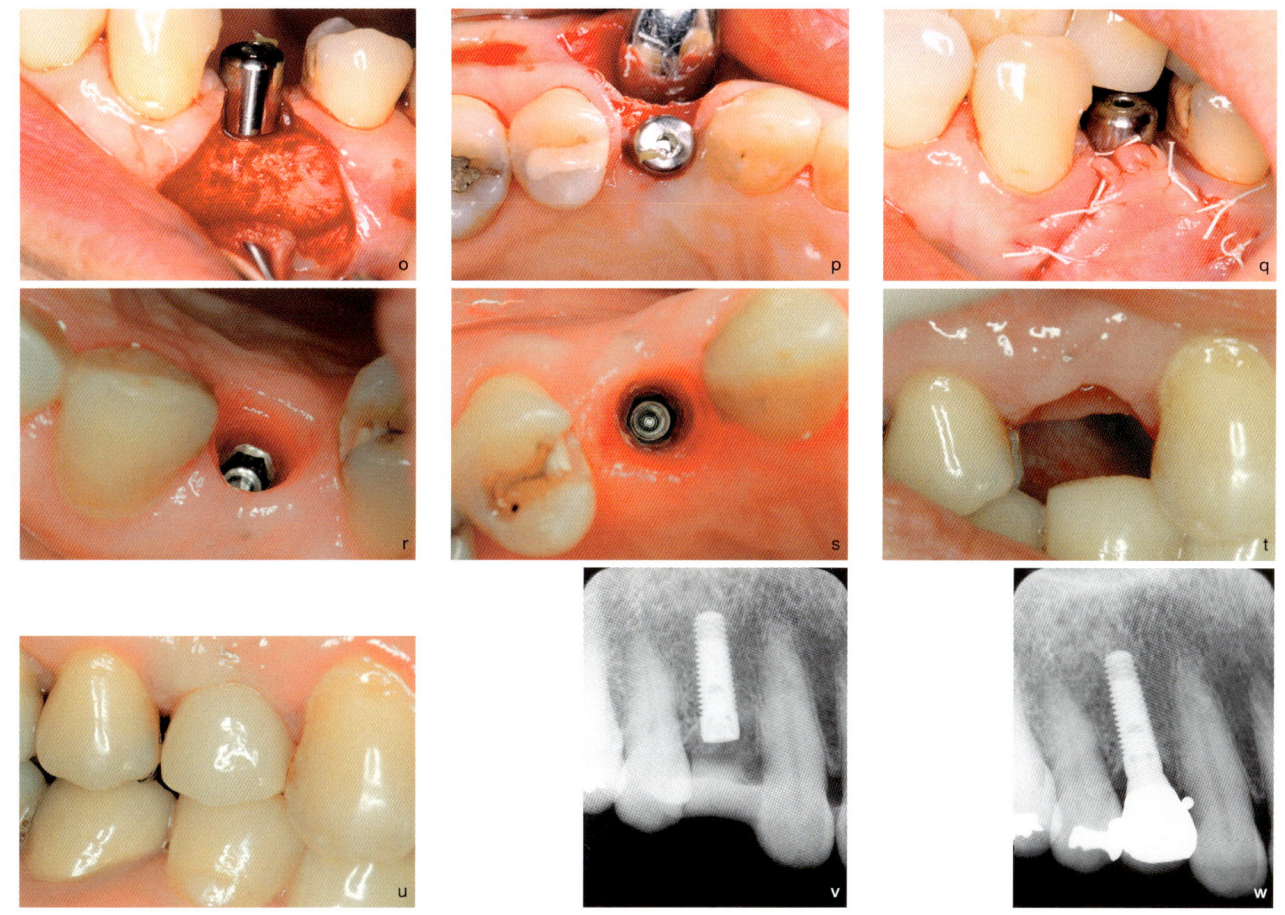

図 8-27o〜w　二次手術後に上部構造を装着した．o, p：ヒーリングカラーの装着．q：縫合．r, s：フィクスチャーと周囲軟組織．t：頰側面観．歯間乳頭が形成されている．u：上部構造装着時の所見．v：インプラント埋入時のエックス線写真．w：上部構造装着時のエックス線写真．

表 8-6　今後の外科的歯内療法の課題

1. 健康な歯根膜とバイオフィルムの鑑別法
2. 根面処理法
3. 逆根管充塡材の開発
4. 組織代替材の開発
5. 吸収性遮断膜の保持期間の延長
6. 人工生体材料（上皮，結合組織）の開発
7. 細胞分化因子（生物学的メディエーター）の応用
8. 未分化間葉系細胞の利用

今後の外科的歯内療法の課題として，健康な歯根膜とバイオフィルムの鑑別法，根面処理法，逆根管充塡材および組織代替材の開発，吸収性遮蔽膜の保持期間の延長，人工生体材料（上皮，結合組織）の開発，細胞分化因子（生物学的メディエーター）の応用が考えられる（表 8-6）．

参考文献

1. Ferreira FB, Ferreira AL, Gomes BP, Souza-Filho FJ. Resolution of persistent periapical infection by endodontic surgery. Int Endod J. 2004 ; 37 : 61-69.
2. Abramowitz PN, Rankow H, Trope M. Multidisciplinary approach to apical surgery in conjunction with the loss of buccal cortical plate. Oral Surg Oral Med Oral Pathol. 1994 ; 77 : 502-506.
3. Kellert M, Chalfin H, Solomon C. Guided tissue regeneration : an adjunct to endodontic surgery. J Am Dent Assoc. 1994 ; 125 : 1229-1233.
4. von Arx T, Britain S, Cochran DL, Schenk RK, Nummikoski P, Buser D. Healing of periapical lesions with complete loss of the buccal bone plate : a histologic study in the canine mandible. Int J Periodontics Restorative Dent. 2003 ; 23 : 157-167.
5. Mills JC. The endodontic autopsy : a valid learning tool. J Endod. 1999 ; 25 : 451-452.

6. Hepworth MJ, Friedman S. Treatment outcome of surgical and non-surgical management of endodontic failures. J Can Dent Assoc. 1997 ; 63 : 364-371.
7. Cohn SA. When all else fails. Aust Endod J. 1998 ; 24 : 128-129.
8. el-Swiah JM, Walker RT. Reasons for apicectomies. A retrospective study. Endod Dent Traumatol. 1996 ; 12 : 185-91.
9. Grung B, Molven O, Halse A. Periapical surgery in a Norwegian county hospital : follow-up findings of 477 teeth. Endod. 1990 ; 16 : 411-417.
10. Kvist T, Reit C. Results of endodontic retreatment : a randomized clinical study comparing surgical and nonsurgical procedures. J Endod. 1999 ; 25 : 814-817.
11. Doornbusch H, Broersma L, Boering G, Wesselink PR. Radiographic evaluation of cases referred for surgical endodontics. Int Endod J. 2002 ; 35 : 472-477.
12. Moiseiwitsch JR, Trope M. Nonsurgical root canal therapy treatment with apparent indications for root-end surgery. Oral Surg Oral Med Oral Pathol Oral Radiol Endod. 1998 ; 86 : 335-40.
13. Wada M, Takase T, Nakanuma K, Arisue K, Nagahama F, Yamazaki M. Clinical study of refractory apical periodontitis treated by apicectomy. Part 1. Root canal morphology of resected apex. Int Endod J. 1998 ; 31 : 53-56.
14. 古澤成博, 河野多聞, 小室麻美, 小海史子, 浅井康宏. 歯根端切除後の摘出根端部の走査型電子顕微鏡の観察. 日本歯科保存学会. 2000 ; 43. 852-857.
15. Fuss Z, Lustig J, Katz A, Tamse A. An evaluation of endodontically treated vertical root fractured teeth : impact of operative procedures. J Endod. 2001 ; 27 : 46-48.
16. Selden HS. Repair of incomplete vertical root fractures in endodontically treated teeth--in vivo trials. J Endod. 1996 ; 22 : 426-429.
17. Hayashi M, Kinomoto Y, Takeshige F, Ebisu S. Prognosis of intentional replantation of vertically fractured roots reconstructed with dentin-bonded resin. J Endod. 2004 ; 30 : 145-148.
18. Pecora G, Andreana S, Covani U, De Leonardis D, Schifferle RE. New directions in surgical endodontics ; immediate implantation into an extraction site. J Endod. 1996 ; 22 : 135-139.
19. Pinto VS, Zuolo ML, von Arx, T and Cochran DL. Rationale for the application of the GTR principle using a barrier membrane in endodontic surgery : a proposal of classification and literature review. Int. J. Periodontics Restorative Dent. 2001 ; 21 : 127-139.
20. Mellonig JT. Guided bone regeneration in the treatment of a large periapical lesion : a case report. Pract Periodontics Aesthet Dent. 1995 ; 7(2) : 76-82.
21. Tseng CC, Chen YH, Huang CC, Bowers GM. Correction of a large periradicular lesion and mucosal defect using combined endodontic and periodontal therapy : a case report. Int J Periodontics Restorative Dent. 1995 ; 15(4) : 377-383.
22. Uyeda GT, Vernino AR, Brand JW. Combination treatment using decalcified freeze-dried bone allograft with guided tissue regeneration in human periodontal defects : two case reports. Int J Periodontics Restorative Dent. 1994 ; 14(4) : 354-363.
23. Pompa DG. Guided tissue repair of complete buccal dehiscences associated with periapical defects : a clinical retrospective study. J Am Dent Assoc. 1997 ; 128(7) : 989-997.
24. Artzi Z, Moses O, Segal P. Bone regeneration around an osseointegrated implant. A simultaneous approach in a fenestrated defect : a case report. Quintessence Int. 1997 ; 28(2) : 111-115.
25. Abramowitz PN, Rankow H, Trope M. Multidisciplinary approach to apical surgery in conjunction with the loss of buccal cortical plate. Oral Surg Oral Med Oral Pathol. 1994 ; 77(5) : 502-506.
26. Demiralp, B, Keceli HG, Muhtarogullar M, Serper A, Demiralp B, Eratalay K. Treatment of periapical inflammatory lesion with the combination of platelet-rich plasma and tricalcium phosphate : a case report. J Endod. 2004 ; 30 : 796-800.
27. Murashima Y, Yoshikawa G, Wadachi R, Sawada N, Suda H. Calcium sulphate as a bone substitute for various osseous defects in conjunction with apicectomy. Int Endod J. 2002 ; 35 : 768-774.
28. Sottosanti JS. Calcium sulfate-aided bone regeneration : a case report. Periodontal Clin Investig. 1995, Fall ; 17(2) : 10-15.
29. Anson D. Saving periodontally "hopeless teeth" using calcium sulfate and demineralized freeze-dried bone allograft. Compend Contin Educ Dent. 1998 ; 19(3) : 284, 286, 288 passim.
30. Tseng CC, Harn WM, Chen YH, Huang CC, Yuan K and Huang PH. A new approach to the treatment of true-combined endodontic-periodontic lesions by the guided tissue regeneration technique. J. Endod. 1996 ; 22 : 693-696.
31. Rankow HJ and Krasner PR. Endodontic applications of guided tissue regeneration in endodontic surgery. J. Endod. 1996 ; 22 : 34-43.
32. Pecora G, Kim S, Celletti R and Davarpanah M. The guided tissue regeneration principle in endodontic surgery : one-year postoperative results of large periapical lesions. Int. Endod. J. 1995 ; 28 : 41-46.
33. Pinto VS, Zuolo ML and Mellonig JT. Guided bone regeneration in the treatment of a large periapical lesion : a case report. Pract. Periodontics Aesthet. Dent. 1995 ; 7 : 76-81.
34. Uchin RA. Use of a bioresorbable guided tissue membrane at an adjunct to bony regeneration in cases requiring endodontic surgical intervention. J. Endod 1996 ; 22 : 94-96.
35. 高橋慶壮, 鈴木一成, 中村有良, 内田暁子, 中村裕子, 島田賢二, 西川博文. 外科的歯内療法における吸収性膜の臨床応用. 日本歯内療法学会雑誌. 2002 ; 23 (2) : 115-122.
36. 内田暁子, 高橋慶壮, 中村裕子, 中村有良, 鈴木一成, 西川博文. 根尖部が口腔内に露出した下顎第二小臼歯に対してGTRを応用した外科的歯内療法を行った症例. 日本歯内療法学会雑誌. 2004 ; 25(1) : 20-26.
37. Yoshikawa G, Murashima Y, Wadachi R, Sawada N and Suda H. Guided bone regeneration (GBR) using membranes and calcium sulphate after apicectomy : a comparative histomorphometrical study. Int. Endod. J. 2002 ; 35 : 255-263.
38. Maguire H, Torabinejad M, McKendry D, McMillan P and Simon JH. Effects of resorbable membrane placement and human osteogenic protein-1 on hard tissue healing after periradicular surgery in cats. J. Endod. 1998 ; 24 : 720-725.
39. Garrett K, Kerr M, Hartwell G, O'Sullivan S and Mayer P. The effect of a bioresorbable matrix barrier in endodontic surgery on the rate of periapical healing : an in vivo study. J. Endod. 2002 ; 28 : 503-506.
40. Santamaria J, Garcia A M , de Vicente JC, Landa S and Lopez-Arranz JS. Bone regeneration after radicular cyst removal with and without guided bone regeneration. Int. J. Oral Maxillofac. Surg. 1998 ; 27 : 118-120.
41. Pecora G, Baek SH, Rethnam S, Kim S. Barrier membrane techniques in endodontic microsurgery. Dent Clin North Am. 1997 ; 41 : 585-602.
42. Morita M, Nishi K, Watanabe T. Comparison of 2 toothbrushing methods for efficacy in supragingival plaque removal. The Toothpick method and the Bass method. J Clin Periodontol. 1998 ; 25 : 829-831.
43. Moiseiwitsch JR. Avoiding the mental foramen during periapical surgery. J Endod. 1995 ; 21 : 340-342.
44. Moiseiwitsch JR. Position of the mental foramen in a North American, white population. Oral Surg Oral Med Oral Pathol Oral Radiol Endod. 1998 ; 85 : 457-460.
45. Velvart P. Papilla base incision : a new approach to recession-free healing of the interdental papilla after endodontic surgery. Int Endod J. 2002 ; 35 : 453-60.
46. De Deus QD. Frequency, location, and direction of the lateral, secondary, and accessory canals. J Endod. 1975 ; 1 : 361-366.
47. Andreasen JO, Rud J. Correlation between histology and radiography in the assessment of healing after endodontic surgery. Int J Oral Surg. 1972 ; 1 : 161-173.
48. Weston GD, Moule AJ, Bartold PM. A comparison in vitro of fibroblast attachment to resected root-ends. Int Endod J. 1999 ; 32 : 444-449.
49. Trope M, Lost C, Schmitz HJ, Friedman S. Healing of apical periodontitis in dogs after apicoectomy and retrofilling with various filling materials. Oral Surg Oral Med Oral Pathol Oral Radiol Endod. 1996 ; 81 : 221-228.
50. Oynick J, Oynick T. A study of a new material for retrograde fillings. J Endod. 1978 ; 4 : 203-206.
51. Dorn SO, Gartner AH. Retrograde filling materials : a retrospective success-failure study of amalgam, EBA, and IRM. J Endod. 1990 ; 16 : 391-393.
52. Torabinejad M, Watson TF, Pitt Ford TR. Sealing ability of a mineral trioxide aggregate when used as a root end filling material. J Endod. 1993 ; 19 : 591-595.
53. Rud J, Munksgaard EC, Andreasen JO, Rud V, Asmussen E. Retrograde root filling with composite and a dentin-bonding agent. 1. Endod Dent Traumatol. 1991 ; 7 : 118-125.
54. Rud J, Munksgaard EC, Andreasen JO, Rud V. Retrograde root filling with composite and a dentin-bonding agent. 2. Endod Dent Traumatol. 1991 ; 7 : 126-131.
55. Rud J, Rud V, Munksgaard EC. Retrograde root filling with dentin-bonded modified resin composite. J Endod. 996 ; 22 : 477-480.
56. Rud J, Rud V, Munksgaard EC. Long-term evaluation of retrograde root filling with dentin-bonded resin composite. J Endod. 1996 ; 22 : 90-93.
57. Bernardineli N, Duarte M. Finishing of glass ionomer retroseals. J Endod. 2002 ; 28 : 36-39.
58. Friedman S. Retrograde approaches in endodontic therapy. Endod Dent Traumatol. 1991 ; 7 : 97-107.
59. Molven O, Halse A, Grung B. Surgical management of endodontic failures : indications and treatment results. Int Dent J. 1991 ; 41 : 33-42.
60. Terranova VP, Franzetti LC, Hic S, DiFlorio RM, Lyall RM, Wikesjo UM, Baker PJ, Christersson LA and Genco RJ. A biochemical approach to periodontal regeneration : tetracycline treatment of dentin promotes fibroblast adhesion and growth. J. Periodontal Res. 1986 ; 21 : 330-337.
61. 澤田則宏, 吉川剛正, 石川陽己, 村島裕子, 須田英明. ヒト上顎切歯根尖切断面における副根管の出現率–手術用実体顕微鏡とメチレンブルーによる研究–. 日本臨床歯内療法学会雑誌. 1999 ; 20 : 84-86.
62. Murashima Y, Yoshikawa G, Wadachi R, Sawada N, Suda H. Calcium sulphate as a bone substitute for various osseous defects in conjunction with apicectomy. Int Endod J. 2002 ; 35 : 768-74.
63. Yoshikawa G, Murashima Y, Wadachi R, Sawada N, Suda H. Guided bone regeneration (GBR) using membranes and calcium sulphate after apicectomy : a comparative histomorphometrical study. Int Endod J. 2002 ; 35 : 255-263.
64. Rapp EL, Brown CE Jr, Newton CW. An analysis of success and failure of apicoectomies. J Endod. 1991 ; 17 : 508-512.
65. Molven O, Halse A, Grung B. Surgical management of endodontic failures : indications and treatment results. Int Dent J. 1991 ; 41 : 33-42.
66. Maddalone M, Gagliani M. Periapical endodontic surgery : a 3-year follow-up study. Int Endod J. 2003 ; 36 : 193-198.

第9章

歯内―歯周複合疾患

はじめに

　歯内―歯周複合疾患は，発生学的および解剖学的に緊密な相互関係を有する歯髄および歯周組織に生じた炎症性の病理的変化がお互いに影響し合って形成される．歯内疾患と歯周疾患が同時に存在している場合には複数のリスク因子がかかわっているために病態を正確に把握することが困難なことがある．

　歯内―歯周複合疾患に対する治療では，まず歯内療法を行って予後を観察し病変における歯内疾患と歯周疾患がかかわる割合を推測する．歯内―歯周複合疾患は，以前は治療が困難なため抜歯が適応されたが，最近の組織再生療法や生体医療材料の開発に支えられ良好な予後が期待できるようになった．

I．歯周疾患の臨床症状

　歯周炎は歯肉溝からの細菌感染によって発症し，根尖側方向へ組織破壊が進行するとアタッチメント・ロスおよび歯周ポケット形成を引き起こす．一般的に，歯周ポケットは開放巣であり，内圧が亢進しないため通常は急性症状がみられず，歯周膿瘍のような急発を起こさない限り，アタッチメント・ロスの進行度合いは緩やかである．ポケットプロービングすると多くの場合出血し，深い歯周ポケットからは排膿がみられる．一方，打診や温度刺激に対しては，あまり不快感を生じない．アタッチメント・ロスが進行すると歯の動揺度が増す．

II．歯内疾患が歯周組織に及ぼす影響

　歯髄炎が根尖孔から歯根膜，骨髄，骨膜を経由して拡大しない限り，歯周組織に対しては，ほとんど影響を及ぼさない．歯髄が生活している限り打診痛を生じることはあっても，根尖周囲組織に重大な変化を生じることはない．一方，歯髄炎から歯髄壊死へ移行すると根尖孔あるいは側枝由来に根尖周囲の骨吸収が誘導され，その結果歯の根尖，根分岐部あるいは歯根に沿った部位のエックス線透過性が増大する[1～3]．

　髄床底部の根管を経由して分岐部に骨吸収が生じることがあるので歯周病との鑑別が必要になる[4]．また，歯内療法の偶発症として穿孔が生じると穿孔部周囲の歯槽骨が吸収する[5]．

　副根管あるいは側枝に近接して同様な病変が生じることもあるが，側枝は術前のエックス線写真では発見できない．多くの場合は根管充填時にエックス線像影性のある材料で側枝が満たされた時に発見される．歯根の中間あるいは歯頸部付近の側枝および側枝を経由して根尖由来の病変が歯肉辺縁の歯周組織へ出現する頻度は低い．壊死した歯髄組織は象牙細管を通ってセメント質には影響を及ぼさないため，側枝が歯根膜へ交通していなければ，たとえ歯髄壊

図9-1 Simonの分類．歯内─歯周複合疾患の異なる型の説明．Ⅰ型：歯髄疾患が歯周組織へ波及．Ⅱ型：歯髄疾患と歯周疾患の両方が独立および歯髄疾患と歯周疾患の両方が交通．Ⅲ型：歯周疾患が歯髄疾患へ波及．Ⅰ型は治癒早く，予後良好である．一方，Ⅲ型は治癒遅く，予後不良である場合が多い．

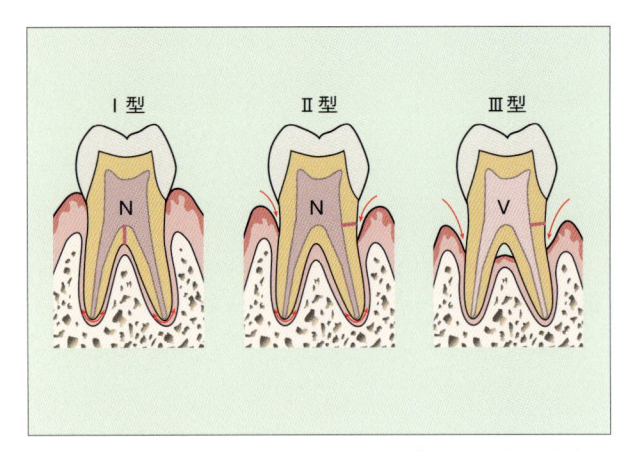

表9-1 歯内および歯周病変由来の歯肉─歯周複合疾患における臨床所見

臨床所見	歯内病変	歯周病変
歯髄反応	ない	ある
全顎的な歯周炎の存在	ない	多くの場合ある
骨吸収パターン	管状（U型）	三角形（V型）
プラークと歯石の存在	ない	ある
齲蝕または歯冠修復の有無	ある	多くの場合ない
動揺度	ない	多くの場合ある
歯周ポケットのパターン	狭く，深い	広く，深い

根尖から瘻孔まで管状．上顎側切歯のpalato-gingival groove，癒合歯，エナメル突起および垂直破折を生じた場合も狭いポケットを形成する．

表9-2 歯内および歯内─歯周複合疾患における臨床所見

臨床所見	歯内病変	複合病変
歯髄の状態	壊疽	壊疽
歯周組織の状態	正常	全顎的な歯周炎
プロービング	狭い，深い，管状のU型ポケット	広い，V型ポケット
プラークと歯石	ない	ある
治療	根管治療	根管治療と歯周治療
予後	良	歯周治療に依存
患者の年齢	年齢との関連は低い	40代以降の場合がほとんどである

死していても歯周組織には悪影響を及ぼさない．

歯内疾患は，根管内の異物が原因で生じるため，根管内の感染源を適切に除去して緊密な根管充填がなされれば，再感染は生じにくい．また，根尖病変が存在しても根尖周囲のセメント質と歯根膜は汚染されていないことがある．一方，長期間根尖病変が存在することで根尖周囲組織が破壊されたり，根尖部に外部吸収を生じることがある．

Ⅲ．歯周疾患が歯髄に及ぼす影響

歯髄疾患が歯周組織に及ぼす影響はよく報告されている反面，歯周疾患と歯髄疾患との関連はあまり明確ではない[6]．歯周炎における細菌性および炎症性物質が根尖孔あるいは側枝や象牙細管を介して歯髄へと進行する病態を「上行性歯髄炎」と呼んでいる．多くの場合は長期にわたり無症状に進行する．

上行性歯髄炎の原因は歯周病（歯周ポケット），菌血症（アナコレーシス）および隣在歯の根尖病変からの感染といわれている．多くの場合，患者は40歳以上で，全顎的に歯周炎に罹患していることが多く，患歯には外傷性咬合がリスク因子として働いている．

歯周炎に罹患した患歯の炎症性変化が病理学的に報告されてきたが，上行性歯髄炎であっても歯髄壊死，あるいは壊疽はあまりみられないことから，歯周炎はまれにしか歯髄を変性させないと考えられている．歯髄は根尖孔経由の血液供給が正常である限り防御能力に優れているので，重度の歯髄破壊は，歯周炎が最終局面に達するまで，つまり細菌プラークが根尖孔を経由して歯髄組織に感染するまで生じないのかもしれない．

一方，垂直性骨吸収や分岐部病変のある重度歯周炎に罹患した患歯では約50％の歯髄が失活しており，通常の歯髄診断よりも歯周炎による骨吸収のほうがより歯内病変の存在を示す指標になる[7]．

Ⅳ．歯周疾患と歯内疾患の鑑別

歯内─歯周複合疾患の診断に際しては，原発巣を探ることが重要で，その時には，Simonの分類（図9-1），およびMandelの表（表9-1，2）[8]が参考になる．「歯髄電気診」と「温度診」による歯髄の生死

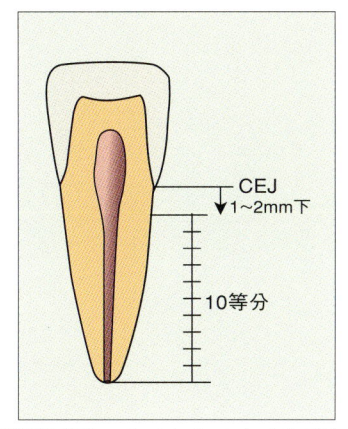

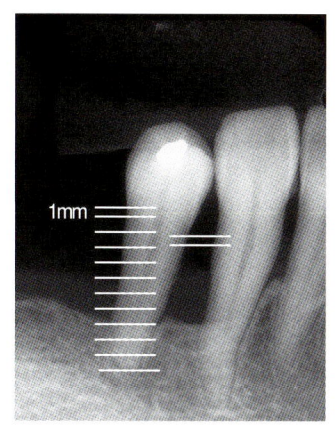

図9-2a, b　a：Scheiの骨吸収指数．セメントエナメル境の1～2mm下から根尖までを10等分して骨吸収の程度を示す．b：骨吸収指数70%．

判定，ポケットプロービングによる歯周ポケットおよび根面性状の診査，およびエックス線診査により辺縁性あるいは根尖周囲の骨吸収の状態を把握する．

　診断のためのポケットプロービングではポケットの幅が狭いと歯内疾患由来か破折を疑い，ポケットが広範囲に及び根面の粗造感を触知できる場合には歯周炎由来である[9]．歯髄電気診や温度診の正確さには疑問がある[10,11]．これら歯髄生活試験は神経反応を調べており，血液循環や歯髄の生活力を反映していない[12]．ただし，歯髄壊死していれば，反応がないので感染根管治療を行う判断材料になる．

　患者の年齢や歯周病の状態も判断材料になる．歯周病の進行には個人差が大きいが，30歳代前半に歯周病が重度に進行することはまれである．一方，40歳以上の歯周炎患者では全顎的に骨吸収が認められる場合も少なくない．特に臼歯部に垂直的骨吸収が認められた場合，咬合に問題があると考えられるので顎運度を含めた咬合診査が必要になる．骨吸収の程度はデンタルエックス線写真を用いた，Scheiの骨吸収指数（1959）[13]（図9-2a, b）から評価できる．この指数は臨床的なプロービング値と相関する．

　患者がブラキサーであったり，咬合に問題があり，有髄歯であってもエナメルクラックが認められる場合には歯髄炎症状を呈したり，時には歯冠および歯根破折を生じることがある．このような場合，根管治療をしても予後は悪く，明らかな歯周ポケットもないので，長期にわたり同じ根管治療を繰り返すこ

とがある．実体顕微鏡を利用すると象牙質にマイクロクラックを観察できることがある．

Ｖ．歯髄および歯周膿瘍の鑑別

　急性根尖膿瘍では，根尖孔から歯根膜に炎症が波及し，瘻孔が形成されるまでに内圧の亢進によって生じる骨膜の上昇により激しい痛みを生じる．骨膜の穿孔により骨膜下の堆積物が軟組織へと溢出すると歯肉腫脹を生じる．瘻孔が開口して排膿すると病変部の内圧が下がり，臨床症状は軽減して急性炎症反応は慢性化する．ガッタパーチャポイントを注意深く瘻孔内へと挿入しポイントの入る方向および先端の位置をエックス線撮影して瘻孔の通過道を判断する（図9-3a, b）．瘻孔は歯の根尖部から頬側へと抜けることが多く口蓋および舌側に生じる頻度は低い．

　一方，歯周膿瘍は歯周ポケットあるいは歯肉溝の結合組織内で起こるので，激しい痛みを引き起こす骨膜の上昇がほとんどなく激痛を生じることはない．また，根尖性歯周炎の場合よりも瘻孔形成は起きにくい．複根歯の場合，分岐部付近に瘻孔あるいは膿瘍を認める場合，分岐部病変か髄床底の根管由来あるいは根尖性の歯内病変かの区別が困難なことがある．注意深くポケットプロービングを行えば，ポケットの存在を確認でき，歯肉溝から排膿してくる．

　救急処置として排膿とポケット洗浄による症状の軽減を図る．歯内－歯周複合疾患を疑った場合でも，歯根破折および穿孔が原因であるケースもあり，瘻

第9章

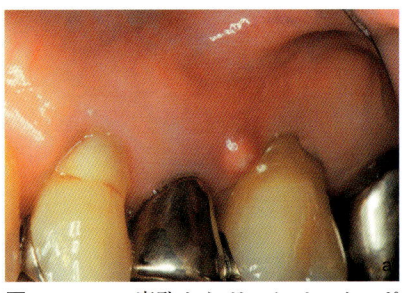

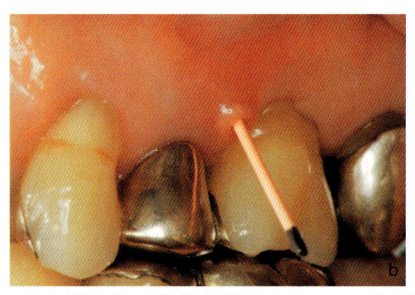

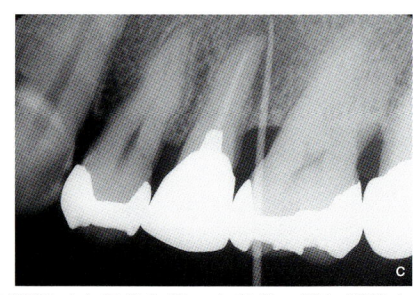

図9-3a〜c　瘻孔からガッタパーチャポイントを挿入して患歯を特定する．a：左側上顎第二小臼歯と第一大臼歯の間に瘻孔を認める．b：瘻孔からガッタパーチャポイントを挿入した状態．c：ガッタパーチャポイントは5|の根尖部付近と交通している．

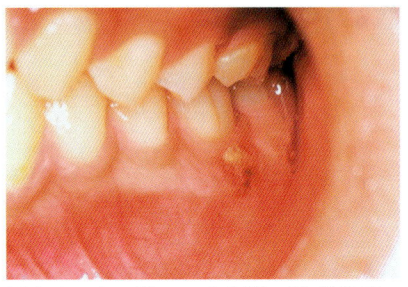

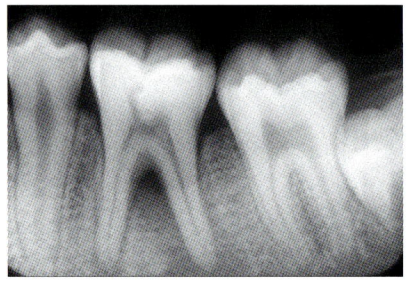

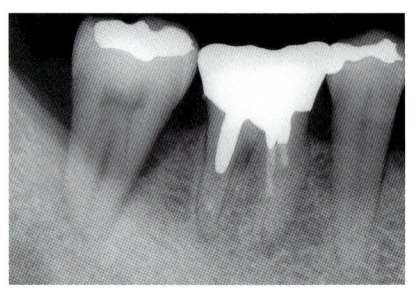

図9-4a〜b　SimonのⅠ型．12歳男子．a：下顎左側臼歯部歯肉が腫れる．b：エックス線写真からは，分岐部病変を疑うが，12歳で重度の歯周炎に罹患する確率は非常に低い．隣在歯も診査するが，骨吸収を認めない．患歯は1年前に齲蝕治療を受けており，その後歯髄が失活し，根尖性歯周炎に進行した．c：SimonのⅢ型．|7に垂直性骨吸収を認める．

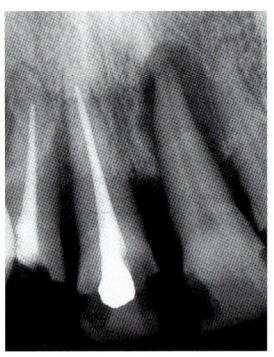

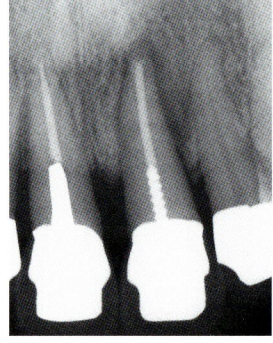

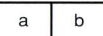

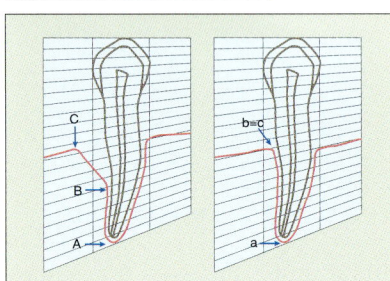

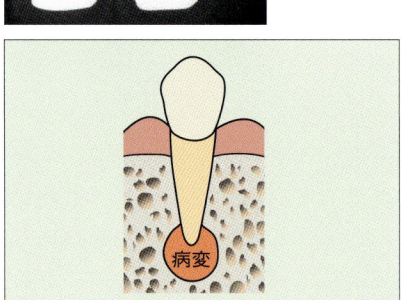

図9-5a，b　SimonのⅠ型．43歳の男性．左側上顎中切歯根尖部歯肉の腫脹および動揺を主訴に来院した．頬側膿瘍あり，動揺度2度，口蓋側ポケット8mm，排膿あり，歯髄電気診反応なし．エックス線写真からは重度の歯周炎に罹患しているように思えるが，感染根管治療と咬合調整のみで治癒した．

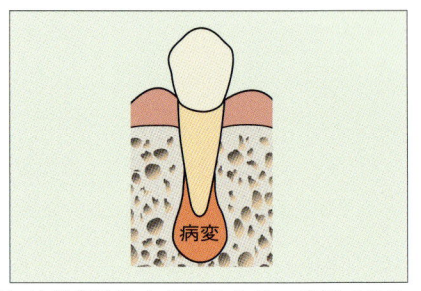

図9-6a〜c　a：歯周病における垂直性骨吸収(左)と水平性骨吸収(右)．垂直性骨吸収には外傷性咬合が関与する．英語では垂直性骨吸収を angular intrabony defect と言う．vertical ではない．図中の A・a＝根尖，B・b＝欠損底部，C・c＝骨頂．b：一般的な根尖病変．c：外傷性咬合がかかわる根尖病変．病変が歯頸部方向に拡大する(洋ナシ状の骨吸収像)．

孔あるいは膿瘍を認めた場合，詳細な歯周ポケット診査に加えてガッタパーチャポイントを挿入して病変部の特定を図る．歯髄が生活していれば歯周膿瘍を疑う．

Ⅵ．歯内―歯周複合疾患の治療法

　一般的に，若年者では歯周疾患が重度に進行することはまれであるが，外傷，齲蝕あるいは不適切な修復治療による歯髄の失活が原因となり歯内―歯周複合疾患様の臨床症状を呈することがある．この場

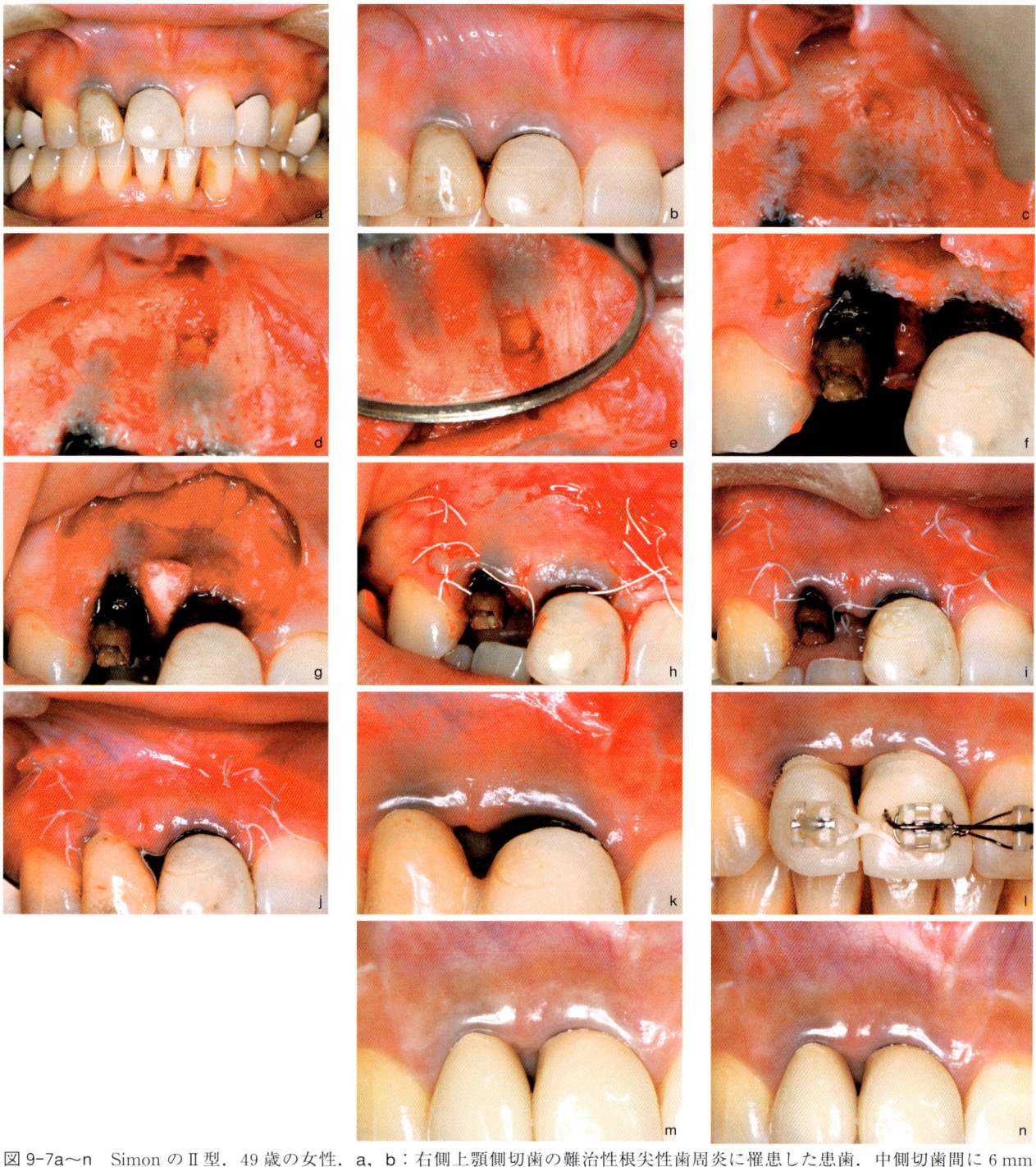

図9-7a〜n　SimonのⅡ型．49歳の女性．a，b：右側上顎側切歯の難治性根尖性歯周炎に罹患した患歯．中側切歯間に6mmの歯周ポケットを認めた．通常の根管治療後に根尖部の圧痛および違和感が持続したため，数回イオン導入法を行っている．fenestrationがかかわると予測された．c〜g：歯肉弁を剥離したところ，歯根が黒色に変色していた．c：根尖周囲の骨欠損．根尖周囲の骨吸収を認めた．d：歯根端切除時．e：切断面観．f：2|1間の2壁性骨吸収．h〜k：吸収性メンブレンを歯根部および歯頸部に設置してフラップを縫合した．h：縫合時．i：術後1週間，|2にはテンポラリークラウンを装着した．j，k：術後2週間，歯間乳頭が退縮した．l〜n：歯冠乳頭が退縮したため，側切歯を近心に矯正移動し，暫間被覆冠を調整後，最終補綴を行った．

合には，根管治療のみで治癒することがほとんどある（図9-3〜5）．一方，40歳以上の患者で全顎的に歯周疾患に罹患しており外傷性咬合が関与する場合には，歯周病の関与が大きい歯内—歯周複合疾患と考えられ歯周疾患のリスク評価を行って根管治療と歯周治療を適切に行う必要がある（図9-6〜10）．

その際，患歯を治療して歯を保存するか否かの決定には全顎的な治療計画を立案し，最終的な補綴治療の時間と費用も考慮して決定する．それゆえ，疾患の存在，その性質および程度によって治療法の選択は個々のケースで異なる．

治療としては，①救急処置による除痛，②歯内療法（抜髄あるいは感染根管治療），③暫間固定，④咬合調整，⑤投薬を行って経過観察し，必要に応じた歯周治療を行う．歯周治療としては，TBIおよび根面に付着したバイオフィルムの除去に加えて，GTR，エムドゲインあるいは多血小板血漿を応用した歯周組織再生療法を選択する[14]．

一方，歯槽骨の吸収が高度な場合には治療の予知性を考慮して抜歯を選択することもある．最近ではインプラント治療の予後が良いので，患者の了解が得られれば予知性の低い保存的治療を回避する傾向にある．

1．歯内病変が原発の場合

通常の根管治療によりほとんどの病変を治癒に導くことが可能である（図9-3〜5）．根尖病変を有する患歯では，根尖外のバイオフィルムが存在し，外科的歯内療法が必要な場合もあるが，通常の根管治療で多くの場合解決できるので，まず感染根管治療により根管内の感染源を可及的に除去し，次いで根尖外の非外科的治療を試み，炎症症状が消失しない場合に限って外科的治療を選択する．穿孔への対処は比較的容易で予後も良い[15]．

2．歯内および歯周病変が独立している場合

歯内疾患および歯周疾患が独立して存在する場合，両疾患に対する治療が必要になる（図9-7a〜n）．両疾患の交通が疑われる場合，ポケットプローブの診査に加えて，根尖孔外にレントゲン造影性のある水酸化カルシウム製剤を注入して歯周ポケットとの交通の有無を調べたり，必要に応じてフラップを明けて患部の精査を行う．この際，歯根表面の清掃はメチレンブルーなどの染色液を用いて歯根膜の損傷部位のみを選択的に行うことが望ましい．

歯周膿瘍あるいは壊死性潰瘍性歯肉炎のような急性疾患の例外を除けば，歯周炎の進行は緩やかなので，歯髄病変に対する治療を先行して行う．歯髄疾患の急性症状が緩和されるまで歯肉炎あるいは初期の歯周炎に対する治療を延期しても良い．

3．両病変が交通している場合（真の歯内—歯周複合病変）

真の歯内—歯周複合疾患は歯周病変（歯周ポケット）と歯内病変が交通して拡大することにより生じる[16,17]．歯髄が失活することによる疼痛が歯内—歯周複合疾患を有する患者のもっとも共通した主訴である．このような病変は診断と治療の流れを複雑にするので，詳細な現病歴と注意深く臨床的およびエックス線診査を行い，それぞれの病変がどれくらい関与しているかを推定し，治療法を選択する．

もっとも，臨床症状やエックス線写真から原発巣を特定できるわけではない．詳細なプロービングにより根尖病変と交通している部位を見つけることができる．欠損部の歯周ポケットには多くの場合プラーク，歯石そして根面の粗造さを認める．上顎2番や4番における進行性の歯周病変は，palato-gingival grooveおよび根面溝に沿って根尖側に広がりやすく，根尖あるいは側方の歯内病変と交通してしまうことがある．この感染した歯根表面および関連する骨欠損は，歯内—歯周複合疾患の治療に対する最大の問題点になる．したがって，歯周病変がどれだけ骨欠損に関与しているかが，診断と治療計画を立てる際のカギとなる．

歯内療法は比較的予知性が高いが，複合病変における歯周病由来の病変に対する治療は難しい．欠損部における歯周病の要素を取り除く治療の可否あるいは，治療の困難さ（または容易さ）が，最終的に患歯の予後を決める．もし骨支持の大部分が歯周炎によって失われていれば，根管治療が成功してもその歯の予後は不良である．

歯を保存する方向で治療を開始したら最初に歯内療法を行う[18]．エックス線写真からは歯根膜の状態は判断しにくく，根管治療によりかなりの骨再生が

歯内−歯周複合疾患

図9-8a，b　Simonの Ⅲ型．49歳の男性．右側上顎5，6番の自発痛および冷温水痛を主訴に来院した．a：手術直前の正面観．b：咬合面観．

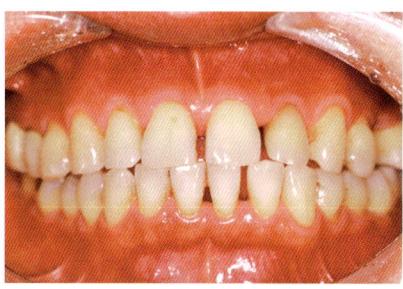

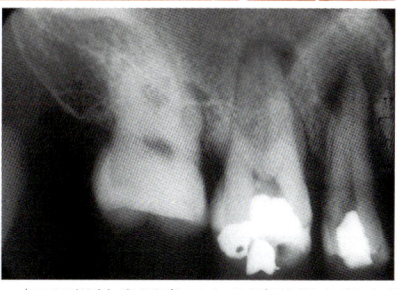

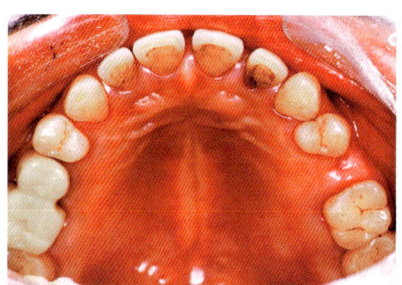

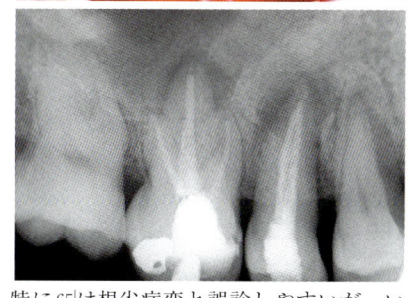

図9-8c，d　c：エックス線写真からは，7-5 に辺縁性歯周炎による透過像を認める．特に 65 は根尖病変と誤診しやすいが，いずれも歯髄電気診は陽性であり，外傷性咬合によって口蓋根に沿って骨吸収が進行した症例である．細菌感染に加えて，喫煙および咬合性外傷（歯ぎしり）がリスク因子として働いたと考えられる．d：根充後のエックス線写真． 6 口蓋根根尖周囲に歯冠側に拡がるエックス線透過像を認める． 5 にも同様に根尖周囲から歯冠側方向へ拡がるエックス線透過像を認める．

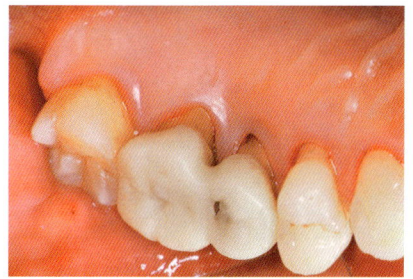

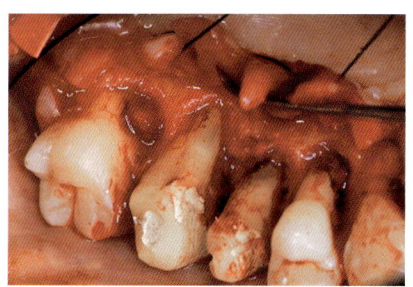

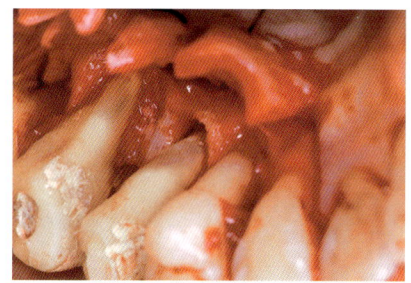

図9-8e〜g　 65 抜髄後，暫間固定およびバイトプレートの装着を行い，歯周初期治療を行ったが歯周ポケットが9mm残存したため，エムドゲインを応用した歯周外科治療を行った． 65 ともに口蓋根の根尖まで骨吸収が進行していた．e：手術直前の口蓋側面観．歯肉の炎症症状は軽度である．f：フラップを翻転した際の所見．縁下歯石の取り残しが認められる．g：ペリオプレーニングバーで根面のクリーニングを行った際の所見． 5 の根尖孔にガッタパーチャが充填されているのが観察できる．

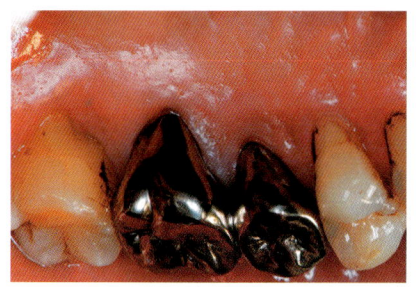

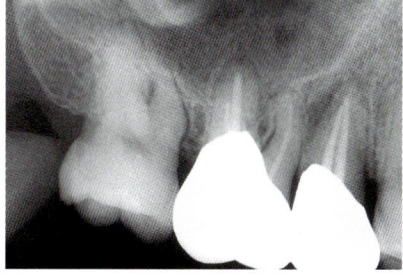

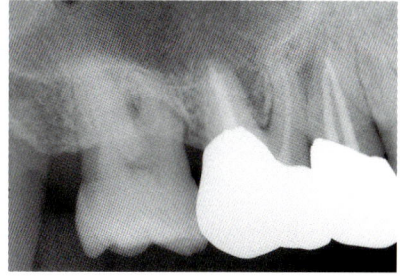

図9-8h〜j　術後3年の状態．歯周ポケットは2mmで臨床症状は特に認めない．エックス線写真からは，歯槽骨の再生が認められる．

得られる場合があるので，むやみに歯周ポケットに器具を挿入して健康な歯根膜を損傷することは避けなければならない．選択する歯周治療の術式は残存する歯周ポケットの範囲と形状によって変わる．スケーリングとルートプレーニングのみで対処できることもあるし，外科的治療を選択することもある．

根尖病変に対する治療で外科的歯内療法が必要な場合には，歯内病変および歯周病変の両方に対して同時に行う[19]．

　歯内疾患および歯周疾患に外傷性咬合が及ぼす影響は組織破壊の特徴から判断できる．歯周病による垂直的骨吸収では歯根膜腔の拡大に加えて歯頸部に

163

第9章

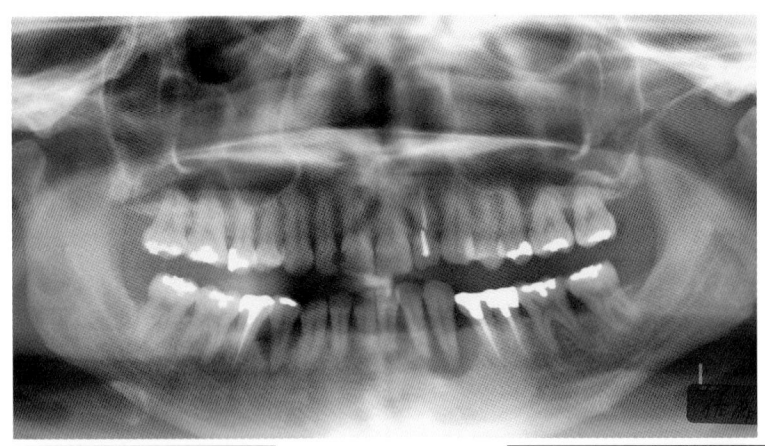

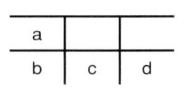

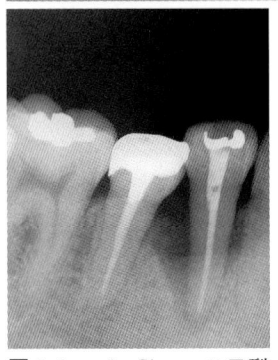

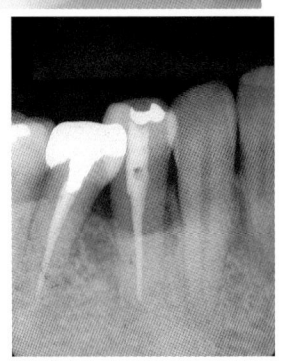

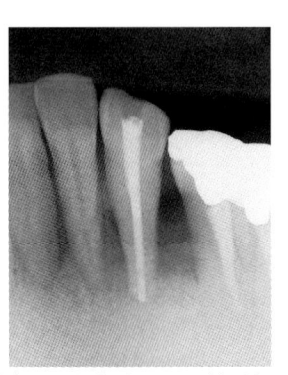

図9-9a〜d　SimonのⅢ型．31歳の女性．a：下顎右側第一小臼歯および下顎左側犬歯が上行性歯髄炎により根尖に及ぶ骨吸収が進行している症例．4|3のみ部位特異的に歯周病が進行した．b：抜髄後，暫間固定およびバイトプレートの装着を行い，エムドゲインを応用した歯周外科治療を行った．c，d：術後2年後のエックス線写真には歯槽骨の再生が認められる．

三角形の角になった骨吸収が見られる（図9-6a，9a，b）．一方，根尖病変に外傷性咬合がかかわると根尖病変が歯冠方向へ拡大し，洋ナシ状（涙状）の骨吸収像を呈する（図9-6b，c）．

4．歯周病変が原発の場合

　歯周病変が原発で生じた歯内-歯周複合疾患の治療においては，感染源を除去するだけでなく破壊された歯周組織を再生するために，歯周治療と同様に各種リスク因子を取り除いた後に組織再生療法を応用した外科的歯内療法が不可欠なために治療の難易度は高い．

　歯周炎によるアタッチメント・ロスが歯の側枝や根尖孔にまで進行すると上行性（逆行性）歯髄炎を生じる．上行性歯髄炎により「歯髄炎」，「歯根膜炎」および「歯周炎」由来の複合的な疼痛が生じた場合にはまず抜髄を行う．このような疾患では歯周炎が重度に進行しており，多くの場合，不良なプラーク

コントロールに加えて外傷性咬合，喫煙および解剖学的問題（dehiscence）など歯周病のリスク因子が複雑にかかわっている．特に咬合の問題が関与する場合が多いので，顎運動の特徴を含めた咬合診査を行う．

　治療に際しては，歯内療法と同時に歯周病のリスク因子を除去して咬合治療やプラークコントロール指導を行い，ガッタパーチャによる根管充塡あるいは根管形成後に水酸化カルシウムを根管内に貼薬して経過観察後，GTR，エムドゲイン，硫酸カルシウムあるいは多血小板血漿を使用した歯周組織再生療法を行う[20]（図9-9，10）．たとえ歯根周囲の1壁か2壁の骨がなくとも再生療法の応用により治療の予知性は高い．過去に歯周炎の急発の既往があったり，動揺度が2度以上ある患歯は，歯髄変性あるいは壊死している可能性が高いので，あらかじめ根管治療および咬合調整を行っておくと良い．

歯内─歯周複合疾患

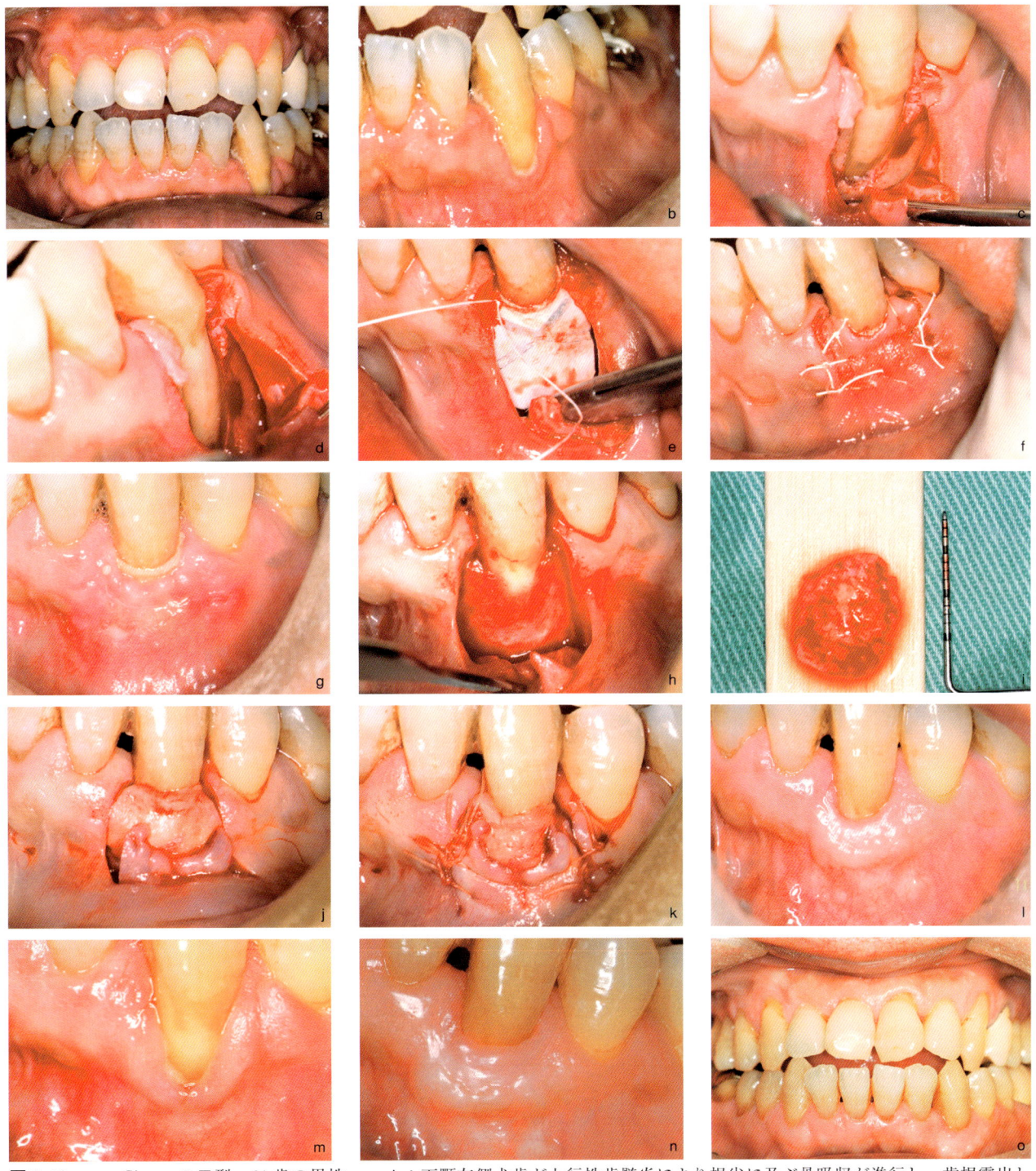

図9-10a〜o　SimonのⅢ型．61歳の男性．a，b：下顎左側犬歯が上行性歯髄炎により根尖に及ぶ骨吸収が進行し，歯根露出している症例である．前歯部は開咬で，アンテリアガイダンスがなく，患歯に咬合干渉を認めた．また，患歯が唇側に偏位したのか解剖学的に唇側の骨が欠損しているため，唇側の物理的バリアが弱かったこと，ヘビースモーカーであることが歯周病のリスク因子として働いた．患歯以外の歯の骨吸収は軽度であった．GBR膜を使用して唇側の組織を再生し，遮蔽膜除去時に上皮下結合組織移植を併用し，角化歯肉の獲得を行った．術後1年半後，12 mmのアタッチメントゲインと5 mmの角化歯肉を獲得できた．前歯や小臼歯における歯内─歯周複合疾患により唇側の骨が吸収した場合でも，根面被覆[21]と類似の術式で唇側の歯周組織の再生は可能．この際には，歯周病の診断および治療法に習熟しておく必要がある．c，d：骨面から突出した歯根部分を削除した所見．e：チタンフレームは非吸収性膜をドーム状に整形し，歯根とのスペースにはスポンゼルを設置し，テント効果を期待した．f：縫合時．g：術後6週間．メンブレンが一部露出している．h：メンブレン下で新生された組織．i：上皮下結合組織．j：トリミングした上皮下結合組織を新生組織と根面を覆うように設置した．k：フラップを元の根尖側に移動し，上皮下結合組織を新生組織とではさんで血流確保ができるように縫合．l：術後1年半．m：術前．n，o：術後1年半．

Ⅶ. 歯内—歯周複合疾患の予後

 歯内疾患の予後は通常きわめて良好である．一方，歯内—歯周複合疾患に罹患した歯の予後は，歯周病変がどの程度アタッチメント・ロスにかかわっているかによって大きく異なる．歯内病変は根管治療によって解決しやすいが，歯周炎によるアタッチメント・ロスの再生は予知性が低い．歯周病が進行した症例に対しては，破壊されたセメント質と歯根膜を再生する必要があり，歯根表面の汚染を取り除き歯周組織再生療法を適応するケースがほとんどである．

 一方，水平性のアタッチメント・ロスが進行すれば，たとえ適切な歯内療法がなされても，患歯を保存して長期に機能させるのは難しい．もし歯周病変が進行して，複壁性の骨欠損が生じていれば，治療の成否は歯周組織再生療法の結果に依存するだろう．それゆえ，歯内—歯周複合疾患に罹患した歯を治療して，長期にわたって歯を機能させることができるか否かは「術者の技術」によるところが大きい．特にGTR法を併用した組織再生療法はテクニックセンシティブなため，実際の治療に関して歯周病の専門医に相談したり，依頼する場合もある．もっとも術式が優れていても，疾患の病態を把握し，各種リスク因子を取り除いておかなければ，再発する危険性がある．

 歯周病変原発の歯内—歯周複合疾患を有する患者は，全顎的にも中等度以上の歯周炎に罹患している場合が多いので，他の罹患歯を保護するために予知性の低い患歯は抜歯して欠損部にインプラント治療が選択されるケースが増えつつある．患歯のみならず患者ごとの一口腔一単位の治療計画を立案して，治療のゴールを決定するという姿勢が必要である．

まとめ

 歯内疾患と歯周疾患はともに炎症性疾患であり共通した臨床症状を示すことが多い．そのため，歯内—歯周複合疾患の診断や治療方針を誤ることがあるため，患者の訴える臨床症状に惑わされないで，複数の診査項目から病態を特定する姿勢が必要になる．

 治療に際しては，歯内療法を先行する．治療の予後は残存する骨および歯根膜の状態によって異なり，歯周病変の割合が大きい場合，歯根膜やセメント質が破壊されており，外傷性咬合や解剖学的問題（dehiscenceなど）が存在する場合が多いので，歯周治療にも精通しておく必要がある．

参考文献

1. Jansson L, Ehnevid H, Lindskog S, Blomlof L. The influence of endodontic infection on progression of marginal bone loss in periodontitis. J Clin Periodontol. 1995 ; 22(10) : 729-734.
2. Jansson L, Ehnevid H, Blomlof L, Weintraub A, Lindskog S. Endodontic pathogens in periodontal disease augmentation. J Clin Periodontol. 1995 ; 22(8) : 598-602.
3. Simon JH, Glick DH, Frank AL. The relationship of endodontic-periodontic lesions. J. Periodontol. 1972 ; 43 : 202-208.
4. Vertucci FJ, Williams RG. Furcation canals in the human mandibular first molar. Oral Surg Oral Med Oral Pathol. 1974 ; 38(2) : 308-314.
5. Meister F Jr, Lommel TJ, Gerstein H, Davies EE. Endodontic perforations which resulted in alveolar bone loss. Report of five cases. Oral Surg Oral Med Oral Pathol. 1979 ; 47(5) : 463-470.
6. Jansson L, Ehnevid H, Lindskog S, Blomlof L. Relationship between periapical and periodontal status. A clinical retrospective study. J Clin Periodontol. 1993 ; 20 : 117-123.
7. Hirsch RS, Clarke NG, Srikandi W. Pulpal pathosis and severe alveolar lesions : a clinical study. Endod Dent Traumatol. 1989 ; 5(1) : 48-54.
8. Mandel E, Machtou P, Torabinejad M. Clinical diagnosis and treatment of endodontic and periodontal lesions. Quintessence Int. 1993 ; 24 : 135-139.
9. Harrington GW. The perio-endo question : differential diagnosis. Dent Clin North Am. 1979 ; 23(4) : 673-690.
10. Rickoff B, Trowbridge H, Baker J, Fuss Z, Bender IB. Effects of thermal vitality tests on human dental pulp. J Endod. 1988 ; 14(10) : 482-485.
11. Hyman JJ, Cohen ME. The predictive value of endodontic diagnostic tests. Oral Surg Oral Med Oral Pathol. 1984 ; 58(3) : 343-346.
12. Chambers IG. The role and methods of pulp testing in oral diagnosis : a review. Int Endod J. 1982 ; 15(1) : 1-15.
13. Schei O, Waerhaug J, Lovdal A, Arno A. Alveolar bone loss as related to oral hygiene and age. J Periodontol. 1959 ; 30 : 7-16.
14. Tseng CC, Chen YH, Huang CC, Bowers GM. Correction of a large periradicular lesion and mucosal defect using combined endodontic and periodontal therapy : a case report. Int J Periodontics Restorative Dent. 1995 ; 15 : 377-383.
15. Goon WW, Lundergan WP. Redemption of a perforated furcation with a multidisciplinary treatment approach. J Endod. 1995 ; 21(11) : 576-579.
16. Meng HX. Periodontic-endodontic lesions. Ann Periodontol. 1999 ; 4 : 84-90.
17. Paul BF, Hutter JW. The endodontic-periodontal continuum revisited : new insights into etiology, diagnosis and treatment. J Am Dent Assoc. 1997 ; 128 : 1541-1548.
18. Spasser HF. A rational approach to perio-endo. Dent Today. 1996 ; 15 : 58, 60-63.
19. Jansson L, Sandstedt P, Laftman AC, Skoglund A. Relationship between apical and marginal healing in periradicular surgery. Oral Surg Oral Med Oral Pathol Oral Radiol Endod. 1997 ; 83 : 596-601.
20. Tseng CC, Harn WM, Chen YH, Huang CC, Yuan K, Huang PH. A new approach to the treatment of true-combined endodontic-periodontic lesions by the guided tissue regeneration technique. J Endod. 1996 ; 22 : 693-696.
21. Langer B, Langer L. Subepithelial connective tissue graft technique for root coverage. J Periodontol. 1985 ; 56 : 715-720.

第10章
歯内疾患と全身とのかかわり

はじめに

　口腔疾患が全身に及ぼす悪影響は「Focal infection（病巣感染）」の概念から説明されている．特に，辺縁性歯周炎と全身疾患とのかかわりについては研究が進展しており，歯周ポケットに生息するグラム陰性桿菌の恒常的な感染によって引き起こされる全身への悪影響が研究されている．例えば，歯周病は寝たきりの高齢者の誤嚥性肺炎を誘発したり，妊婦の早産を引き起こしたり，糖尿病患者のインスリン抵抗性を増悪させることが報告されている．

　したがって，感染根管由来の細菌が形成するバイオフィルムから恒常的に産生される炎症物質および根尖病変に浸潤した免疫担当細胞から産生される炎症性サイトカインが局所の組織破壊を引き起こすだけでなく全身のホメオスターシスに影響を及ぼしていても何ら不思議ではない．

　これまでに歯内疾患と感染性心内膜炎や脳膿瘍との関連が報告されている．歯内疾患（歯髄炎および根尖病変）を放置すれば，「痛み」や「感染源」により全身状態への悪影響が生じるであろう．本章では，歯内疾患と全身疾患とのかかわりについて現時点における考え方について考察する．

I．菌血症

　口腔内では抜歯，歯周炎，歯列矯正およびブラッシングによって，また急性の根尖膿瘍や感染根管治療によっても「菌血症」が生じることが報告されている[1〜7]．

　歯髄組織への主な感染経路は，直接露髄，露出した象牙細管，側枝，根尖孔および血液由来（アナコレーシス）である．したがって，血行由来に微生物が失活歯の根管内に侵入すると血液を介して全身に菌血症を起こす．歯周ポケット内に比較すれば感染根管内の細菌量は少ないが，急発を起こさないまでも臨床的に無症状な菌血症が生じている可能性はある．一方，感染根管治療後に感染根管内の感染菌が菌血症を起こすことが明らかにされている[4〜7]．心内膜炎患者や全身の抵抗力が低下した患者では，口腔内細菌の感染により死に至ることもある[8]．

　口腔内清掃と関連するが感染性心内膜炎，心臓弁形成術および心内膜炎の既往のある患者ではラバーダムクランプの使用により歯肉から出血すると感染して菌血症を生じる[9]．易感染性宿主の患者は口腔感染症に対してリスクが高く，感染源を残すことは好ましくないため根尖病変も同様に捉えて外科的処置が適応されることがある[10]．例えば，心内膜炎，重度の糖尿病患者，免疫抑制剤を投与された臓器移植患者に対しては，その危険があるので感染予防のための抗生剤投与が必要である．ただし，耐性菌の出現が起こる危険があるので全身的な抗生剤の使用は限定して行うべきであろう[11]．

167

表10-1 歯周病の全身的リスク因子に関するエビデンス

因子＼方法	ケースレポート	ケースコントロール	横断的研究	縦断的研究	メカニズム
遺伝的因子	○	○	○	—	△
糖尿病Ⅰ型	○	○	○	○	△
糖尿病Ⅱ型	○	○	○	○	△
喫煙	○	○	○	○	△
呼吸器疾患		○	○	×	△
心疾患	×		○	○	×
低体重児出産		—	○	×	△

○＝ある，×＝ない，—＝行われていない，△＝明らかでない．

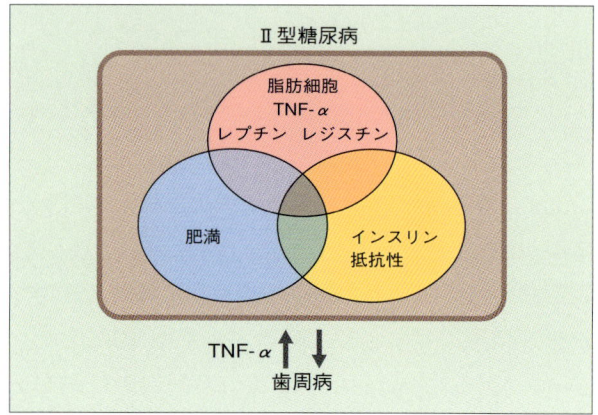

図10-1 Ⅱ型糖尿病と歯周病．

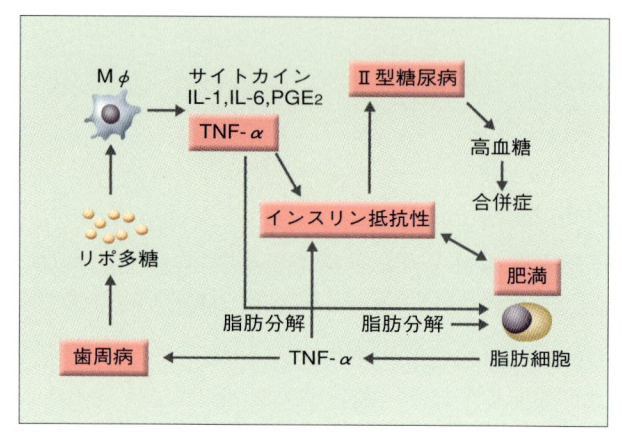

図10-2 The two-way relationship.

Ⅱ．口腔疾患と全身疾患の関係

　全身疾患が歯周病の病態に及ぼす影響に関しては，疫学的研究が多く，そのメカニズムまで言及した報告はそれほど多くはない[12]（表10-1）．糖尿病は歯周病のリスク因子であり，歯周病は糖尿病の第六番目の合併症とみなされている．一方，歯周病は糖尿病のリスク因子であり，両疾患は図10-1，2に示すように相互に影響を及ぼし合っている（The two-way relationship）．

　すなわち，Ⅱ型糖尿病患者では歯周治療により炎症巣で産生されるTNF-α量が低下し，インスリン抵抗性および血糖コントロールの改善に働くというメカニズムが報告された（図10-2）．このような「歯周医学」の研究が進むにつれ，歯周治療の意義は「歯がなくなるから歯周治療をする」から「歯周病を治療しないと全身の健康を損なうから治療する」へと変遷した．

　一方，糖尿病と歯内疾患との関係は，糖尿病が根尖病変に及ぼす影響についてはマウスを使った実験から行われているのみで，統一見解は得られていない[13〜15]．歯周ポケットに比較すると根尖病変には嫌気性細菌が生息する空間（根管）が小さいので歯周病ほどのインパクトはないのかもしれないが，急性炎症時に骨髄内に細菌が感染することによる悪影響は無視できない問題である．口腔内の慢性炎症である根尖病変が全身状態に及ぼす影響は感染根管内の変性歯髄が抗原性を有することや各種臓器に炎症を誘導したことから示されている[16,17]．

Ⅲ．Focal infection theory（病巣感染説）

　感染歯（歯周炎，根尖性歯周炎）を抜歯したら重度のリウマチが治ったという逸話的な報告があるにもかかわらず，病巣感染説を支持する明確なエビデンスは乏しく，口腔感染症と全身の健康とのかかわりも明らかにされていない．歯内療法や急性の歯内感染症は菌血症を引き起こすが，根管由来の細菌によ

り病巣感染が生じたとする明確なエビデンスは乏しい．しかし最近の疫学研究は，歯性病巣感染が確かに起きていることを示唆している．

齲蝕が象牙質の深部に進行した場合，あるいは外傷により歯髄へのリンパ液や血液供給が阻害された場合，歯髄壊死，根尖性歯周炎，根尖周囲膿瘍に引き続き蜂巣炎あるいは顎の骨髄炎が生じることがある．上顎歯から感染が広がった場合には，化膿性副鼻腔炎，髄膜炎，脳膿瘍，眼窩蜂巣炎を起こす可能性がある．一方，下顎歯からの感染はまれではあるが，ガレー骨髄炎[18]，ルートヴィヒアンギーナ，傍咽頭膿瘍，縦隔炎および感染性心内膜炎などを起こす危険がある．

上述した感染症は感染根管内細菌によっても生じる．そして，根管内の細菌と毒素に対する生体防御が破綻すると重篤な感染症を発症することがある．さらに口腔周囲以外の臓器にも血行由来で口腔細菌の感染を生じることを Focal infection（病巣感染）と呼んでいる[19〜22]．病巣感染が疑われる疾患としては，脳膿瘍[23,24]，慢性関節リウマチ[25]，感染性心内膜炎[26]が挙げられている．掌蹠膿疱症では，原因不明で自己免疫疾患様の反応，例えば，細菌由来の熱ショックタンパクに対する免疫応答が自己破壊的に働くという仮説が報告されている[27]．

感染根管内の異物に対する根尖病変の免疫応答は全身的な影響を及ぼすかもしれない[16,17,28,29]．細菌の他に有力な可溶性メディエーター（例えばプロスタグランジン，サイトカインや金属プロテアーゼ）は，根尖周囲組織の炎症性細胞によって産生される．口腔内（例えば根尖性および辺縁性歯周炎）の病巣感染によって菌血症が起きると化学療法中の臓器移植を受けた患者のような「易感染性宿主」において敗血症を引き起こすかもしれない．したがって，これらの患者では口腔を含む厳密な感染コントロールが必要であり，歯科医師と医師による密接な協力が重要になる．

慢性関節リウマチ患者の根尖病変からリウマチ因子が見つけられており[30〜32]，全身疾患が根尖病変の病理学的変化に影響を及ぼす可能性もある．ただし，上記した報告はこれまで多くはなく，今後の研究が必要であろう．

まとめ

口腔内疾患と全身とのかかわりは歯周病と糖尿病，感染性心内膜炎，および低体重児出産などで研究が進められている．一方，歯内疾患および歯内療法が全身に及ぼす影響に関しては，研究があまり進展していない．今後，歯内疾患による「痛み」と感染根管由来の細菌が全身の健康に及ぼすメカニズムを明らかにする必要があろう．

歯内疾患が全身へ及ぼす影響が明らかになった時，歯内療法の目的はこれまでの「歯を残すために治療する」から，「歯内疾患（歯髄炎および根尖性歯周炎）を放置すると全身の健康を損なうから治療する」へと変遷する．

参考文献

1. Burket LW, Burn CG. Bacteremias following dental extraction. Demonstration of source of bacteria by means of a non-pathogen (Serratia marcesens). J Dent Res. 1937 ; 16, 521.
2. Sconyers JR, Crawford JJ, Moriarty JD. Relationship of bacteremia to toothbrushing in patients with periodontitis. JADA. 1973 ; 87 : 616-622.
3. Hobson RS, Clark JD. Management of the orthodontic patient 'at risk' from infective endocarditis. Br. Dent. J. 1995 ; 178, 289-295.
4. Debelian GJ, Olsen I, Tronstad L. Profiling of Propionibacterium acnes recovered from root canal and blood during and after endodontic treatment. Endod Dent Traumatol. 1992 ; 8 : 248-254.
5. Debelian GJ, lsen I, ronstad L. acteremia in conjunction with endodontic therapy. Endod Dent Traumatol. 1995 ; 11 : 142-149.
6. Debelian GJ, Olsen I, Tronstad L. Observation of Saccharomyces cerevisiae in blood of patient undergoing root canal treatment. Int Endod J. 1997 ; 30 : 313-317.
7. Debelian GJ, Olsen I, Tronstad L. Anaerobic bacteremia and fungemia in patients undergoing endodontic therapy : an overview. Ann Periodontol. 1998 ; 3 : 281-287.
8. Younessi OJ, Walker DM, Ellis P, Dwyer DE. Fatal Staphylococcus aureus infective endocarditis : the dental implications. Oral Surg Oral Med Oral Pathol Oral Radiol Endod. 1998 ; 85 : 168-172.
9. Bender IB, Montgomery S. Nonsurgical endodontic procedures for the patient at risk for infective endocarditis and other systemic disorders. J Endod. 1986 ; 12 : 400-407.
10. Herd JR. Oral assessment of the "risk" patient. Oral Surg Oral Med Oral Pathol. 1978 ; 45 : 600-611.
11. Siqueira JF Jr. Endodontic infections : concept, paradigms, and perspectives. Oral Surg Oral Med Oral Pathol Oral Radiol Endod. 2002 ; 94 : 281-293.
12. 高橋慶壮，杉原 薫，横瀬敏志，高森一乗，村上幸広，西川博文，長谷川彰彦，宮田 隆，糖尿病と歯周病．日本口腔健康医学会誌．2002 ; 22(3) : 334-339.
13. Fouad A, Barry J, Russo J, Radolf J, Zhu Q. Periapical lesion progression with controlled microbial inoculation in a type I diabetic mouse model. J Endod. 2002 ; 28 : 8-16.
14. Fouad AF. Diabetes mellitus as a modulating factor of endodontic infections. J Dent Educ. 2003 ; 67 : 459-467.
15. Kohsaka T, Kumazawa M, Yamasaki M, Nakamura H. Periapical lesions in rats with streptozotocin-induced diabetes. J Endod. 1996 ; 22 : 418-421.
16. Barnes GW, Langeland K. Antibody formation in primates following introduction of antigens into the root canal. J Dent Res. 1966 ; 45 : 1111-1114.
17. Okada H, Aono M, Yoshida K, Munemoto K, Nishida O, Yokomizo I. Experimental study on focal infection in rabbits by prolonged sensitization through dental pulp canals. Arch. Oral Biol. 1967 ; 12 : 1017-1034.

18. Goncalves M, Pinto Oliveira D, Oliveira Oya E, Goncalves A. Garre's osteomyelitis associated with a fistula : a case report. J Clin Pediatr Dent. 2002 ; 26 : 311-313.
19. Newman HN. Focal infection. J Dent Res. 1996 ; 75 : 1912-1919.
20. Rogers AH. The oral cavity as a source of potential pathogens in focal infection. Oral Surg Oral Med Oral Pathol. 1976 ; 42 : 245-248.
21. Gendron R, Grenier D, Maheu-Robert L. The oral cavity as a reservoir of bacterial pathogens for focal infections. Microbes Infect. 2000 ; 2 : 897-906.
22. Murray CA, Saunders WP. Root canal treatment and general health : a review of the literature. Int Endod J. 2000 ; 33 : 1-18.
23. Corson MA, Postlethwaite KP, Seymour RA. Are dental infections a cause of brain abscess? Case report and review of the literature. Oral Dis. 2001 ; 7 : 61-65.
24. Li X, Tronstad L, Olsen I. Brain abscesses caused by oral infection. Endod Dent Traumatol. 1999 ; 15 : 95-101.
25. Jackson MS, Bagg J, Gupta MN, Sturrock RD. Oral carriage of staphylococci in patients with rheumatoid arthritis. Rheumatology(Oxford). 1999 ; 38 : 572-575.
26. McGowan DA. Endodontics and infective endocarditis. Int Endod J. 1982 ; 15 : 127-131.
27. Ishihara K, Ando T, Kosugi M, Kato T, Morimoto M, Yamane G, Takahashi S, Ogiuchi H, Okuda K. Relationships between the onset of pustulosis palmaris et plantaris, periodontitis and bacterial heat shock proteins. Oral Microbiol Immunol. 2000 ; 15 : 232-237.
28. Shinoda S, Murayama Y, Okada H. Immunopathological role of pulpal tissue components in periapical pathosis. II. Specificities of antigenic determinants on modified serum albumins. J Endod. 1986 ; 12, 528-533.
29. Marton IJ, Kiss C. Influence of surgical treatment of periapical lesions on serum and blood levels of inflammatory mediators. Int Endod J. 1992 ; 229-233.
30. Malmstrom M. Immunoglobulin classes IgG, IgM, IgA and complement component C 3 in dental periapical lesions of patients with rheumatoid disease. Scand. J. Rheumatol. 1975 ; 4 : 7-64.
31. Malmstrom M, Natvig JB. IgG rheumatoid factor in dental periapical lesions of patients with rheumatoid disease. Scand. J. Rheumatol. 1975 ; 4 : 177-185.
32. Malmstrom M, Jokinen EJ. Free rheumatoid factor in dental periapical lesions and gingivae of patients with rheumatoid disease. Scand. J. Rheumatol. 1975 ; 4 : 121-126.

付表
根管治療の術式チェック表

付表：根管治療の術式チェック表

チェック項目	チェック欄
①咬合診査	□必ず行う，□時々行う，□しない
②咬頭	□落とさない，□落とす，□中心咬合位でのみ当てる
③ラバーダム	□する，□しない
④根管長の測定法	□総合的に行う，□エックス線写真，□電気的根管長測定器，□手指の感覚
⑤根管長測定の回数	□最初のみ行う，□拡大ごとに行う
⑥アピカルシートの形成	□する，□しない
⑦アピカルシートの位置	□生理的根尖孔から1mm上，□生理的根尖孔から0.5mm上，□その他
⑧Recapitulation（再帰ファイリング）	□する，□しない
⑨拡大形成用器具	□手用器具および回転切削器具，□手用器具のみ，□回転切削器具のみ
⑩ファイルの材質	□ステンレス，□ニッケル−チタン，□ニッケル−アルミニウム
⑪手用ファイルの運動	□ねじれとかき上げ，□ラスピング，□リーミング，□ファイリング，□watch winding
⑫ファイルのブランド	□ジッペラー，□マニー，□GC，□Kerr，□マイクロメガ
⑬使用ファイル	□Kファイル，□リーマー，□Hファイル，□その他
⑭プレカーブの付与	□する，□しない
⑮トルクコントロール（ねじれ角）	□意識している，□意識していない

備考
咬合診査を行わないで歯内療法を行うべきではない．齲蝕，歯髄炎および根尖性歯周炎の病態には，異常咬合がかかわるので，顎関節症の診査，例えば，咬合干渉の有無，顎運動，嚙み癖，患者の顔貌およびリップラインの特徴を診査する．
根管治療を行う際には，歯冠は可及的に残す．根管形成を行うに際し，歯冠部歯質がないとファイルのしなりを利用した根管形成ができない．残根や根管長が短い場合には，根管の湾曲形態を保持した根管形成ができずに，直線形成になってしまう．また，健全歯質は可及的に保存することが望ましい．基本的には咬頭は落とさないようにし，咬合痛がひどい場合には，側方運動時の咬頭干渉部のみを削合する．咬合痛を生じる患歯は歯根膜に炎症が波及しており，歯根膜腔が拡大して，わずかながら歯が挺出しているため，炎症が沈静すると打診痛も軽減する．さらに，顎運動に問題があり，嚙み癖のある側が患歯の場合，顎がさらに変位して患歯が対合歯と接触し，痛みがなかなか消失しないことがあり，顎関節のさらなる変位を生じるリスクもある．
ラバーダムは可及的に行う
電気的根管長測定器のみを盲信してはいけない．平均的な歯の長さ，エックス線写真の所見などを総合的に判断する．
＃15 ファイルで根管長を決定する．拡大ごとに根管長が短くなるとすれば，根管を直線形成しているためと解釈できる．ファイリング運動を多用する形成を行っている術者では，この傾向が強い．オリジナルの根管から逸脱した形成を行っているので，ストリップパーフォレーションを起こしたり，健全歯質を過剰に削合するために，補綴治療後に歯根破折を起こすリスクが高まる．もともと，顎関節症や嚙み癖がかかわって齲蝕が進行した場合では，その傾向がさらに高くなる．
ニッケル-チタンファイルでは，切削効率が悪いために，アピカルシートの形成はほとんどできない．しかし，ガッタパーチャを根尖孔手前で緊密に充填するためにはアピカルシートを形成することが望ましい．生理的根尖孔の 0.5 mm にアピカルシートを形成すると，ファイル操作が強くなったり，歯質が脆い感染根管では，根尖孔を破壊してしまうリスクがあるため，1 mm 手前にすると良い．
根管拡大は，根管壁を一層ずつ削合していく操作に他ならない．生じる切削片を，こまめに洗浄して根管外へ排出しておかないと，根尖部に削片を押し込み，根尖孔を詰めてしまう危険がある．アピカルシートから生理的根尖孔までの 1 mm の空間に切削片を詰めないように，拡大号数を上げる前に，＃15 ファイルを根尖孔から 0.1 mm 程度出るように挿入し，ファイルをひねりながらわずかにかき上げて，削片を根管上部に拡散させ，根管洗浄により根管外へ洗い流す．
操作の効率と質を追及すると，根尖部は手用器具で拡大し，根管口付近は回転切削器具を用いて，根管の類楕円形態を均等に拡大するつもりで形成する．
切削効率，耐久性およびコストを勘案すると，しなり度の高いステンレスファイルが第一選択になる．
ねじれとかき上げ操作，ラスピング運動がオリジナルの根管から逸脱しない根管形成には適している．ファイリング運動は，溝形成あるいは過度のフレアー形成の原因になる．リーミング運動もトルクを考慮しないで行うと，根管の直線化を引き起こしたり，削片の根尖孔からの押し出しや歯根の破折を招く．
すべての根管は湾曲している．したがって，しなり度の低く剛性の高いファイルは，切削効率は高いが，根管の直線化を起こしやすい．JH エンドシステムでは，しなり度の高いジッペラー社の K ファイルのみを使用する．
根管形成の第一選択は K ファイルである．H ファイルはファイリング（上下）運動を基本にしているので，さまざまな問題を引き起こす．
根管の三次元的な湾曲に追従した根管形成を行うには，プレカーブの付与が必須である．プレカーブを与えない場合には，根管の直線化を引き起こしやすい．
ファイルを根管に折れ込んだり，術後に歯根膜炎を起こすのは，ファイル操作時のトルク回転が強すぎるためである．1/4 回転というドグマにはまり込んでいる場合が多いように思われる．

付表

チェック項目	チェック欄
⑯根管の拡大方向	□ステップバック，□クラウンダウン
⑰根管の拡大形成法	□JHエンドシステム，□その他（表6-2を参照）
⑱全周ファイリング（フレアー形成）	□ルーティー（サリー），□回転切削器具，□手用器具，□しない
⑲根管形成の概念	□根管の原形を確保した形成，□テーパーの標準化を図る， □直線形成，□意識していない
⑳目標とする根管のテーパー度	□4／100，□5／100，□6／100，□7／100，□意識していない
㉑根管の洗浄法	□ルーティー（サリー），□次亜塩素酸ナトリウムのみ， □次亜塩素酸ナトリウムと過酸化水素の交互洗浄， □超音波洗浄，□その他
㉒根管の乾燥法	□クイックエンド，□根管内バキューム，□ペーパーポイント， □ブローチ綿栓，□ゴム気銃
㉓複根管の形成手順	□1根管ずつ行う，□同時並行で行う
㉔根管貼薬	□水酸化カルシウム，□無貼薬，□FC（FG），□フェノール系， □その他
㉕仮封材	□水硬性セメント，□EZセメント，□グラスアイオノマーセメント，□ストッピング
㉖根管充填のタイミング	□根管形成後なるべく早く，□臨床症状の消失後， □無菌の確認後，□病変の消失後
㉗即日根充をするか	□ケースバイケース，□する，□しない
㉘根管充填法	□垂直加圧充填法，□側方加圧充填法
㉙側方加圧用スプレッダーの材質	□ニッケル－チタン，□ステンレス
㉚スプレッダーの種類	□フィンガースプレッダー，□スタンダード
㉛スプレッダーの到達度	□作業長手前1〜2mm，□意識していない
㉜側方加圧時のシーラーの種類	□キャナルスN，□キャナルス，□シーラペックス，□その他
㉝垂直加圧用ガッタの熱融解性	□低温融解，□高温融解
㉞ガッタパーチャ	□天然，□合成
㉟垂直加圧時のシーラーの使用	□しない，□する

	備考
	根管形成でもっとも難しいのは，根尖部1/3の形成である．使用するファイルには2/100のテーパーが付いているので，根尖部に近いほど切削効率が低い．したがって，クラウンダウンは，根管内の細菌や炎症物質を根尖外に押し出さないように配慮された方法ではあるが，むしろ，根尖部の形成を優先させたほうが良い．根管洗浄を適切に行えば，根管上部の感染源の大部分をあらかじめ除去することが容易にできる．
	根管形成法として実にさまざまな術式が開発されてきた．しかし，歯内療法の専門家達が考案した形成法は，細菌学的見地，切削効率の点から考え出されているので，歯質の削除量が多く，補綴治療および予後のことをあまり考慮していない．垂直思考に落ち込み，「感染源除去」および「効率」が重視されたがゆえの問題といえる．JHエンドシステムでは，最小限度の歯質の削除およびスムーズな補綴治療への移行を勘案した根管形成法を確立している．
	すべての根管壁を三次元的に器械的に清掃するのが正しい根管形成法である．根尖部の湾曲部は手用器具で，根管上部の直線部は，ルーティおよび回転切削器具で形成する．
	クオリティーの高い根管形成とは，根管の原形を保持した形成である．過度な歯質削合を行わずに形成することが望まれる．
	根管のテーパー度は，ガッタパーチャポイントの側方加圧，あるいは垂直加圧，さらに，メタルコア形成を勘案すると，5/100か6/100（コーヌス角）が望ましい．2/100テーパーのファイルでいかに5/100の根管形成をするかがポイントである．
	根管の洗浄には，次亜塩素酸ナトリウムと過酸化水素の交互洗浄が一般的であろう．次亜塩素酸ナトリウムと過酸化水素の交互洗浄により根管内の削片を浮き上がらせる，また，嫌気性細菌を殺菌するというのが理由であった．しかし，発泡するのは，根管上部のみであり，根尖付近まで根管洗浄できているわけではない．また，過酸化水素は発がん作用があるので，ヨーロッパでは使用されておらず，次亜塩素酸ナトリウムのみが使用され，根管形成終了時には，一度生理食塩水で根管内を洗浄する．薬剤の有する薬理作用によって，根尖周囲組織に気腫様の反応が生じることもある．新鮮な根管壁面を出すことが大切なのであって，器械的拡大および洗浄が最重要である．
	根管形成後には，根管を十分に乾燥する必要がある．ブローチ綿栓による根管の乾燥は，もっとも一般的に使用されている方法であるが，形成した根管にフィットするように綿栓が巻けるわけではなく，多少の水分が残存するため，クイックエンドとペーパーポイント，あるいは根管内バキュームとペーパーポイントを併用すると良い．
	根管はすべて三次元に湾曲しているので，複根管の場合，各根管の湾曲をイメージしながら拡大をすることが望ましい．根管ごとに作業長，湾曲の程度は異なるので，1根管ずつ確実に形成するほうがミスが生じにくい．
	根管貼薬は，基本的に根管の殺菌を目的とするのではなく，「微少漏洩による再感染の防止」と考えて行う．組織傷害性の少ない水酸化カルシウムがもっとも適している．
	微少漏洩しなければどの仮封材でも良い．ストッピングのみは良くない．
	根管充填は，根管の拡大形成が終了後になるべく早く行う．患歯によっては，即日根管充填で対応できる．
	垂直加圧法および側方加圧法の両方を使用可能にしておくと良い．
	ニッケル-チタン製スプレッダーは湾曲根管に追従して根尖部付近まで的確に加圧できる．
	フィンガースプレッダーは，ファイルの感覚で使用できて使いやすい．
	側方加圧法では，スプレッダーが到達した部位のガッタパーチャのみを根管壁に圧接できるので，根尖孔の手前1mmまでスプレッダーが到達していなければ確実な根管充填はできない．
	組織傷害性の低いシーラーを使用する．
	垂直加圧用ガッタパーチャは，低温融解性でなければ，フローが悪いので，根尖部に強圧を加えるために，術後疼痛を生じたり，充填後の収縮により微少漏洩を生じる危険性がある．37℃の温度（体温）でガッタパーチャが収縮しないことが望ましい．
	ガッタパーチャは天然物が望ましい．
	低温融解性ガッタパーチャを使用すれば，根管充填時にシーラーを使用しなくとも根管の緊密な充填が可能．

索引

（五十音順）

あ

悪習癖……………………………………12
アナコレーシス………………………65, 109
アピカルシート ……………………113, 172
アポトーシス………………………53, 58, 59
アンティカーバチュア法 ……………………101
アンテリアカップリング……………………71
アンプテーション …………………………135

い

イオン導入法………………………………73
1回根管充填法（即日根管充填法）……………117
一酸化窒素…………………………………60
意図的再植 ……………………………135, 147

う

ウインクル…………………………………22
齲蝕活動性…………………………………44
齲蝕感受性…………………………………44
齲蝕抵抗性…………………………………44

え

壊死…………………………………………65

円周ファイリング…………………………84

お

オーダーメード医療…………………………27
オーツ（大津）and キャリアメソッド ………116
オートクライン……………………………58
オピアンキャリア法 ………………90, 91, 116
オブチュレーションシステム……………91, 116

か

化学物質過敏症……………………………71
可逆性歯髄炎………………………………48
顎関節症……………………………………12
顎機能………………………………………11
刀と鞘の関係………………………………97
合併症……………………………………168
仮封………………………………………119
噛み癖………………………………………12
間接覆髄……………………………………50
感染源除去………………………………109
感染根管……………………………………65
感染根管治療………………………………69

176

き

器械拡大域 …………………………………… 94

器具操作 ……………………………………… 84

急速進行性歯周炎 …………………………… 72

急発 …………………………………… 53, 74, 118

菌血症 ………………………………………… 167

金属マトリックスプロテアーゼ …………… 60

く

クイックエンド ……………………………… 118

くさび効果 …………………………… 113, 116

クラウンダウン法 …………………………… 87

グリコカリックス …………………………… 40

群発性偏頭痛 …………………………… 13, 19

け

軽鎖(カッパー, ラムダ) …………………… 56

形質細胞 ………………………………… 53, 54

外科的歯内療法 ……………………………… 73

こ

咬合病 …………………………………… 11, 16

好中球 …………………………………… 53, 54, 59

酵母 …………………………………………… 67

誤嚥性肺炎 …………………………………… 167

個体医療 ……………………………………… 27

コッホの3原則 ………………………… 26, 36

ゴム気銃 ……………………………………… 118

コレステリン結晶 …………………………… 72

根管開放 ……………………………………… 67

根管外治療 …………………………………… 73

根管形成 ……………………………………… 79

根管形成法 …………………………………… 79

根管充填 ……………………………… 109, 116

根管充填法 …………………………………… 109

根管貼薬 ……………………………………… 70

根管治療 ……………………………………… 11

根管通過法 …………………………………… 73

根管内バキューム …………………………… 118

根管の乾燥 …………………………………… 118

根管の直線形成 ……………………………… 120

根尖孔外のバイオフィルム ………………… 41

根尖孔付近の清掃 …………………………… 100

根尖性歯周炎 ………………………………… 66

根尖掻爬術 …………………………………… 135

根尖病変 ……………………………………… 53

コンピュレー ………………………………… 123

根面処理 ……………………………………… 144

さ

サージカルパック …………………………… 146

細菌検査 ……………………………………… 36

再石灰化 ……………………………………… 43

サイトカイン ………………………………… 59

サイトカイン・プロフィール……………………56
細胞死…………………………………………58
細胞性免疫応答………………………………54

し

シーラーの細胞傷害性 ………………………115
歯冠側からの微少漏洩………………………67
死腔 ……………………………………………109
死腔論 ………………………………………25, 65
自己暗示療法 ………………………………14, 15
歯根端切除術…………………………………135
歯根肉芽腫……………………………………54
歯根嚢胞………………………………………54
歯周医学………………………………………168
歯周病…………………………………………11
歯髄炎…………………………………………65
歯髄壊疽………………………………………65
歯髄鎮痛消炎療法……………………………50
失活歯髄切断…………………………………51
失活除痛法……………………………………51
シックハウス症候群…………………………71
歯内疾患………………………………………11
歯内疾患関連細菌……………………………35
歯内-歯周複合疾患……………………………157
しまへび模様…………………………………124
遮蔽膜の設置…………………………………145
シャルコー-ライデン結晶……………………72

手用域…………………………………………94
主要抗原………………………………………55
主要組織適合抗原複合体……………………55
笑気麻酔………………………………………134
静脈内鎮静法…………………………………134
上行性歯髄炎…………………………………158
真菌類…………………………………………67
真性嚢胞(true cyst)…………………………74

す

髄腔開拡………………………………………94
髄腔穿通………………………………………95
水酸化カルシウム……………………………70
垂直加圧充填法 ………………109, 110, 111, 116, 121
垂直思考………………………………………12
水平思考………………………………………12
睡眠時の歯ぎしり……………………………13
睡眠時無呼吸症候群…………………………14
ステップバック法……………………………87
ストレス社会…………………………………14
ストレス性……………………………………14
スプリント……………………………………14
スプリント療法………………………………15
スプレッダー ………………………112, 113, 114
スポンゼル……………………………………137

せ

生活歯髄切断……………………………………50

生活習慣病………………………………………12

生体防御…………………………………………26

切削効率…………………………………………80

接着分子…………………………………………60

舌突出癖…………………………………………12

全身免疫…………………………………………56

線条体……………………………………………13

全部性歯髄炎……………………………………65

そ

象牙質－歯髄複合体……………………………43

側方加圧充填法　…………………109, 110, 111, 112

組織再生を考慮した外科的歯内療法 ………135

組織修復…………………………………………26

組織破壊…………………………………………26

た

体液性免疫応答…………………………………56

大脳基底核………………………………………13

多因子性疾患……………………………………16

多核巨細胞………………………………………54

多クローン性B細胞活性化……………………57

多形核白血球……………………………………54

タグバック ……………………………………111

脱灰………………………………………………43

タッピング現象…………………………………85

脱ホルマリン……………………………………71

多リスク因子性疾患……………………………71

ち

知覚過敏症………………………………………16

中間ファイル……………………………………97

中心位……………………………………………15

直接覆髄…………………………………………50

て

低温熱可塑性のガッタパーチャ ……………120

デジタルエックス線写真撮影装置 …………123

天蓋除去…………………………………………96

と

ドーパミン受容体………………………………13

糖尿病 …………………………………………168

特異的細菌説……………………………………35

トルクコントロール ………………………11, 86

トルクセンサー…………………………………87

な

ナチュラルキラー(NK)細胞……………………54

ナチュラルガッタJH…………109, 120, 121, 122, 124

難治性根尖性歯周炎………………………71, 72, 73

難治性歯周炎……………………………………72

索引

ね

ネクローシス	58, 59
ねじれとかき上げ運動	84
粘膜免疫	56

は

バイオフィルム	39, 66, 167
バイオフィルム感染症	39
敗血症	169
バイトプレート	22
ハイリスク症例	71
歯ぎしり	13
破骨細胞	59
破骨細胞分化誘導因子	59
抜髄	51
パラダイムシフト	11
パラホルムアルデヒド	51

ひ

皮質骨穿孔	144
微少漏洩（coronal microleakage）	67, 109
微生物共同体	40
ピッキング運動	95
非特異的細菌説	36, 110
昼間の食いしばり	13
病巣感染説	25

ふ

ファイリング（上下）運動	84
ファイルのねじ山	89
部位特異性	16
フィンガースプレッダー	114
フェニックス膿瘍（phenix abscess）	74
不可逆性歯髄炎	48
フレアー形成	112
フレアー形成不足	112
プレカーブ	86
ブローチ綿栓	118
プロスタグランジン E_2	58

へ

ペーパーポイント	118
閉鎖根管	74
ヘミセクション	135
ヘルパーT細胞	55

ほ

縫合	145
放線菌	67
ホルマリン系根管貼薬剤の追放キャンペーン	71
ホルムクレゾール（FC）	70, 71

ま

マクロファージ	53, 54, 59

マスト細胞 …………………………………… 54
マックスパーデン法 ………………………… 116
マラッセの上皮遺残 …………………………… 58

む

無症候性の菌血症 ……………………………… 75
無貼薬 …………………………………………… 70

め

免疫グロブリン ………………………………… 56

ゆ

ユーカリソフト ……………………………… 122

ら

ラスピング運動 ………………………………… 84
ラッセル体 ……………………………………… 59

り

リーミング（回転）運動 …………………… 81, 84
リスク因子 ……………………………………… 66
リスク評価 ……………………………… 27, 65, 68
立体根管充填法 ……………………………… 116
リンパ球 …………………………………… 53, 54

わ

湾曲根管への追従性 …………………………… 80

（英字）

A

apical pocket cyst ……………………………… 74
apical stop …………………………………… 123

B

Balanced force technique ………………… 87, 89
B 細胞 …………………………………………… 54

D

dehiscence（裂開）………………… 66, 71, 135
Double-flared technique ………………… 88, 89

F

fenestration …………………………………… 66
Focal infection（病巣感染）………………… 167

G

germinal center（胚中心）…………………… 57
guided-bone regeneration：GBR ………… 138
guided-tissue regeneration：GTR ………… 138
G. V. Black（人名）…………………………… 45

I

IgA ……………………………………………… 56

索引

IgG ···56

IgM ···56

indirect pulp capping(IPC) ·················50

in situ hybridization 法 ·······················56

ISO 規格 ································80, 86, 114

J

JH アピキャリア® ·········109, 120, 121, 122, 123, 124

JH エンドシステム······················27, 91, 125

JH 透明根管模型 ·································91

K

Kakehashi(人名) ·································35

M

Mandel の表 ······································158

Minimal Intervention ···············27, 43, 51

modified double-flared technique···········89

N

Natural Canal Preparation ················91, 93

NF-κB ··59

NT コンデンサー法 ·····························116

O

Obtura ··116

Ochsenbein-Luebke 法·························141

overinstrumentation ·····························98

P

Periapical index(PAI) ·························73

piston in cylinder ·······················85, 102

polymerase chain reaction(PCR 法) ·········37

Q

quorum sensing ··································40

R

RANKL ···59

recapitulation(再帰ファイリング) ···88, 100, 101, 172

S

Schei の骨吸収指数 ····························159

Schilder(人名) ·······················80, 112, 116

sectional gutta-percha obturation ··········91

Semilunar(パーチ)切開 ·······················141

Simon の分類 ····································158

Step-back technique ····························88

Step-down technique ···························88

System B ···116

T

Thermofil 法 ····································116

The two-way relationship ···················168

Ts/c サプレッサー T 細胞 ······················55

T 細胞 …………………………………………54

T 細胞レセプター（TCR）レパートリー……………56

U

Ultrafil 法……………………………………116

W

warmed gutta-percha technique ………………116

watch winding …………………………………84, 116

watch winding 運動……………………………97

臨床歯内療法学
―JH エンドシステムを用いて―

2005年12月10日　第1版第1刷発行
2009年 8 月10日　第1版第2刷発行

著　　者　　平井　順／高橋　慶壮
　　　　　　ひらい じゅん　たかはし けいそう

発 行 人　　佐々木　一高

発 行 所　　クインテッセンス出版株式会社
　　　　　　東京都文京区本郷3丁目2番6号　〒113-0033
　　　　　　クイントハウスビル　電話　（03）5842-2270（代表）
　　　　　　　　　　　　　　　　　　　（03）5842-2272（営業部）
　　　　　　　　　　　　　　　　　　　（03）5842-2279（書籍編集部）
　　　　　　web page address　　http://www.quint-j.co.jp/

印刷・製本　　横山印刷株式会社

Ⓒ2005　クインテッセンス出版株式会社　　　　　　　禁無断転載・複写
Printed in Japan　　　　　　　　　　　　　　　　落丁本・乱丁本はお取り替えします
　　　　　　　　　　　　　　　　　　　　　　　　ISBN978-4-87417-882-9 C3047

定価は表紙に表示してあります